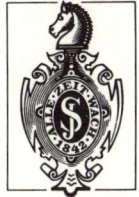

K. Ellinger   H. Frobenius   P. M. Osswald
(Hrsg.)

Fachkundenachweis Rettungsdienst

Mit 89 Abbildungen

Springer-Verlag
Berlin Heidelberg New York
London Paris Tokyo
Hong Kong Barcelona
Budapest

Dr. med. Klaus Ellinger
Professor Dr. med. Peter-Michael Osswald
Institut für Anästhesiologie und operative Intensivmedizin
Klinikum Mannheim
Theodor-Kutzer-Ufer, W-6800 Mannheim, BRD

Dr. med. Hartmuth Frobenius
Oberarzt an der Chirurgischen Universitätsklinik
Im Neuenheimer Feld 110, W-6900 Heidelberg, BRD
und Gemeinschaftspraxis für Chirurgie und Unfallchirurgie
Dr. Frobenius/Dr. Polzer, In der Atos-Praxis-Klinik
Bismarckstraße 9-15, W-6900 Heidelberg, BRD

ISBN 3-540-52268-9 Springer-Verlag Berlin Heidelberg New York

Die Deutsche Bibliothek - CIP-Einheitsaufnahme
Fachkundenachweis Rettungsdienst / K. Ellinger ... (Hrsg.). -
Berlin ; Heidelberg ; New York ; London ; Paris ; Tokyo ;
Hong Kong ; Barcelona ; Budapest : Springer, 1991
ISBN 3-540-52286-9
NE: Ellinger, Klaus [Hrsg.]

Dieses Werk ist urheberrechtlich geschützt. Die dadurch begründeten Rechte, insbesondere die der Übersetzung, des Nachdrucks, des Vortrags, der Entnahme von Abbildungen und Tabellen, der Funksendung, der Mikroverfilmung oder der Vervielfältigung auf anderen Wegen und der Speicherung in Datenverarbeitungsanlagen, bleiben, auch bei nur auszugsweiser Verwertung, vorbehalten. Eine Vervielfältigung dieses Werkes oder von Teilen dieses Werkes ist auch im Einzelfall nur in den Grenzen der gesetzlichen Bestimmungen des Urheberrechtsgesetzes der Bundesrepublik Deutschland vom 9. September 1965 in der jeweils geltenden Fassung zulässig. Sie ist grundsätzlich vergütungspflichtig. Zuwiderhandlungen unterliegen den Strafbestimmungen des Urheberrechtsgesetzes.

© Springer-Verlag Berlin Heidelberg 1991
Printed in Germany

Die Wiedergabe von Gebrauchsnamen, Handelsnamen, Warenbezeichnungen usw. in diesem Werk berechtigt auch ohne besondere Kennzeichnung nicht zu der Annahme, daß solche Namen im Sinne der Warenzeichen- und Markenschutz-Gesetzgebung als frei zu betrachten wären und daher von jedermann benutzt werden dürften.

Produkthaftung: Für Angaben über Dosierungsanweisungen und Applikationsformen kann vom Verlag keine Gewähr übernommen werden. Derartige Angaben müssen vom jeweiligen Anwender im Einzelfall anhand anderer Literaturstellen auf ihre Richtigkeit überprüft werden.

Satz: Fa. M. Masson-Scheurer, W-6654 Kirkel, BRD
19/3130-5432 – Gedruckt auf säurefreiem Papier

Inhaltsverzeichnis

Allgemeine Notfallmedizin

Organisation des Rettungs- und Notarztdienstes
H. Frobenius (Mit 1 Abbildung) 3

Technische Aspekte der Rettung:
Möglichkeiten der technischen Hilfeleistung
zur Unterstützung des Notarztes
(Anhang: Liste gefährlicher Güter)
D. Ullrich (Mit 9 Abbildungen) 9

Ausstattung und Ausrüstung der Rettungsfahrzeuge
K. Ellinger (Mit 2 Abbildungen) 22

Notfallmedikamente
A. Reichert 29

Rechtsfragen im Notarztdienst
E. Miltner 42

Notarzt und Leichenschau
R. Mattern (Mit 1 Abbildung) 48

Maßnahmen der Elementartherapie:
Freimachen und Freihalten der Atemwege,
Methoden der Beatmung,
endotracheale Intubation, Koniotomie
P. M. Osswald und P. Becker (Mit 7 Abbildungen) 60

Chirurgische Primärversorgung am Unfallort
(Blutstillung, Versorgung von Thorax-
und abdominellen Verletzungen,
Fremdkörperverletzungen, Luxationen, Frakturen
und Amputationsverletzungen)
L. Kempf (Mit 4 Abbildungen) 74

Kardiopulmonale Reanimation (CPR)
K. Ellinger (Mit 9 Abbildungen) 82

Sedierung – Analgesie – Narkose
H. R. Gajek 95

Respiratorische Notfälle
K. Wiedemann (Mit 5 Abbildungen) 101

Kardiovaskuläre Notfälle
E. Schuler (Mit 2 Abbildungen) 121

Schock: Formen, Ursachen und Therapiemöglichkeiten
R. Schönstedt (Mit 1 Abbildung) 130

Zerebrale Notfälle: Neurochirurgische Probleme
J. Hampl (Mit 7 Abbildungen) 142

Zerebrale Notfälle:
Neurologische Probleme, Ursachen, Leitsymptome, Diagnostik
und Therapie häufiger und wichtiger Krankheitsbilder
M. Rittmann und J. R. Bayerl 155

Notfälle im Kindesalter
F. Schindera (Mit 3 Abbildungen) 165

Prinzipien der Erstversorgung beim Polytrauma
K. Ellinger 178

Massenanfall von Unfallverletzten
H. Frobenius 184

Fehler in der präklinischen Notfallmedizin
K. Ellinger und H. Frobenius 187

Unfallmechanismen und ihre typischen Verletzungen
H. Frobenius 189

Spezielle Notfallmedizin

Abdominaltraumen
A. Quentmeier 195

Akutes Abdomen, akute gastrointestinale Blutung
A. Quentmeier 198

Gefäßverletzung, akuter Gefäßverschluß
A. Quentmeier 203

Wirbelsäulenverletzung und Querschnittslähmung
B. Spahn 206

Elektro- und Blitzunfall
T. Moser (Mit 5 Abbildungen) 213

Erstbehandlung von Verbrennungen
R. Festge 219

Notfälle im Bereich Zahn, Mund und Kiefer
R. Singer (Mit 5 Abbildungen) 223

Notfälle im Bereich HNO
H. Maier (Mit 3 Abbildungen) 231

Verletzungen und akute Erkrankungen des Auges
G. Gallasch 240

Geburtshilflich-gynäkologische Notfälle
S. D. Costa 244

Urologische Notfälle
H.-R. Ovelgönne 256

Respiratorische Notfälle in der präklinischen Versorgung
aus internistischer Sicht
M. Grunze 258

Ertrinkungsunfall – „Beinahe-Ertrinken"
U. Jost (Mit 4 Abbildungen) 279

Hypertensive Krise
R. Nowack (Mit 3 Abbildungen) 286

Akute Herzinsuffizienz
H. C. Mehmel 294

Herzrhythmusstörungen
C. Schmitt (Mit 16 Abbildungen) 299

Akute diabetische Stoffwechselentgleisungen
P. Wahl 310

Endokrine Krisen
F. Raue 315

Barotraumen
U. Jost 323

Der Strahlenunfall:
Präklinische Diagnostik und Erstversorgung
L. Ohlenschläger 326

Intoxikationen
S. Schuster und L. S. Weilemann 332

Psychiatrische Notfälle
J. Schröder und H. Sauer (Mit 1 Abbildung) 344

Autorenverzeichnis

Bayerl, J. R., Dr.
Abt. für Neurologie, Heinrich-Lanz-Krankenhaus,
Feldbergstraße 68, W-6800 Mannheim, BRD

Becker, P., Dr.
Institut für Anästhesiologie und operative Intensivmedizin,
Klinikum Mannheim,
Theodor-Kutzer-Ufer, W-6800 Mannheim, BRD

Costa, S. D., Dr.
Universitätsfrauenklinik,
Voßstraße 4, W-6900 Heidelberg, BRD

Ellinger, K., Dr.
Institut für Anästhesiologie und operative Intensivmedizin,
Klinikum Mannheim,
Theodor-Kutzer-Ufer, W-6800 Mannheim, BRD

Festge, R., Dr.
Praxis für plastische Chirurgie,
Rothenbaumchaussee 5, W-2000 Hamburg 13, BRD

Frobenius, H., Dr.
Chirurgische Universitätsklinik,
Im Neuenheimer Feld 110, W-6900 Heidelberg, BRD
und Gemeinschaftspraxis für Chirurgie und Unfallchirurgie,
Dr. Frobenius/Dr. Polzer, In der Atos-Praxis-Klinik,
Bismarckstraße 9–15, W-6900 Heidelberg, BRD

Gajek, H. R., Dr.
Zentrale Anästhesie-Abteilung,
St.-Vincentius-Krankenhaus Karlsruhe,
Steinhäuserstraße 18, W-7500 Karlsruhe, BRD

Gallasch, G., Priv.-Doz. Dr.
Klinikum der Universität Heidelberg, Augenklinik,
Im Neuenheimer Feld 400, W-6900 Heidelberg, BRD

Grunze, M., Priv.-Doz. Dr.
Medizinische Universitätsklinik Heidelberg,
Bergheimer Straße 58, W-6900 Heidelberg, BRD

Hampl, J., Dr.
Neurochirurgische Universitätsklinik,
Im Neuenheimer Feld 400, W-6900 Heidelberg, BRD

Jost, U., Dr.
Abt. für Anästhesie, Caritaskrankenhaus,
Uhlandstraße 7, W-6990 Bad Mergentheim, BRD

Kempf, L., Dr.
Unfallchirurgische Klinik, Klinikum Mannheim,
Theodor-Kutzer-Ufer, W-6800 Mannheim, BRD

Maier, H., Priv.-Doz. Dr.
Klinikum der Universität Heidelberg, Hals-Nasen-Ohren-Klinik,
Im Neuenheimer Feld 400, W-6900 Heidelberg, BRD

Mattern, R., Prof. Dr.
Institut für Rechtsmedizin, Joh.-Gutenberg-Universität Mainz,
Am Pulverturm 3, W-6500 Mainz, BRD

Mehmel, H. C., Prof. Dr.
II. Med. Klinik, Städtisches Klinikum,
Moltkestraße 14, W-7500 Karlsruhe, BRD

Miltner, E., Dr.
Klinikum der Universität Heidelberg, Institut für Rechtsmedizin,
Voßstraße 2, W-6900 Heidelberg, BRD

Moser, T., Dr.
Chirurgische Klinik, Klinikum der Stadt Ludwigshafen,
Bremserstraße 79, W-6700 Ludwigshafen, BRD

Nowack, R., Dr.
Medizinische Universitätsklinik Heidelberg, Sektion Nephrologie,
Bergheimer Straße 58, W-6900 Heidelberg, BRD

Ohlenschläger, L., Dr.
Medizinische Abteilung, Kernforschungszentrum Karlsruhe,
Weberstraße 5, W-7500 Karlsruhe, BRD

Osswald, P. M., Prof. Dr.
Institut für Anästhesiologie und operative Intensivmedizin,
Klinikum Mannheim,
Theodor-Kutzer-Ufer, W-6800 Mannheim, BRD

Ovelgönne, H.-R., Dr.
Urologische Klinik, Diakonissen-Krankenhaus Mannheim,
Speyerer Straße 91–93, W-6800 Mannheim, BRD

Quentmeier, A., Priv.-Doz. Dr.
Chirurgische Universitätsklinik,
Im Neuenheimer Feld 110, W-6900 Heidelberg, BRD

Raue, F., Priv.-Doz. Dr.
Medizinische Universitätsklinik Heidelberg, Abt. Innere Medizin I,
Luisenstraße 5, W-6900 Heidelberg, BRD

Reichert, A., Dr. Dr.
Knoll-AG, Bereich Internationale Medizin,
Knollstraße, W-6700 Ludwigshafen, BRD

Rittmann, M., Dr.
Abt. für Neurologie, Heinrich-Lanz-Krankenhaus,
Feldbergstraße 68, W-6800 Mannheim, BRD

Sauer, H., Priv.-Doz. Dr.
Klinikum der Universität Heidelberg,
Psychiatrische Klinik und Poliklinik,
Voßstraße 4, W-6900 Heidelberg, BRD

Schindera, F., Prof. Dr.
Klinikum Karlsruhe, Kinderklinik,
Karl-Wilhelm-Straße 1, W-7500 Karlsruhe, BRD

Schmitt, C., Dr.
Medizinische Universitätsklinik Heidelberg, Abt. Innere Medizin III,
Bergheimer Straße 58, W-6900 Heidelberg, BRD

Schönstedt, R., Dr.
Chirurgische Universitätsklinik, Klinik für Anästhesie,
Im Neuenheimer Feld 110, W-6900 Heidelberg, BRD

Schröder, J., Dr.
Klinikum der Universität Heidelberg,
Psychiatrische Klinik und Poliklinik,
Voßstraße 4, W-6900 Heidelberg, BRD

Schuler, E., Priv-Doz. Dr.
Medizinische Universitätsklinik Heidelberg, Abt. Innere Medizin III,
Bergheimer Straße 58, W-6900 Heidelberg, BRD

Schuster, S., Dr.
II. Med. Klinik und Poliklinik, Joh.-Gutenberg-Universität Mainz,
Langenbeckstraße 1, W-6500 Mainz, BRD

Singer, R., Prof. Dr. Dr.
Klinikum Ludwigshafen, Mund-Kiefer- und Gesichtschirurgie,
Bremserstraße 79, W-6700 Ludwigshafen, BRD

Spahn, B., Dr.
Orthopädische Universitätsklinik,
Schlierbacher Landstraße 200, W-6900 Heidelberg, BRD

Ullrich, D.
Berufsfeuerwehr Heidelberg,
Czernyring, W-6900 Heidelberg, BRD

Wahl, P., Prof. Dr.
Medizinische Universitätsklinik Heidelberg, Abt. Innere Medizin I,
Bergheimer Straße 58, W-6900 Heidelberg, BRD

Weilemann, L. S., Dr.
II. Med. Klinik und Poliklinik, Joh.-Gutenberg-Universität Mainz,
Langenbeckstraße 1, W-6500 Mainz, BRD

Wiedemann, K., Prof. Dr.
Anästhesieabteilung, Thoraxklinik der LVA Baden,
Amalienstraße 5, W-6900 Heidelberg, BRD

Allgemeine Notfallmedizin

Organisation des Rettungs- und Notarztdienstes

H. Frobenius

Grundgedanke für den Rettungsdienst ist die „Rettungskette" (Abb. 1):

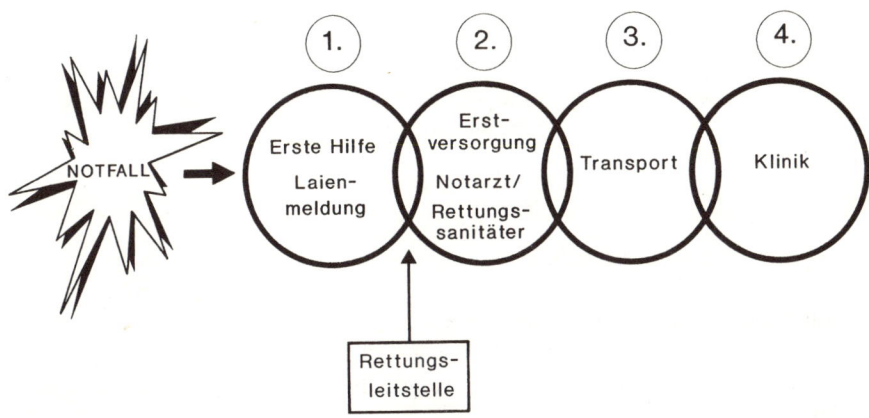

Abb. 1. Rettungskette

Definitionen:
Ein Notfall liegt vor, wenn Kranke und Verletzte sich in Lebensgefahr befinden bzw. Gefahr laufen, in einen solchen Zustand zu geraten.

Präklinische Notfallmedizin:
Intensivmedizin mit eingeschränkten diagnostischen und therapeutischen Möglichkeiten unter schwierigen Verhältnissen.

Ziel der Maßnahmen am Notfallort:
- Wiederherstellung bzw. Aufrechterhaltung der Vitalfunktionen (Atmung/Herzaktion/Kreislauf),
- Schmerzbekämpfung und Beruhigung,
- Verhinderung von Komplikationen,
- Stabilisierung zur Herstellung der Transportfähigkeit,
- kontinuierliche Überwachung, ggf. Behandlung.

Erstes Glied der Rettungskette: Meldung/Erste Hilfe

a) *Meldung*:

Schwächstes Glied der Rettungskette. Die Meldung ist unter dem Eindruck des Notfallgeschehens oft konfus; zuwenig genaue Angaben werden geliefert, um gezielte Maßnahmen ergreifen zu können; deshalb ist eine bestimmte Quote von Fehlalarmierungen unvermeidbar. Die Meldung geht an die Rettungsleitstelle.

b) *Erste Hilfe/Laienhilfe*:

Rettung von Verletzten aus dem Gefahrenbereich, Anwendung erster Hilfemaßnahmen. In der Realität wird dies kaum durchgeführt, da der Ausbildungsstand der Laien mangelhaft und die Angst vor dem Helfen zu groß ist.

c) *Rettungsleitstelle*:

Organisatorische Zentrale des Rettungsdienstes. Tag und Nacht ist sie mit erfahrenen Rettungssanitätern als Disponenten besetzt. Sie ist Funkleitstelle zwischen Notfallort und Krankenhaus.

Aufgaben der Rettungsleitstelle

- Entgegennahme der Notfallmeldungen,
- Auslösung des Alarmes für den Notarzteinsatz,
- Wahl des Rettungsmittels (Rettungswagen, Notarzteinsatzfahrzeug, Rettungshubschrauber),
- Entscheidung für den Einsatz technischer Hilfsmittel (Feuerwehr),
- Bindeglied zwischen Notarzt und Krankenhaus,
- Unterstützung bei der Wahl des geeigneten anzufahrenden Krankenhauses.

Zweites Glied der Rettungskette:
Erstversorgung durch Notarzt und Rettungssanitäter

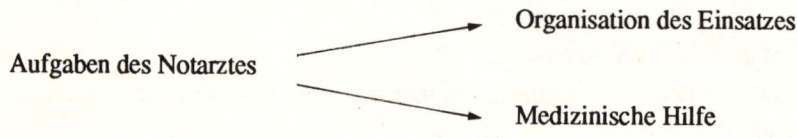

a) *Organisation des Einsatzes*:

Vor jeglicher medizinischer Hilfeleistung kommt die Sichtung am Notfallort zur Beantwortung folgender Fragen:
- Welche Situation liegt vor? Was ist passiert?
- Wieviel Beteiligte? Wie schwer verletzt?

- Technische Hilfsmittel (Befreiung/Feuerlöschen/usw.) erforderlich?
- Zusätzliche Notärzte anfordern?
- Wieviel Transportkapazität ist zusätzlich erforderlich?

Von der *unverzüglichen* und *richtigen* Meldung dieser Punkte an die Rettungsleitstelle hängt der Erfolg des gesamten Einsatzes ab.

Erst nach Sichtung und Meldung des Ergebnisses beginnt der Notarzt mit der eigentlichen medizinischen Erstversorgung, unterstützt durch den Rettungssanitäter.

b) Medizinische Hilfe:

Aufgaben des Notarztes

Notarzt: Es ist ein qualifizierter Arzt mit spezifischer notfallmedizinischer Kenntnis und mit Erfahrung in der Behandlung lebensbedrohlicher Zustände.

Seine Aufgaben sind:
- Sichtung am Unfallort,
- Diagnosestellung und Beurteilung der Dringlichkeit,
- Ausführung der medizinischen Hilfsmaßnahmen (Infusion/Intubation/Beatmung/kardiopulmonale Wiederbelebung),
- Aufgabenverteilung und Unterweisung des Hilfspersonals,
- Überwachung der technischen Rettung,
- Wahl des Transportmittels
- Wahl des Zielkrankenhauses mit Überwachung oder ggf. Therapie des Patienten auf dem Transport,
- Todesfeststellung (nicht unbedingt Leichenschau),
- ggf. Koordinierung ärztlicher und organisatorischer Maßnahmen im Falle mehrerer Verletzter und beim Einsatz mehrerer Ärzte (Leitender Notarzt).

Rettungssanitäter:

Er ist der direkte Helfer des Notarztes am Notfallort. Ausgebildet wird er bisher mit mindestens 520 Unterrichtsstunden. Er sollte die lebensrettenden und lebenserhaltenden Sofortmaßnahmen beherrschen, er darf jedoch keine Medikamente anwenden.

Notarzt:
- Er trägt Verantwortung für den gesamten Einsatz (Fahrroute/Geschwindigkeit/Sondersignal).
- Er hat Weisungsbefugnis gegenüber dem Hilfspersonal.
- Er trägt Anordnungsverantwortung gegenüber den Helfern.
- Er ist nicht weisungsgebunden, sondern völlig selbständig in seinen Entscheidungen über ärztliche und organisatorische Maßnahmen am Notfallort und über den Transport.
- Die Rettungsleitstelle kann keine Weisung z.B. über die Wahl des Krankenhauses usw. erteilen.

Drittes Glied der Rettungskette: Transport

Rettungsmittel:

a) Notarzteinsatzfahrzeug (NEF):
Wendiges und schnelles Fahrzeug mit minimaler, aber optimaler Ausstattung zur Behandlung lebensbedrohlicher Zustände.
Besatzung: Rettungssanitäter (RS; Fahrer) + Notarzt (NA).

b) Rettungswagen (RTW):
Mobile Intensiveinheit zur Vorverlegung der Intensivtherapie auf die Straße. Ausreichender Raum um die Trage herum ist vorhanden, um um den Patienten herumzugehen und um alle wichtigen Maßnahmen wie Intubationsnarkose, Thoraxdrainage, neue Zugänge usw. durchführen zu können.
Besatzung: Entweder 2 Rettungssanitäter oder 2 Rettungssanitäter und 1 Notarzt, dann ist der RTW ein NEF für ein stationäres Einsatzsystem.

c) Rettungshubschrauber (RTH):
Fliegende Intensiveinheit. Kein Raum, um am Patienten wichtige Maßnahmen durchführen zu können, daher eingeschränkte Indikation:
– rascher Transport eines Notarztes an entlegene Notfallorte,
– schonender Transport von Patienten mit Wirbelsäulenverletzungen.

Merke: Es sollten hier nur möglichst stabile und nur gut vorversorgte Patienten transportiert werden, bei denen während des Fluges möglichst keine weiteren Probleme auftauchen (Rippenserienfraktur bei Intubation: Gefahr des Spannungspneumothorax. Evtl. prophylaktische Thoraxdrainage).

Merke: Ziel der notärztlichen Maßnahmen ist es, eine möglichst optimale Stabilisierung der Vitalfunktionen zum möglichst gefahrlosen Transport zu erreichen.

Sondersignal:
– Fahrten mit Sondersignal bedeuten erheblich erhöhtes Risiko für alle Beteiligten!
– Der Zustand bewußtseinsklarer Patienten, die mit Sondersignal transportiert werden, kann sich u. U. verschlechtern (z. B. bei Myokardinfarkt).

Merke: Sorgfältige und verantwortungsbewußte Indikationsstellung zur Verwendung des Sondersignals ist gefordert!

Sicherheitsregel:
Eigenschutz hat grundsätzlich Vorrang vor riskanten Rettungsaktionen! Vermeidung riskanter Fahrweisen zum Notfallort.
    Bei technischer Rettung ist enge Zusammenarbeit mit technischem Einsatzleiter nötig, keinerlei riskante Aktionen mit Selbstgefährdung (Brand/Verschüttung usw.) durchführen!

Einsatzformen:
- *Primäreinsatz:* Erstversorgung durch Notarzt am Notfallort.
- *Sekundäreinsatz:* Verlegung von einem Krankenhaus in ein anderes unter notärztlicher Überwachung.

Notarzteinsatzsysteme:
- *Stationäres System:* RTW mit RS + NA,
  am Krankenhaus stationiert oder an der Rettungsleitstelle.
- *Rendezvoussystem:* NEF trifft sich mit RTW am Notfallort.

Viertes Glied der Rettungskette: Krankenhaus

Aufnahme der Notfallpatienten zur weiteren Diagnostik und definitiven Versorgung.

Das „geeignete Krankenhaus":
Bei **unbeherrschbarer lebensbedrohlicher Situation** der Vitalfunktionen ist das **nächstgelegene Krankenhaus das geeignete Krankenhaus**.

Transporte über größere Strecken in Zentren sind in solchen Situationen fatal. Die Möglichkeiten für den Patienten sind im nächsten, noch so kleinem Krankenhaus immer noch besser als auf der Straße.

Sekundärtransporte in Zentren sind später eher möglich.

Die Sichtung auf der Straße zur Indikationsstellung für den Transport in ein Spezialkrankenhaus ist problematisch.

Das geeignete Krankenhaus verfügt über:
- Neurochirurgie für Schädel–Hirn-Trauma mit CT,
- Thorax-/Gefäßchirurgie (Gefäßverletzungen, Aortenrupturen/Aortenaneurysmen),
- ausreichend große Intensivstation (Langzeitbeatmung/Op.-Kapazität auch für mehrere Patienten),
- Handchirurgie mit Mikrochirurgie (Replantationen).

Idealerweise kündigt der Notarzt über die Rettungsleitstelle einen Patienten im aufnehmenden Krankenhaus an.

Bei vitalbedrohlichen Situationen kann dem Patienten aber aus Gründen der Aufnahmeverweigerung (Kapazität oder ähnlichem) ein Transport über größere Strecken nicht zugemutet werden.

Es besteht daher in diesen Fällen Aufnahmepflicht für das nächste Krankenhaus mit der entsprechenden Spezialabteilung. Der Notarzt ist hier an keinerlei Weisungen von anderen gebunden. Er muß aber seine Entscheidungen entsprechend begründen und verantworten.

Mehrere Verletzte:

Mehrere Verletzte müssen auf mehrere Krankenhäuser der Region verteilt werden (Sichtung!!!).

Eine Kenntnis des Notarztes über die örtlichen Gegebenheiten des eigenen Einsatzgebietes (CT/Aufnahmekapazität/Spezialabteilung) ist unbedingt erforderlich.

Die Katastrophe darf nicht von der Straße ins Krankenhaus verlagert werden!

Technische Aspekte der Rettung: Möglichkeiten der technischen Hilfeleistung zur Unterstützung des Notarztes

(Anhang: Liste gefährlicher Güter)

D. Ullrich

Einsatzspektrum für technische Hilfeleistung
- Unfälle mit elektrischem Strom,
- Verkehrsunfall (VU) – eingeklemmte Person,
- Ertrinkungsunfälle,
- Eisunfälle,
- Silo- und Tiefbauunfälle,
- Unfälle mit radioaktiven Stoffen,
- chemische Unfälle,
- Unfälle mit Brandgasen.

Begriffe aus dem Rettungswesen (nach DIN 14011)

Retten: das Abwenden eines lebensbedrohlichen Zustandes von Menschen und Tieren durch lebensrettende Maßnahmen und/oder durch Befreien aus lebensbedrohlichen Zwangslagen;

Bergen: das Einbringen von Menschen oder Tieren, die nicht mehr leben, sowie von gefährdeten Sachen.

Gesetzliche Grundlagen

Die Aufgaben der Rettungsdienstorganisationen ergeben sich aus den folgenden Paragraphen:
- § 2 Rettungsdienstgesetz,
- § 3 Rettungsdienstgesetz „medizinische Rettung",
- § 2 Feuerwehrgesetz,
- § 17 Feuerwehrgesetz „technische Rettung".

Alle Gesetze stellen die Rettung von Menschen in den Vordergrund, d.h. medizinische Rettung geht vor technischer Rettung. Daher sollte eine frühestmögliche Absprache zwischen technischem Einsatzleiter und Notarzt erfolgen.

Dies erfordert oft ein energisches Durchsetzungsvermögen von seiten des Notarztes. Nur bei zusätzlichen Gefahren, z.B. bei Explosions- und Einsturzgefährdung, ist der technischen Rettung Vorrang zu geben. Ganz besonders bei Kfz-Unfällen mit Mehrfachverletzungen muß der Notarzt während der Befreiungsaktion darauf hinwirken, daß zusätzliche Verletzungen vermieden werden, besonders bei Verdacht auf Wirbelsäulenverletzungen und Verletzungen innerer Organe.

Elektrischer Strom

1) Niederspannung bis 1000 Volt,
2) Hochspannung über 1000 Volt.

Zu 1):
- Sicherungen ziehen,
- Strom abschalten,
- Stecker ziehen,
- Trennen durch nichtleitende Gegenstände (trockene Holzlatte),
- vor Wiedereinschalten sichern.

Bei Strömen mit Spannungen über 1000 Volt ist schon die Annäherung gefährlich, da ein Überschlag in Form eines Lichtbogens mit mehreren Metern möglich ist. Sicherheitsabstand: ca. 5–10 m.

Zu 2):
- Gelbes Warnschild mit rotem Blitz beachten,
- Versorgungsbetriebe verständigen,
- Grundsätzlich *keine* Annäherung,
- 5 Sicherheitsregeln beachten:
    a) Freischalten,
    b) Gegen Wiedereinschalten sichern,
    c) Spannungsfreiheit feststellen, durch Messungen, durch technische Rettung,
    d) Erden und Kurzschließen,
    e) Benachbarte, unter Spannung stehende Teile absichern.

Es besteht die Gefahr der Induktionsspannung, abhängig von Witterungslage. Sicherheitsabstand von 5 m beachten. Je feuchter die Atmosphäre ist, um so größer ist das Induktionsfeld um den Stromträger und damit die Gefahr des Übersprungs. Wichtig: Erdung und Abschirmung.

Bei heruntergefallenen Leitungen auf Spannungstrichter achten – Abstand mindestens 10 m (Abb. 1).

Abschalten, abwarten, dann Rettung.

Auch Hineinhüpfen schützt nicht vor Stromüberschlag.

Eingriffe in E-Anlagen, auch in die der Bundesbahn, nur durch Fachkundige. Induktionsspannung beim Besteigen von Schienenfahrzeugen beachten, da Übersprung möglich.

Technische Aspekte der Rettung

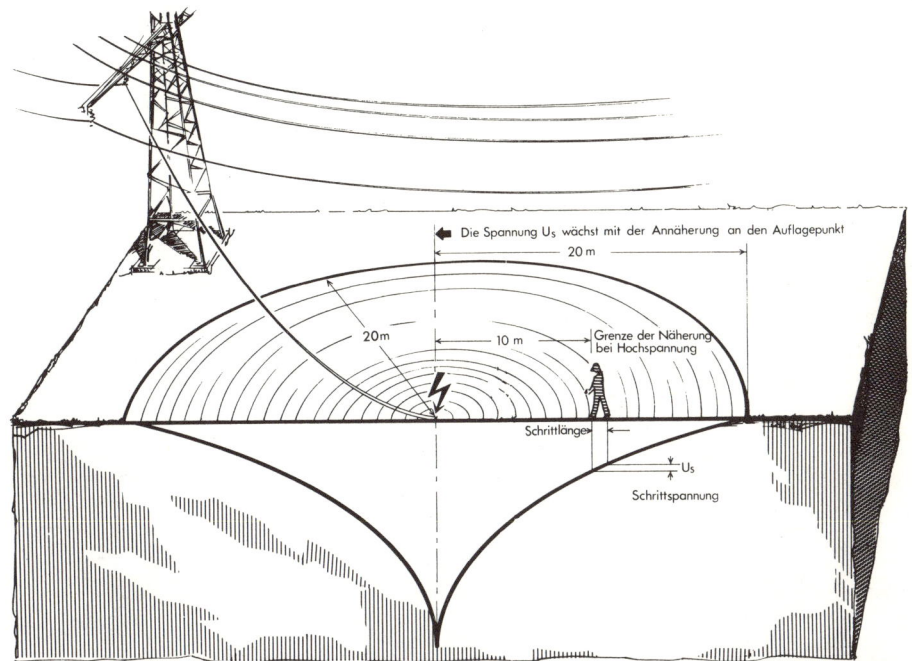

Abb. 1. Spannungstrichter. Am Auflagepunkt läßt sich bei feuchter Witterung feststellen, ob abgeschaltet ist oder nicht (Funkenbildung). (Aus Bundesarbeitsgemeinschaft 1978)

Dächer von Bundesbahnfahrzeugen unter Spannung führenden Oberleitungen dürfen auch zu Rettungsarbeiten nicht bestiegen werden.

VU: Eingeklemmte Person

Drei Schwierigkeitsgrade

a) Verletzte nicht eingeklemmt:
Keine technischen Hilfsmittel erforderlich. Es reichen meist Rautek-Rettungsgriffe (sollten nur bei Rettung aus akuter Gefahr angewendet werden).

Zur schonenden Rettung immer Schaufeltrage oder andere Hilfsmittel verwenden, besonders bei Verdacht auf Rückgratverletzung.

Um einen Rückgratverletzten schonend aus dem Unfallfahrzeug zu retten, wird es notwendig sein, das Fahrzeugdach abzunehmen. Diese Methode wird in unseren Nachbarländern zur schonenden Rettung schon lange Zeit angewendet und sollte sich auch bei uns durchsetzen.

b) Verletzte leicht eingeklemmt:
Erfordert technisch einfache Hilfsmittel wie z. B.:

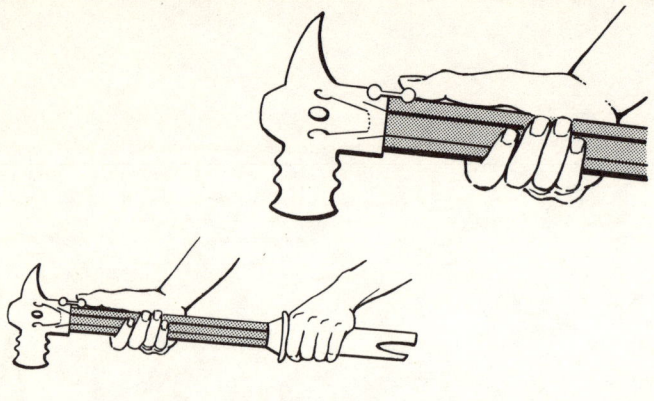
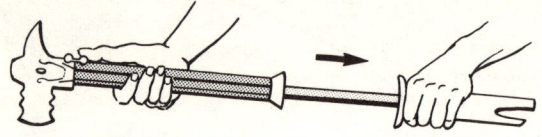

Abb. 2. Rettungswerkzeug „Force". Auch geeignet als „Hilfsmittel" auf RTW und NEF

- Brechstangen,
- Wagenheber,
- Pannenwerkzeug,
- Forcegerät (Abb. 2),
- Blechreißer (Abb. 3).

Dabei beachten, daß bei Trennwerkzeugen, die schlagend und stoßweise arbeiten, die Arbeitserschütterungen nicht auf den Patienten übertragen werden. Bei funkenbildenden Werkzeugen – wie Trennschleifer, Schweißgeräte – Gefahr der Brandentstehung beachten.

Das Einschlagen von Scheiben sollte unterlassen werden. Durch das Entfernen des Blendrahmens und der Gummidichtung lassen sich Scheiben herausnehmen. Dies ist bei eingeklebten Scheiben nicht möglich (erkennbar an der Bezeichnung VSG).

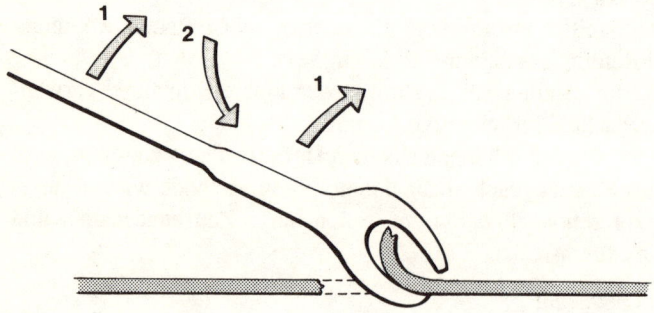

Abb. 3. Der „Büchsenöffner" (Blechreißer). (Aus Lick und Schläfer 1985)

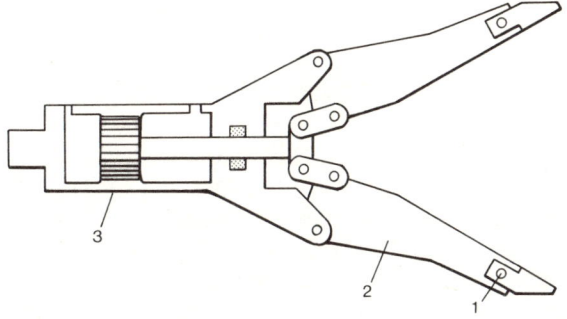

Abb. 4. Rettungsspreizer zur Befreiung von Personen aus lebensbedrohenden Zwangslagen. *1* Einhängepunkt von Zugketten und Spreizerbakken, *2* Spreizarm, *3* Kolben. (Aus Lick und Schläfer 1985)

Durch Aufschlitzen der Polster und durch Herausnahme von Polstermaterial läßt sich Entlastung des Brustkorbes erreichen. Weitere Möglichkeit: Zurückschieben des Sitzes. Bei Versagen dieser Maßnahmen muß der hydraulische Spreizer eingesetzt werden.

c) Verletzte schwer eingeklemmt:
Erfordern Geräte, die nur auf den Rüstfahrzeugen mitgeführt werden. Diese Einsätze erstrecken sich meist über

- Schneiden und Spreizen (Abb. 4),
- Strecken – Schweißen – Schleifen zum Trennen,
- Sägen – Heben – Aufrichten (Abb. 5).

Zur Sicherung der Einsatzstelle ist immer eine geeignete Menge Löschmittel bereitzuhalten [Feuerlöscher im Notarzteinsatzfahrzeug/Notarztwagen (NEF/NAW)]. Der Grundsatz *medizinische Rettung geht vor technischer Rettung* ist zu beachten.

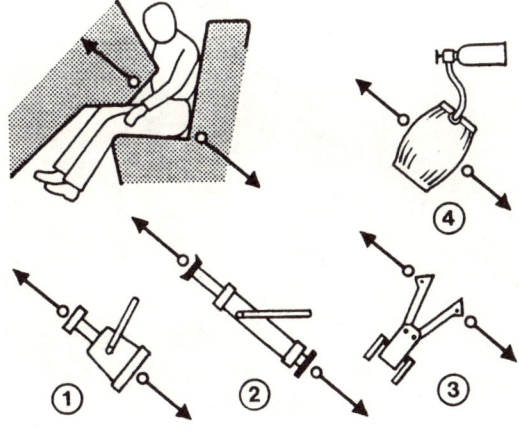

Abb. 5. Rettung Eingeklemmter durch schweres Rettungsgerät. *1* und *2* hydraulischer Wagen- und Büffelheber, *3* Rettungsspreizer, *4* Luftheber. (Aus Lick und Schläfer 1985)

Ertrinken

Frühzeitiger Einsatz von Lautsprecher, um Verunfallte zu beruhigen.
 Nie mit Sondersignal an der Einsatzstelle vorüberfahren.
 Einsatz von Rettungsring oder -ball bedenken, auch Rettungsstange.
 Anfahrt zur Einsatzstelle, wenn möglich gegen den Strom. Bei Einsatz von Booten daran denken, Personen durch Bug- oder Heckwellen nicht zusätzlich zu gefährden, seitlich anfahren und die Verunfallten in Sicherheit bringen.
 Die meisten Wasserrettungen erfordern den Einsatz von Tauchern. Hier muß der Notarzt Berater des technischen Einsatzleiters sein und evtl. mitentscheiden, einen Taucheinsatz abzubrechen.

Eisunfälle

Die Kräfte von im Eis eingebrochenen Personen erlahmen durch die Unterkühlung sehr schnell. Daher ist bei diesen Einsätzen Eile geboten. Trotzdem muß Hektik vermieden und Eigensicherung beachtet werden.
 Erste Maßnahme: Zuwerfen einer Sicherung (möglich bis 10–20 m) in Form von Rettungsball oder Rettungsring.
 Nie versuchen, Rettungsringe oder Leinen herauszuziehen (Kräfteverfall).
 Zur Rettung Leitern – Bretter – Leinen verwenden (Abb. 6).
 Die Retter müssen Schutzkleidung verwenden und sich anleinen.

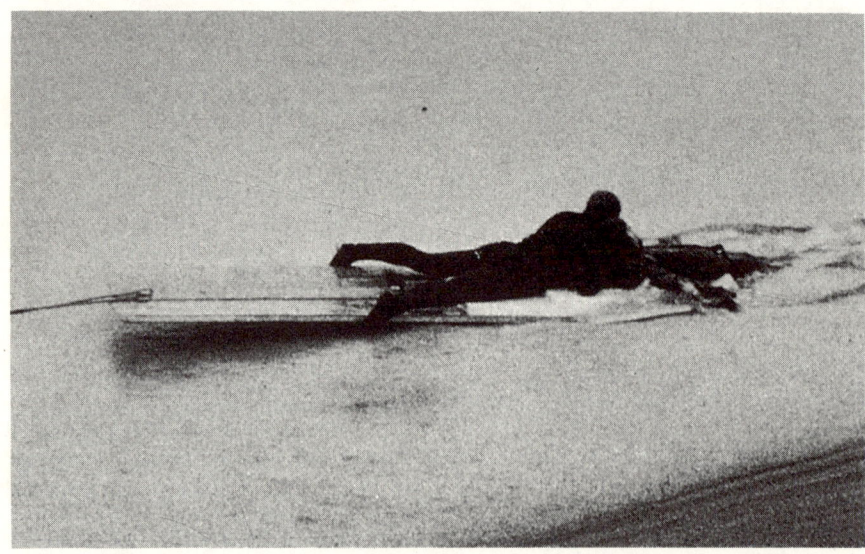

Abb. 6. Rettung eines in Eis Eingebrochenen

Technische Aspekte der Rettung

Oft kann zur Rettung auch ein Hubrettungsfahrzeug (z. B. Drehleiter) eingesetzt werden.

Eisschlitten verwenden, aber darauf achten, daß eingebrochene Person nicht vom Schlitten unter Wasser gedrückt wird.

Schnellste Hilfe durch Hubschraubereinsatz nicht immer möglich, da nicht immer erreichbar.

Silo- und Tiefbauunfälle

Eigenschutz vor Nachrutschen des Schüttguts bedenken. Daher grundsätzlich Abstützmaterial zur Abstützung alsbald besorgen.

Enge Zusammenarbeit von Einsatzleiter technische Rettung – Notarzt – Bauleiter (Bildung einer kleinen TEL).

Nie zu viele Retter im Einsatzbereich, da das Nachrutschen des Schüttguts Zusatzgefahr bedeutet.

Wenn es die Einsatzlage ermöglicht, Einsatz von Baggern (bis 0,5 m über Verletzten), dann mit Schaufeln und Händen weiterarbeiten.

Bei Einstürzen während Betonarbeiten:
– Anfangs Einsatz von Preßlufthammer.

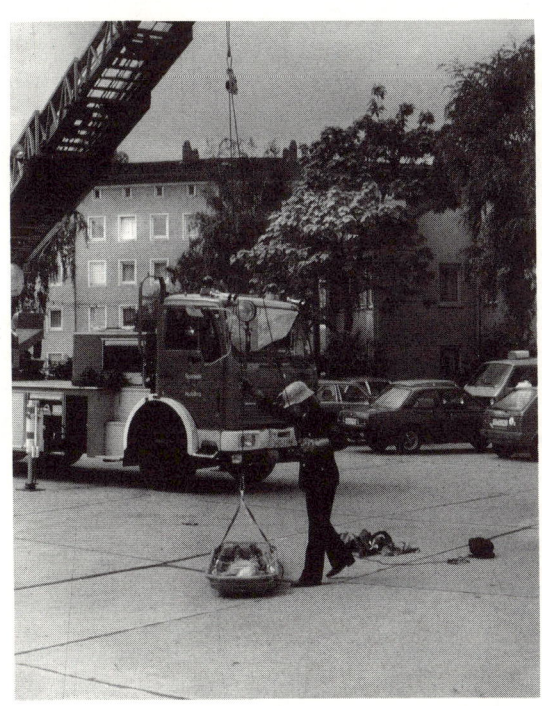

Abb. 7. Feuerwehrleiter mit Korbtrage (Marinetrage)

– Letzte Schichten mit Hammer und Meißel entfernen. Erfordert großes Einsatzpotential.

Sehr oft nur noch Notamputationen zur Rettung möglich.

Frühzeitiger Einsatz von Notarzt zur medizinischen Indikation.

Einsatz von Atemschutz und Beatmungsgeräten bei Grabenverschüttung und Silounfällen.

Auch hier kann sehr oft zur Rettung aus Höhen und Tiefen ein Hubrettungsfahrzeug in Verbindung mit Korb oder Marinetrage eingesetzt werden (Abb. 7).

Radioaktive Stoffe

Sperrbereich nie betreten (25 m wegbleiben, Windrichtung beachten; Abb. 8).

Bei Versorgung Atemschutz tragen (Filter), leichten Schutzanzug – Handschuhe.

Krankentrage und RTW mit Folie ausschlagen.

Auf Verschleppung der Kontamination achten, Messungen mit Kontaminationsnachweisgeräten.

Wundversorgung und Wundreinigung nach Merkblatt „Erste Hilfe nach Einwirkung ionisierender Strahlen" durchführen. Notersatzbekleidung tragen.

Geeignetes Krankenhaus und Aufnahmearzt frühzeitig verständigen.

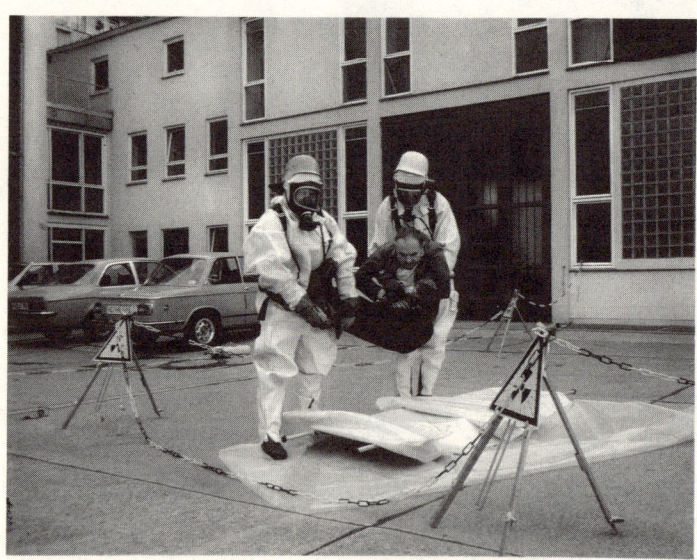

Abb. 8. Rettung aus einem radioaktiv kontaminierten Bereich

Technische Aspekte der Rettung

Der Bundesminister für Verkehr informiert:

Kennzeichnung der Straßenfahrzeuge mit gefährlichen Gütern

Orangefarbene Warntafel, vorn und hinten am Fahrzeug:
Allgemeiner Hinweis auf gefährliche Güter

Orangefarbene Warntafel mit Kennzeichnungsnummern, vorn, hinten und ggf. seitlich an Tankfahrzeugen, an Fahrzeugen mit Aufsetztanks und an Tankcontainern: Hinweis auf bestimmte gefährliche Güter und deren Gefahren.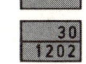

Die Nummern bedeuten:
Obere Hälfte = Nummer zur Kennzeichnung der Gefahr (Gefahrnummer)
2 Entweichen von Gas durch Druck oder durch chemische Reaktion
3 Entzündbarkeit von Flüssigkeiten (Dämpfen) und Gasen
4 Entzündbarkeit fester Stoffe
5 Oxydierende (brandfördernde) Wirkung
6 Giftigkeit
8 Ätzwirkung
9 Gefahr einer spontanen heftigen Reaktion

Die Verdoppelung einer Ziffer weist auf die Zunahme der entsprechenden Gefahr hin.
Wenn die Gefahr eines Stoffes ausreichend von einer einzigen Ziffer angegeben werden kann, wird dieser Ziffer eine Null angefügt.
Folgende Ziffernkombinationen haben jedoch eine besondere Bedeutung:
  22 tiefgekühltes Gas
X323 entzündbarer flüssiger Stoff, der mit Wasser gefährlich reagiert, wobei entzündbare Gase entweichen.
X333 selbstentzündliche Flüssigkeit, die mit Wasser gefährlich reagiert
X423 entzündbarer fester Stoff, der mit Wasser gefährlich reagiert, wobei brennbare Gase entweichen
  44 entzündbarer fester Stoff, der sich bei erhöhter Temperatur in geschmolzenem Zustand befindet
 539 entzündbares organisches Peroxid
   X vor der Nummer zur Kennzeichnung der Gefahr = Stoff reagiert in gefährlicher Weise mit Wasser

Untere Hälfte = Nummer zur Kennzeichnung des Stoffes (Stoffnummer)

Bei Gefahr: Nummern an Polizei/Feuerwehr weitergeben!

An Straßenfahrzeugen und Versandstücken können folgende Gefahrenzettel angebracht sein:

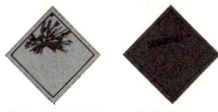
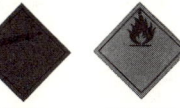
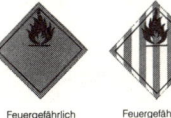

Explosionsgefährlich — Nichtbrennbare Gase — Feuergefährlich (Entzündbare flüssige Stoffe) — Feuergefährlich (Entzündbare feste Stoffe)

Selbstentzündlich — Entzündliche Gase bei Berührung mit Wasser — Entzündend wirkende Stoffe oder organische Peroxide — Giftig

Gesundheitsschädlich — Infektiös — 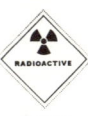 Radioaktiv —  Ätzend

Auf den Gefahrzetteln kann eine Aufschrift in Zahlen oder Buchstaben vorhanden sein.

Bei Gefahr: Kennzeichen an Polizei/Feuerwehr weitergeben!

Abb. 9. Kennzeichnung von Fahrzeugen zum Transport gefährlicher Güter in Tanks

Chemische Unfälle

Anweisung des Einsatzleiters technische Rettung beachten. Wenn nötig, Atemschutz tragen.

Außerhalb des Gefahrenbereiches bleiben (25-m-Sperrbereich – Windrichtung beachten).

Bei Versorgung der Verletzten Eigenschutz beachten.

Bei Unfällen mit Gefahrguttransportern sollte sich der Notarzt das „Unfallmerkblatt" durch den technischen Rettungsdienst besorgen lassen. Auf Gefahr- und Stoffnummer der orangenen Warntafel sowie auf die Gefahrzettel (Merkblatt des Bundesministers für Verkehr) ist zu achten (Abb. 9).

Brandgase

Durch die immer größer werdende Zahl von Kunststoffen am Bau haben Chemiker ca. 5000 Giftstoffe analysiert, die bei Bränden und hier besonders bei Schwelbränden konzentriert entstehen. Aber nicht nur giftige Baustoffe stellen eine Gefahr dar, sondern auch Haushaltschemikalien.

Manchmal liegt eine Latenzzeit von 12–48 h vor. In der Hauptsache werden als Brandgase Kohlenmonoxide, Kohlendioxyd, Blausäure und Lungenreizstoffe auftreten.

Diagnostik:

Bei Spontanatmung von geretteten Personen können mit Hilfe eines Gasspurröhrchens und einer Ansaugpumpe die schädlichen Gase leicht gemessen werden. Bei bewußtlosen Patienten nimmt man 1 ml Blut und mischt mit ca. 1 ml 10%iger Schwefelsäure. Die sofort entweichende Luft wird durch ein Blausäureprüfröhrchen gepumpt und ausgewertet. Lungenreizstoffe lassen sich mit entsprechenden Prüfröhrchen im Giftmilieu selbst nachweisen. Bei Vergiftung mit Kohlenmonoxid wird am besten mit 100% O_2 beatmet und Auxiloson (Dexamethason) gegeben.

Bei Vergiftung mit Blausäure, O_2-Gabe, 4-DMAP i.v., später Natriumthiosulfat.

Grundsätze des Rettungsdienstes:

- Helfen kann nur der, der selber keiner Hilfe bedarf!
- Erkennen, überlegen, handeln!
- Eigenschutz geht vor!

Literatur

Bundesarbeitsgemeinschaft der Unfallversicherungsträger (BAGUV; Hrsg) (1978) Gefahren der Einsatzstelle: Elektrizität. Karlsruhe

Lick RF, Schläfer H (1985) Unfallrettung – Medizin und Technik. Schattauer, Stuttgart New York

Schläfer H (1980) Fahrzeugunfälle. Die Roten Hefte, Bd 42, 2. Aufl. Kohlhammer, Stuttgart

Technische Aspekte der Rettung

Anhang: Liste gefährlicher Güter

Nachfolgend geben wir die im Zusammenhang dieses Buches relevanten Seiten aus folgendem Buch wieder: Hommel G (1988) Handbuch der gefährlichen Güter, 4. Aufl. Springer, Berlin Heidelberg New York Tokyo

Gestaltung der Warntafel für Beförderungseinheiten nach Anhang B.5 GGVS/ADR und Anhang VIII GGVE/RID

Die Kennzeichnungsnummern müssen auf der Tafel wie folgt dargestellt werden

Angabe von Kennzeichnungsnummern auf den Warntafeln bei der Beförderung gefährlicher Güter nach Anhang B.5 der Anlage B GGVS/ADR und Anhang VIII GGVE/RID, Rn. 10500 GGVS/ADR, Rn. 1801 GGVE/RID.

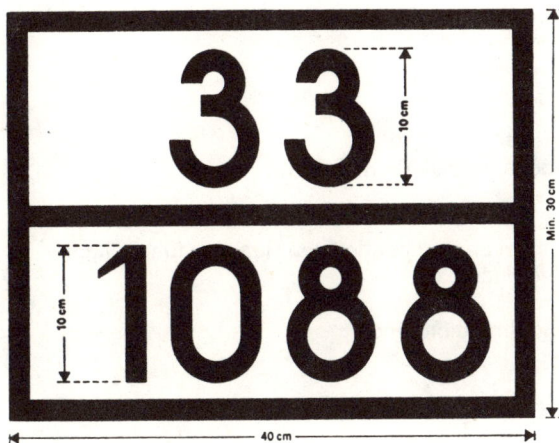

Nummer zur Kennzeichnung der Gefahr
= Gefahren-Nr.

Nummer zur Kennzeichnung des Stoffes (4 Ziffern)
= UN-Nr.

Untergrund orangefarben (rückstrahlend)
Rand, Querstrich und Ziffern schwarz mit 15 mm Strichdicke

Nummer zur Kennzeichnung der Gefahr (oberes Feld)
Die erste Ziffer der Nummer zur Kennzeichnung der Gefahr bezeichnet die Hauptgefahr wie folgt:

2 Gas
3 Entzündbarer flüssiger Stoff
4 Entzündbarer fester Stoff
5 Entzündend (oxidierend) wirkender Stoff oder organisches Peroxid
6 Giftiger Stoff
8 Ätzender Stoff

Die zweite und die dritte Ziffer bezeichnen die zusätzlichen Gefahren:

0 Ohne Bedeutung
1 Explosion
2 Entweichen von Gas
3 Entzündbarkeit
5 Entzündende (oxidierende) Eigenschaften
6 Giftigkeit
8 Ätzbarkeit
9 Gefahr einer heftigen Reaktion, die aus der Selbstzersetzung oder der Polymerisation entsteht.

Die Verdopplung einer Ziffer weist auf die Zunahme der entsprechenden Gefahr hin.

Wenn die Gefahr eines Stoffes ausreichend von einer einzigen Ziffer angegeben werden kann, wird dieser Ziffer eine Null angefügt.

Folgende Ziffernkombinationen haben jedoch eine besondere Bedeutung: 22, 333, 423, 44 und 539 (s. nachfolgende Auflistung).

Wenn der Nummer zur Kennzeichnung der Gefahr der Buchstabe „X" vorangestellt ist, reagiert der Stoff in gefährlicher Weise mit Wasser.

Die vorhin aufgeführten Nummern zur Kennzeichnung der Gefahr haben folgende Bedeutung:

20	inertes
22	tiefgekühltes Gas
223	tiefgekühltes brennbares Gas
225	tiefgekühltes oxidierendes (brandförderndes) Gas
23	brennbares Gas
236	brennbares Gas, giftig
239	brennbares Gas, das spontan zu einer heftigen Reaktion führen kann
25	oxidierendes (brandförderndes) Gas
26	giftiges Gas
265	giftiges Gas, oxidierend (brandfördernd)
266	sehr giftiges Gas
268	giftiges Gas, ätzend
286	ätzendes Gas, giftig
30	entzündbare Flüssigkeit (Flammpunkt von 21 °C bis 100 °C)
33	leicht entzündbare Flüssigkeit (Flammpunkt unter 21 °C)
X333	selbstentzündliche Flüssigkeit, die mit Wasser gefährlich reagiert
336	leicht entzündbare Flüssigkeit, giftig
338	leicht entzündbare Flüssigkeit, ätzend
X338	leicht entzündbare Flüssigkeit, ätzend, die mit Wasser gefährlich reagiert
339	leicht entzündbare Flüssigkeit, die spontan zu einer heftigen Reaktion führen kann
39	entzündbare Flüssigkeit, die spontan zu einer heftigen Reaktion führen kann
40	entzündbarer fester Stoff
X423	entzündbarer fester Stoff, der mit Wasser gefährlich reagiert, wobei brennbare Gase entweichen
44	entzündbarer fester Stoff, der sich bei erhöhter Temperatur in geschmolzenem Zustand befindet

Technische Aspekte der Rettung 21

446	entzündbarer fester Stoff, giftig, der sich bei erhöhter Temperatur in geschmolzenem Zustand befindet
46	entzündbarer fester Stoff, giftig
50	oxidierender (brandfördernder) Stoff
539	entzündbares organisches Peroxid
558	stark oxidierender (brandfördernder) Stoff, ätzend
559	stark oxidierender (brandfördernder) Stoff, der spontan zu einer heftigen Reaktion führen kann
589	oxidierender (brandfördernder) Stoff, ätzend, der spontan zu einer heftigen Reaktion führen kann
60	giftiger oder gesundheitsschädlicher Stoff
63	giftiger oder gesundheitsschädlicher Stoff, entzündbar (Flammpunkt von 21 °C bis 55 °C)
638	giftiger oder gesundheitsschädlicher Stoff, entzündbar (Flammpunkt von 21 °C bis 55 °C), ätzend
66	sehr giftiger Stoff
663	sehr giftiger Stoff, entzündbar (Flammpunkt nicht über 55 °C)
68	giftiger oder gesundheitsschädlicher Stoff, ätzend
69	giftiger oder gesundheitsschädlicher Stoff, der spontan zu einer heftigen Reaktion führen kann
80	ätzender oder schwach ätzender Stoff
X80	ätzender oder schwach ätzender Stoff, der mit Wasser gefährlich reagiert
83	ätzender oder schwach ätzender Stoff, entzündbar (Flammpunkt von 21 °C bis 55 °C)
839	ätzender oder schwach ätzender Stoff, entzündbar (Flammpunkt von 21 °C bis 55 °C), der spontan zu einer heftigen Reaktion führen kann
85	ätzender oder schwach ätzender Stoff, oxidierend (brandfördernd)
856	ätzender oder schwach ätzender Stoff, oxidierend (brandfördernd) und giftig
86	ätzender oder schwach ätzender Stoff, giftig
88	stark ätzender Stoff
X88	stark ätzender Stoff, der mit Wasser gefährlich reagiert
883	stark ätzender Stoff, entzündbar (Flammpunkt von 21 °C bis 55 °C)
885	stark ätzender Stoff, oxidierend (brandfördernd)
886	stark ätzender Stoff, giftig
X886	stark ätzender Stoff, giftig, der mit Wasser gefährlich reagiert
89	ätzender oder schwach ätzender Stoff, der spontan zu einer heftigen Reaktion führen kann

Ausstattung und Ausrüstung der Rettungsfahrzeuge

K. Ellinger

Rettungsmittel

Die deutsche Industrienorm (DIN-Norm) legt Mindestanforderungen an Raumangebot, technischen Eigenschaften und Bauform aller in Deutschland eingesetzten Rettungsmittel fest. Durch die Tatsache, daß hier wirklich nur Mindestanforderungen festgeschrieben sind, bleiben bei einigen Rettungsmitteln viele Wünsche der Notärzte offen. Aus sog. Kostengründen wird immer wieder versucht, gerade beim Raumangebot der Fahrzeuge zu sparen. Ein ausreichender Arbeitsraum ist aber für eine adäquate notfallmedizinische Versorgung unentbehrlich.

Merke: *DIN-Ausstattung ist höchstens eine Mindestanforderung.*

Krankenwagen (KTW)

Dies sind Rettungsmittel, die nicht zur Versorgung von Notfallpatienten herangezogen werden sollten. Allein durch ihre Bauart und Baugröße sowie Ausstattung (z.B. VW-Bus, Mercedes-Kombi) sind sie hierzu ungeeignet. Die rundum freie Zugänglichkeit des Patienten, sowie die Stehhöhe für das Rettungspersonal sind hier nicht erfüllt. Somit dürfen mit diesen Fahrzeugen nur Nichtnotfallpatienten transportiert werden.

Merke: *Krankenwagen sind nur für Nichtnotfallpatienten geeignet.*

Rettungswagen (RTW)

Dies sind Fahrzeuge, die aufgrund ihrer Bauart und Ausstattung zur Versorgung und zum Transport von Notfallpatienten herangezogen werden sollen. Im Innenraum ist ein verstellbarer, meist hydraulisch betriebener Tragetisch installiert, der von allen Seiten frei zugänglich sein muß. Zudem sind in der DIN eine Mindeststehhöhe sowie Mindestabmessungen des Innenraumes festgelegt.

Die Ausstattung besteht zum einen aus festeingebauten Vorratsschränken für Medikamente, Infusionen und weiteren Hilfsmitteln, zum anderen aus herausnehmbaren Notfallkoffern, Lagerungshilfen (Trage, Vakuummatratze, Schaufeltrage), EKG/Defibrillator sowie Beatmungsgeräten. Dadurch wird eine fahrzeugungebundene Versorgung des Notfallpatienten am Ort möglich.

Rettungswagen können aufgrund ihrer Bauart und Ausstattung durch den Zustieg des Notarztes zum Notarztwagen (NAW) werden.

Merke: *Der RTW ist das Rettungsmittel der Wahl zur Versorgung der Notfallpatienten.*

Notarzteinsatzfahrzeug (NEF)

Auch hier regelt die deutsche Industrienorm Fahrzeugmindestanforderungen. Das Notarzteinsatzfahrzeug (meist PKW-Kombi) dient dazu, den Notarzt zum Einsatzort zu bringen, während der RTW separat anfährt (Rendezvoussystem). Die medizinische Ausstattung entspricht mindestens dem mobilen Teil eines Rettungswagens.

Rettungshubschrauber (RTH)

Der Rettungshubschrauber ist im Prinzip das fliegende NEF. Er dient in erster Linie dazu, den Notarzt rasch zu entlegenen Einsatzstellen zu bringen. Allerdings kann mit einem Rettungshubschrauber, aufgrund seines Raumangebotes, im Bedarfsfall nur mindestens ein Notfallpatient transportiert werden. Darüber hinaus muß der Notarzt berücksichtigen, daß bei den meisten Hubschraubern der Patient nicht frei zugänglich ist und somit während des Fluges nicht alle notfallmedizinischen Maßnahmen durchgeführt werden können (Intubation!, Thoraxdrainage). Deshalb muß der Notfallpatient, der für einen Rettungshubschraubertransport vorgesehen wird, vorausschauend adäquat notfallmedizinisch versorgt werden (z.B. prophylaktische Thoraxdrainage usw.).

Merke: *Häufig ist der RTH nicht das beste Transportmittel.*

Ausstattung der Rettungsmittel

Hier werden am Beispiel des Rettungswagens die wichtigsten Ausstattungsgegenstände aufgeführt.

Notfallkoffer

Notfallkoffer sind mobile Ausstattungsbestandteile von jedem Rettungswagen. Sie enthalten alle Hilfsmittel und Medikamente, die zum Erkennen und zur Therapie vitaler Störungen erforderlich sind. Alle enthaltenen Teile müssen übersichtlich angeordnet sein; vor dem häufigen Überladen des Notfallkoffers muß eindringlich gewarnt werden. Der erforderliche Inhalt des Koffers kann auf einen oder zwei Koffer aufgeteilt werden. Eine verbindliche DIN-Norm hierfür wurde noch nicht erlassen.

Mindestinhalt Notfallkoffer (Erwachsene)

a) Inhalt Atmungsteil: Notfallkoffer Erwachsene
– Leistungsfähige, tragbare Sekretabsaugpumpe
– Einmalabsaugkatheter verschiedener Größen
– O_2-Flasche mit ausreichendem Inhalt
– Beatmungsbeutel mit Nichtrückatmungsventil sowie Anschlußmöglichkeit zur O_2-Gabe + Reservoirbeutel für $F_IO_2 = 1{,}0$!
– Geeignete Beatmungsmasken
– Endotracheale Tubi verschiedener Größen mit Führungsstäben, steril
– Intubationsbesteck mit komplettem Spatelsatz
– Magill-Zangen
– Durchsichtige O_2-Maske (Lifeway-Maske), am besten mit Reservoir
– Guedel-Tubi
– Gleitmittel, z. B. Xylocain-Gel
– Spritze zur Blockung des Tubus
– Magensonden

b) Inhalt Notfallkoffer: Kreislaufteil
– Blutdruckmeßgerät mit Stethoskop
– Große Universalschere
– Ausreichende Anzahl Venenverweilkanülen aller Größen
– Infusionslösungen (ausreichend!) für Kristalloide und Kolloide
– Infusionssysteme
– Druckbeutel für Druckinfusionen
– Spritzen, Verbandmaterial, Kompressen, Pflaster usw.
– Einmalkanülen, Dreiwegehähne, Verlängerungen usw.
– Metallisierte Folien
– Medikamente (s. dort)
– Glukoseteststreifen
– Punktionssysteme zur Punktion zentraler Venen (z. B. auch großlumiges Einführungsbesteck)

Notfallkoffer Neugeborene und Kinder

Der Inhalt dieses Spezialkoffers ergänzt prinzipiell den Inhalt des Koffers für Erwachsene. Damit wird dann auch eine adäquate notfallmedizinische Versorgung Frühgeborener, Neugeborener und Kinder möglich.

Notfallkoffer „Antidot"

Er enthält zusätzlich die wichtigsten Antidote (s. dort) sowie Möglichkeiten zur präklinischen Magenspülung und Asservation toxischer Substanzen.

Besonders muß darauf geachtet werden, daß ausreichend Auxiloson-Dosieraerosol mitgeführt wird (Rauchgasinhalation bei Wohnungsbränden!).

EKG-Monitor

Zur Standardausrüstung gehört ein tragbarer, möglichst leichter EKG-Monitor mit möglichst großem Sichtschirm und Schreiber. Dieses Gerät muß mit einem Defibrillator kombiniert sein. Wünschenswert ist als Zusatzausstattung ein integrierter extrakorporaler Herzschrittmacher.

Beatmungsmöglichkeit

Ein tragbares, leistungsfähiges Beatmungsgerät mit PEEP-Ventil zur kontrollierten Beatmung von Notfallpatienten, sollte in keinem RTW/NAW/NEF/RTH fehlen. Die gängigsten Geräte auf dem Markt sind der „Oxylog" von Dräger, sowie die Geräte der „Medumat-Reihe" von Weinmann. Zu kritisieren ist, daß derzeit das Atemminutenvolumen nicht routinemäßig gemessen wird. Überflüssig sind Hebel und Knöpfe zur Beatmung mit 50% O_2. In der Notfallmedizin wird immer mit 100% O_2 beatmet. Häufig sind Beatmungsgeräte mit zu kleinen O_2-Flaschen kombiniert.

Spritzenpumpen

Die neue DIN 75080 für Rettungswagen schreibt sinnvollerweise Spritzenpumpen zur kontrollierten Applikation kritischer Medikamente vor. Eine Spritzenpumpe ist heute ein unverzichtbarer Bestandteil der Ausstattung von Rettungsmitteln.

Zusätzliches Monitoring

Zusätzliche rettungsdienstrelevante Monitoringeinrichtungen sind die Pulsoxymetrie und die oszillometrische automatische Blutdruckmessung. Beide Monitoringeinrichtungen sind für den Rettungsdienst empfehlenswert; ihre Anschaffung scheint häufig an der starren Haltung der Kostenträger, aber auch der Hilfsorganisationen zu scheitern.

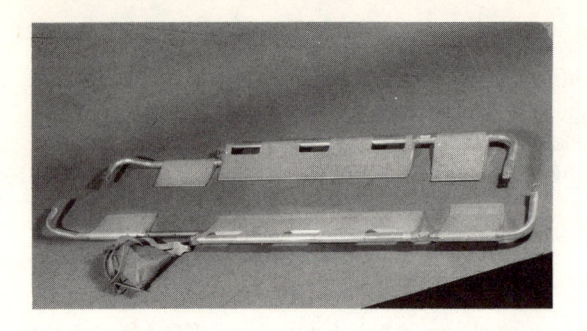

Abb. 1. Schaufeltrage

Weitere Ausstattung

Vakuummatratze

Luftgefüllte Matratze, gefüllt mit Styroporkügelchen. Die Luft, die in dieser Matratze enthalten ist, wird abgesaugt, dadurch schmiegt sich die Matratze an den Körper des Patienten an. Dadurch wird die beste Lagerungsstabilität erreicht. Diese Vakuummatratze gehört zur DIN-Ausstattung und sollte immer auf dem Tragetisch des Rettungswagens mitgeführt werden.

Schaufeltrage

Teilbare Lagerungs- und Rettungshilfe aus Aluminium. Sie wird von beiden Seiten unter den Patienten geschoben und gestattet somit schonende Umlagerungs- und Rettungsvorgänge (s. Abb. 1), ohne den Patienten zu manipulieren. Eine Schaufeltrage ist heute für jeden Rettungswagen unverzichtbar.

Rettungsbox

Sie dient zur Aufbewahrung und zum Transport abgetrennter Gliedmaßen. Sie ist Bestandteil der DIN-Ausstattung.

Dokumentation

So wichtig wie eine sinnvolle Ausrüstung und Ausstattung der Rettungsfahrzeuge ist auch eine vollständige und klare Dokumentation aller präklinisch durchgeführten Maßnahmen. Deshalb ist unverzichtbarer Bestandteil eines Notarztwagens oder Notarzteinsatzfahrzeuges eine ausreichende Anzahl von Notarzteinsatzprotokollen (Abb. 2) auf denen neben den administrativen Daten alle medizinischen Tätigkeiten zeitecht protokolliert werden. Neben der besonderen Situation im Notarztdienst muß das Einsatzprotokoll klar aufgebaut sein, sowie einen großen Raum für die Dokumentation während der Versorgung bieten. Ferner muß es so gestaltet sein, daß immer ein Durchschlag für die eigenen Akten entsteht, während

Ausstattung und Ausrüstung der Rettungsfahrzeuge 27

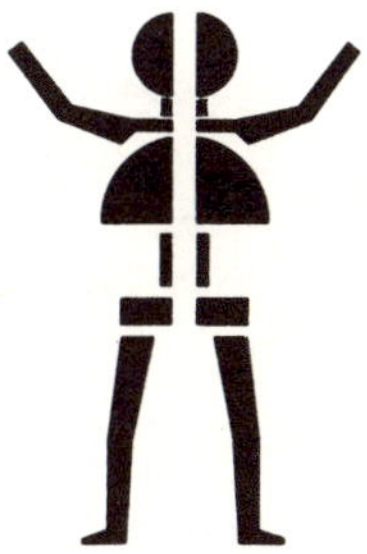

Abb. 2. Formular „Notarzteinsatzprotokoll"

das Original dem aufnehmenden Klinikarzt übergeben wird. Auch im Notarztdienst besteht Dokumentationspflicht; auch die besonders schwierige Situation vor Ort entbindet nicht von einer klaren und vollständigen Dokumentation aller durchgeführten Maßnahmen. Dies hat kürzlich der Bundesgerichtshof an einem seiner Urteile deutlich entschieden.

Notfallmedikamente

A. Reichert

Vorbemerkungen

- *Idealforderung*: *Gute Steuerbarkeit* der Medikamentenwirkung durch *kurze Wirkungsdauer!*
- Adjuvante Arzneimittel mit *unsicherer Wirkung* oder *verzögertem Wirkungseintritt* sind in der Notfallmedizin überflüssig!
- *Keine Experimente am Notfallort!* Der Notarzt sollte sich auf ihm bekannte Medikamente beschränken.
- Mögliche Nebenwirkungen einer *Langzeittherapie* sind in *Notfallsituationen* nicht relevant!
- *Keine starren Dosisregeln!* Verabreichung immer fraktioniert und unter Beobachtung der Wirkung.
- Applikationen nur *intravenös*, über die *Schleimhäute* oder *endobronchial* (Adrenalin, Atropin, Lidocain).
- Die in den nachfolgenden Tabellen 1–6 aufgeführten Präparate sind *Beispiele* und selbstverständlich durch andere, ähnlich wirkende Substanzen austauschbar. Ihre Auflistung erfolgt wegen des größeren Bekanntheitsgrades meist mit den Handelsnamen.

Literatur

Ahnefeld FW, Dick W, Kilian J, Schuster H-P (Hrsg) (1986) Notfallmedizin. Springer, Berlin Heidelberg New York Tokyo (Klinische Anästhesiologie und Intensivmedizin, Bd 30)
Bertschat F-L (1988) Praktische Notfallmedizin. de Gruyter, Berlin New York
Daunderen M, Weger N (1982) Vergiftungen. Springer, Berlin Heidelberg New York
Hähnel J, Lindner KH, Ahnefeld FW (1988) Empfehlungen für die Medikamentenapplikation über die Atemwege. Notfallmedizin 14:818–828
Voeltz P (1989) Die medikamentöse Grundausstattung für die Notfallmedizin – eine kritische Bestandsaufnahme. Notfallmedizin 15:433–436

Tabelle 1. Herz- und kreislaufwirksame Medikamente

Medikament	Indikation	Dosis	Wirkung	Bemerkungen, Nebenwirkungen
O_2	Respiratorische Insuffizienz, Intoxikation, Schock	Lifeway-Maske: 6l/min; Beatmung: 100% O_2		Großzügig einsetzen!
Adalat (Nifedipin) 10 mg/Kaps.	Hypertensiver Notfall, Angina pectoris	1–2 Kaps. sublingual, evtl. Kaps. im Mund ausdrücken	Periphere und koronare Gefäßerweiterung	
Nitrolingual-Spray (Nitroglyzerin) 0,4 mg/Hub	Angina pectoris, kardiales Lungenödem, hypertensiver Notfall	2–3 Hübe, Wiederholung alle 5 min	Vasodilatation, Vorlastsenkung	Kontraindikation: erhöhter Hirndruck
Ebrantil (Urapidil) 50 mg/10 ml	Hypertensiver Notfall	25–50 mg langsam i.v. bzw. Tropf mit 6–30 mg/h	Periphere α-Blockade, zentrale Sympathikolyse	Folgen des Blutdruckabfalls
Effortil (Etilefrin) 10 mg/1 ml	Neurogene oder orthostatische Hypotonie	0,25–1 ml sehr langsam i.v., Infusionszusatz	α- und β-mimetisch	Kontraindikation: Volumenmangel
Arterenol (Noradrenalin) 1 mg/1 ml	Versagen der Gefäßregulation, septischer Schock, Vergiftungen	Infusionszusatz: 1 Amp. in ca. 3 h	Gefäßtonisierung	Tacharrhythmien, Stenokardien

Notfallmedikamente

Dopamin 50 mg/5 ml	Kardiogener Schock	100 mg in 500 ml Ringer-Laktat: 60–120 Trpf./min, oder mit Perfusor 2,5–10 µg/kg KG/min	Stimulation von Dopamin-, α- und β-Rezeptoren	Tachyarrhythmie
Dobutrex (Dobutamin) 250 mg Trockensubstanz	Kardiogener Schock	250 mg auf 500 ml Ringer-Laktat: 20–25 Trpf./min	β-mimetisch, positiv-inotrop	Tachykardie
Alupent (Orciprenalin) 0,5 mg/1 ml	Bradykardie, Asthma bronchiale	0,5 mg auf 5 ml verdünnen, 1 ml der verdünnten Lösung i.v.	β-mimetisch: positiv-inotrop, chronotrop, periphere Gefäßerweiterung	Tachyarrhythmie, Blutdruckabfall
Suprarenin (Adrenalin) 1 mg/1 ml	a) Kreislaufstillstand, b) anaphylaktischer Schock	a) Initial 0,5–1 mg i.v., evtl. mehrmals; b) 1 mg auf 10 ml verdünnen, da von 1 ml evtl. mehrmals	α- und β-mimetisch, bronchospasmolytisch	Tachyarrhythmie, Applikation auch über Tubus möglich
Atropin (Atropinsulfat) 0,5 mg/1 ml	Bradykardie, Vagolyse (vor Intubation von Kindern)	Erw. 0,5–1 mg i.v.	Positiv-chronotrop, dromotrop	Tachykardie, Hyperthermie

Fortsetzung nächste Seite

Tabelle 1 (Fortsetzung)

Medikament	Indikation	Dosis	Wirkung	Bemerkungen, Nebenwirkungen
Isoptin (Verapamil) 5 mg/2 ml	Supraventrikuläre Rhythmusstörungen, Koronarspasmen, hypertensive Notfälle	2,5–10 mg sehr langsam i.v., evtl. Dauertropf mit 5–10 mg/h	Antiarrhythmisch, Verzögerung der AV-Überleitung, Gefäßerweiterung	AV-Block, Asystolie Kontraindikationen: manifeste Herzinsuffizienz, gleichzeitige Gabe von β-Blockern
Dociton (Propranolol) 1 mg/1 ml	Tachyarrhythmien, rezidivierendes Kammerflimmern	1 mg sehr langsam i.v.	β-Blockade (ohne sympathikomimetische Eigenaktivität) Senkung der Sinusfrequenz	Bradykardie bis Asystolie, AV-Block, negative Inotropie. **Cave:** Asthma bronchiale, gleichzeitige Isoptingabe
Xylocain (Lidocain) 100 mg/5 ml 1000 mg/5 ml	Ventrikuläre Arrhythmien, als Lokalanästhetikum	Bolus 100 mg i.v., danach Dauertropf mit 100–200 mg/h	Verzögerung der Reizbildung und -leitung	Bradykardie, Asystolie, negative Inotropie, AV-Block
Lanitop (Metildigoxin) 0,2 mg/2 ml	Absolute Tachyarrhythmie	0,2–0,4 mg langsam i.v.	Negativ-dromotrop, positiv-inotrop	**Cave:** Digitalisierung, Hypokaliämie
Kalium-Chlorid 20 mmol/20 ml	Therapierefraktäre Tachyarrhythmien bei der Reanimation	5–15 mmol sehr langsam i.v. als Einzeldosis	Elektrische Membranstabilisierung am Myokard	Asystolie, sprachliche Verwechslung mit Kalzium möglich

Tabelle 2. Psychopharmaka, Analgetika

Medikament	Indikation	Dosis	Wirkung	Bemerkungen, Nebenwirkungen
Diazepam 10 mg/2 ml	Angst, Unruhe, Krampfanfälle	Initial 5–10 mg	Sedierung, Minderung des Muskeltonus, antikonvulsiv	Atemdepression, Blutdruckabfall Kontraindikation: Myasthenia gravis
Dormicum (Midazolam)	Krampfanfälle, Narkoseeinleitung	0,05–0,2 mg/kg KG i.v.	Wie Diazepam, jedoch kürzer wirkend	Wie Diazepam
Atosil (Promethazin) 50 mg/2 ml	Zur Sedierung, Übelkeit, Erbrechen, singultus	25–50 mg i.v.	Antiemetisch, sedierend, parasympatholytisch	Blutdruckabfall, Dyskinesien
Paspertin (Metoclopramid) 10 mg/2 ml	Erbrechen	1–2 Amp. langsam i.v.	Antiemetisch, isoperistaltisch im oberen Magendarmtrakt	In hoher Dosierung wie Neuroleptika
Haldol (Haloperidol) 5mg/1 ml	Psychosen, Sedierung bei alkoholisierten Patienten	5–10 mg i.v., evtl. mehrmals, i.m.-Gabe möglich	Neuroleptisch, zentrale Sedierung	Kreislaufdepression, Dyskinesien
Cloralhydrat-Rectiole Mikroklysma 600 mg/3 ml	Krampfanfälle, Angstzustände, Sedierung bei Kindern	1–3 Rektiolen je nach Alter	Zentral sedierend, krampfhemmend	Kontraindiation: schwere Herz-Kreislauf-Insuffizienz

Fortsetzung nächste Seite

Tabelle 2 (Fortsetzung)

Medikament	Indikation	Dosis	Wirkung	Bemerkungen, Nebenwirkungen
Buscopan (N-Butyl-scopolamin) 20 mg/1 ml	Koliken, spastische Schmerzzustände	20 mg i.v.	Parasympathikolyse, Spasmolyse an der glatten Muskulatur	Tachykardie, Mundtrockenheit, Akkomodationsstörungen
Novalgin (Metamizol-Natrium) 2500 mg/5 ml	Schmerzzustände hohes Fieber	3–5 ml langsam i.v.	Analgetisch, antipyretisch	Allergien, Blutdruckabfall, Schock, Agranulozytose
Tramal (Tramadol) 100 mg/2 ml	Mittelstarke Schmerzen	50–100 mg langsam i.v.	Zentrale Analgesie	Übelkeit, Erbrechen, Atemdepression, Sedierung
Morphin (Morphin-HCl) 10 mg/1 ml	Starke Schmerzzustände (z.B. Herzinfarkt, Trauma)	2,5–10 mg i.v.	Zentrale Analgesie, Sedation	Atemdepression, Übelkeit Kontraindikation: Asthma bronchiale
Valium-Tabletten 5 mg/Tabl.	Zur leichten Sedierung	1–2 Tabl.	Wie Diazepam	Wie Diazepam für Angehörige (z.B. bei Todesfeststellung oder erfolgloser Reanimation)

Tabelle 3. Infusionslösungen

Medikamente	Indikation	Dosis	Wirkung	Bemerkungen, Nebenwirkungen
Ringer-Lactat bzw. Ringer-Lösung 500 ml	Basislösung im Rettungsdienst, Volumenverlust, Dehydratation	500–1000 ml nach Kreislaufverhältnissen	Rehydratation des Extrazellulärraumes (intravasale Verweildauer kurz)	Überwässerung
Gelatine-Lösung 500 ml	Volumenverlust, Schock	500–2000 ml nach Kreislaufverhältnissen in 15–45 min	Intravasaler Kolloidersatz	Anaphylaktoide Reaktionen, Kontrindikationen: manifeste Herzinsuffizienz
HAES 10% (Hydroxyethylstärke) 500 ml	Volumenverlust, Schock	500–1500 ml nach Kreislaufverhältnissen	Intravasaler Kolloidersatz	Anaphylaktoide Reaktionen, ab 1500 ml tgl. Thrombozytenaggregationshemmung
Natriumbicarbonat 8,4% 100 ml	Schwere metabolische Azidose	Bolus 1 mmol/kg KG, Repetitionsdosis 0,5 mmol/kg KG	Neutralisation von Säuren	Alkalose, Zurückhaltend dosieren!

Tabelle 4. Narkotika, Relaxanzien

Medikament	Indikation	Dosis	Wirkung	Bemerkungen, Nebenwirkungen
Trapanal (Thiopental) 500 mg Trockensubstanz	Narkoseeinleitung Krampfanfälle	1–3–5 mg/kg KG i.v.	Hypnose (keine Analgesie!)	Atemdepression Kreislaufdepression Kontraindikation: Asthma bronchiale
Hypnomidate (Etomidat) 20 mg/10 ml	Narkoseeinleitung, zur Intubation	0,2 mg/kg KG i.v.	Kurzhypnotikum (keine Analgesie!)	Myoklonien, Schmerzen bei der Injektion
Ketanest (Ketamin-HCl) 50 mg/ml	a) Starke Schmerzzustände b) Narkoseeinleitung bei Schock und Asthma	a) 0,25–0,5 mg/kg KG i.v. b) 0,5–2,0 mg/kg KG i.v.	Zentral analgetisch, dissoziative Anästhesie	Hypertonie, Tachykardie, Salivation Kontraindikation: Herzinfarkt, Schädel-Hirn-Trauma **ohne Beatmung**
Pantolax (Succinylcholin) 100 mg/5 ml	Zur Intubation	1,5–2 mg/kg KG i.v.	Kurzwirksames, depolarisierendes Muskelrelaxans	Bradykardie, Hyperkaliämie Kontraindikation: fehlende Intubationsmöglichkeit
Norcuron (Vecuroniumbromid) 4 mg Trockensubstanz	Relaxation zur Beatmung	0,1 mg/kg KG i.v., Repetitionsdosen 0,015–0,3 mg/kg KG	Muskelrelaxans	Kontraindikation: Myasthenia gravis

Tabelle 5. Sonstige Medikamente

Medikament	Indikation	Dosis	Wirkung	Bemerkungen, Nebenwirkungen
Berotec-Dosier-Aerosol (Fenoterol) 0,2 mg/Hub	Bronchospastik Asthma bronchiale, Tokolyse bei Geburtskomplikationen	2–3 Hübe 5 Hübe	β-Mimetikum Tokolytikum	Tachykardie
Solosin (Theophyllin) 208 mg/5 ml	Asthma bronchiale, bronchospastische Zustände	1/2–1 Amp. langsam i.v., evtl. mehrmals bzw. Infusionszusatz	Bronchospasmolytisch, atemstimulierend	Übelkeit, Erbrechen, Unruhe, Tachykardie, Angina pectoris
Fortecortin (Dexamethason) 40 mg/5 ml	Anaphylaktische Reaktionen, Status asthmaticus, Hirnödemprophylaxe	40–100 mg i.v.	Hemmung der Freisetzung von Mediatoren	Evtl. Übelkeit
Rectodelt (Prednison) 100 mg/Supp.	Asthma bronchiale, Kruppsyndrom allergische Erkrankungen	Bei Kindern 5–20 mg/kg KG, je nach Klinik	Wie Fortecortin	Wie Fortecortin
Heparin 10.000 IE/ml	Lungenembolie arterielle Embolie, venöse Thrombose	10000 IE langsam i.v.	Hemmung der Thrombinbildung	Blutungsneigung Kontraindikation: starke Blutung

Fortsetzung nächste Seite

Tabelle 5 (Fortsetzung)

Medikament	Indikation	Dosis	Wirkung	Bemerkungen, Nebenwirkungen
Lasix (Furosemid) 20 mg/2 ml	Ödemzustände	20–40 mg i.v.	Steigerung der Urinausscheidung	Kontraindikation: Intoxikation, prä- und postrenale Anurie
Glucose 50% 100 ml	Hypoglykämie	Initial 50–100 ml	Substitution	Venenreizung
Phenhydan (Phenytoin) 250 mg/5 ml	Krampfanfälle, digitalisinduzierte Arrhythmien	125–250 mg sehr langsam i.v. (25 mg/min)	Antikonvulsiv, antiarrhythmisch	Blutdruck- und EKG-Kontrolle!
Orasthin (Oxytocin) 3 IE/1 ml	Postpartale atonische Nachblutung	3 IE langsam i.v.	Direkt kontrahierende Wirkung auf die Uterusmuskulatur	Gefäßdilatation, Tachykardie Kontraindikation: drohende Uterusruptur
NaCl 0,9%	Zur Verdünnung von Medikamenten			
Lokalanästhetikum-Gel	Gleitmittel für Tuben und Sonden			

Tabelle 6. Substanzen zur Vergiftungsbehandlung

Medikament	Indikation	Dosis	Wirkung	Bemerkungen, Nebenwirkungen
Akineton (Biperiden) 5 mg/1 ml	Neuroleptika, Nikotin, Paspertin	5–10 mg i.v. Kinder: 0,04 mg/kg KG	Beseitigung der extrapyramidalen Symptomatik	Kontraindikation: Glaukom
Anticholium (Physostigminsalicylat) 2 mg/5 ml	Antidepressiva, Ethanol, Atropin	0,03 mg/kg KG	Antagonisierung der Acetylcholinwirkung	Vagalreflektorische Zwischenfälle!
Calciumgluconat 10% 10 ml	Flußsäureverätzungen	Umspritzung mit 1–2 Amp.	Komplexbildung mit Fluoridion	Vorsicht bei intravasaler Gabe!
Narcanti (Naxalon) 0,4 mg/1 ml	Opiatvergiftung	d0,1–0,2 mg i.v., evtl. mehrmals	Opiatantagonist	Wirkungsdauer kürzer als die der Opiate!
Atropin (Atropinsulfat) 100 mg/10 ml	Alkylphophate z. B. E 605 (Parathion)	3–5 mg mehrmals bzw. Dauertropf, nach Symptomatik	Hemmung der muskarinähnlichen Wirkung	Ggf. mehrere hundert mg erforderlich
4-DMAP (4-Dimethylaminophenol) 250 mg/5 ml	Zyanide, Blausäure, Rauchgase	3–4 mg/kg KG (anschließend Na-Thiosulfat)	Bildung von Methämoglobinzyanid	Nebenwirkungen Zyanose

Fortsetzung nächste Seite

Tabelle 6 (Fortsetzung)

Medikament	Indikation	Dosis	Wirkung	Bemerkungen, Nebenwirkungen
Na-Thiosulfat 10% 1000 mg/10 ml	Zyanide, Blausäure, Rauchgase	100 mg/kg KG	Umwandlung von Zyanid in ungiftiges Rhodanid	Auch zur Magenspülung bei Jodingestion
Toluidinblau 300 mg/10 ml	Methämoglobinbildner (Nitrate, Nitrite, Anilin, 4-DMAP	2–4 mg/kg KG streng i.v.	Rückbildung von Methämoglobin in Oxyhämoglobin	Erbrechen, zunächst Verstärkung der Zyanose (Farbstoff)
Kohle Compretten	Wasserlösliche verschluckte Gifte	20–40 g(!) in Wasser aufschlämmen	Giftadsorption	Kohle kann nicht überdosiert, nur unterdosiert werden
sab simplex (Dimethylpolysiloxan) Suspension	Spülömittel, Waschmittel, Tenside	Kinder 2 TL, Erwachsene 2 EL	Entschäumer	
Lansoyl-Gel (Paraffin)	Verschluckte fettlösliche Stoffe	200 ml, evtl. Magenschlauch, Kinder 3 ml/kg KG	Hemmung der Giftresorption	Gemeinsam mit Kohle geben, wirkt abführend
Lutrol E 400 (Polyethylenglykol)	Hautkontamination	Haut spülen, abwaschen	Lösungsmittel für schwer lösliche Stoffe	Ggf. Zusatz zur Magenspülung (1,5 ml/kg KG)
Chibro-Kerakain (Augentropfen)	Fremdkörperentfernung	1–2 Trpf.	Oberflächenanästhetikum	Nebenwirkung: Hornhautschäden

Isogutt-Augen-spüllösung	Augenverätzungen	Evtl. mehrere Spülbeutel	Neutralisation, Verdünnung, Pufferung
Auxiloson (Dexamethason) Dosieraerosol 0,125 mg/Hub	Reizgase, Glottis-ödem, Laryngospas-men, Kruppsyndrom	2–3 Hübe, Wiederholung alle 5–10 min	Verhindert toxisches Lungenödem, sonst wie Fortecortin
Xylocain-Viskös 2% (Lidocain)	Anästhesie des oberen Digestionstraktes bei Verätzungen	2 TL bis 1 EL	Lokalanästhetikum

Rechtsfragen im Notarztdienst

E. Miltner

Allgemeines

Fehlverhalten des Notarztes kann in einem einzelnen Rechtsbereich oder in mehreren gleichzeitig zu nachteiligen Folgen führen.

Strafrecht

Das Strafrecht ist Teil des öffentlichen Rechts und hat die Aufgabe, die elementaren Grundwerte des Gemeinschaftslebens zu sichern, die Erhaltung des Rechtsfriedens im Rahmen der sozialen Ordnung zu gewährleisten und das Recht im Konfliktfall gegenüber dem Unrecht durchzusetzen.
 Beispiel: Der Notarzt begeht vorwerfbar einen Behandlungsfehler und wird wegen fahrlässiger Körperverletzung zu einer Geldstrafe verurteilt.

Zivilrecht

Das bürgerliche Recht regelt Rechtsverhältnisse zwischen gleichgeordneten Rechtssubjekten.
 Beispiel: Der vom Arzt geschädigte Patient nimmt sich einen Anwalt und begehrt, ggf. mit Hilfe des Gerichts, Ausgleich seines materiellen (Schadenersatz) und immateriellen Schadens (Schmerzensgeld).

Berufsrecht

Der Arzt kann bei Verstößen gegen seine Berufspflichten, die in der Berufsordnung niedergelegt sind, vom Berufsgericht (auch zusätzlich) bestraft werden.
 Beispiel: Die Verletzung der Schweigepflicht ist nicht nur eine Straftat, sondern auch ein Verstoß gegen eine Berufspflicht.

Verwaltungsrecht

Bei schweren Verfehlungen muß die Verwaltungsbehörde prüfen, ob die Approbation entzogen werden muß.
 Prominentes Beispiel: „Fall Hackethal".

Arbeitsrecht, Dienstrecht

Fehlverhalten des Notarztes als Arbeitnehmer kann zu Regreß und Maßnahmen bis zur fristlosen Kündigung führen.
  Beispiel: Der betrunkene Notarzt verursacht den Tod eines Menschen.

Sozialrecht
  Beispiel: Kassenärztliche Streitigkeiten beim niedergelassenen Notarzt.

Unterlassene Hilfeleistung

Der Straftatbestand statuiert die Pflicht für die Allgemeinheit und auch für den Notarzt, bei Unglücksfällen und gemeiner Not zu helfen. Die Hilfspflicht zerfällt in die Untersuchungspflicht und die eigentliche Hilfspflicht. Untersuchen muß der Notarzt im Notfall immer, auch wenn er später nicht helfen kann.

Der Notarzt ist Lebensschutzgarant seiner Patienten. Hilft er nicht, kann er wegen fahrlässiger Körperverletzung oder Tötung bestraft werden, wenn der Schaden des Patienten mit an Sicherheit grenzender Wahrscheinlichkeit auf die Unterlassung zurückgeführt werden kann. Kann die Kausalität nicht nachgewiesen werden, kommt eine Bestrafung wegen unterlassener Hilfeleistung bei Vorsatz in Betracht.

Behandlungsfehler

Strafrechtliche Haftung

Ein Behandlungsfehler ist rechtlich eine fahrlässige Körperverletzung oder Tötung durch aktive Falschbehandlung oder Unterlassen einer gebotenen Handlung. Die Kausalität muß mit an Sicherheit grenzender Wahrscheinlichkeit nachgewiesen werden.
  Häufige Fehler: Fehlpunktionen, Fehlintubation, Übersehen eines (Spannungs)pneumothorax, schwere Reanimationsverletzungen, mangelhafte Todesfeststellung.

Zivilrechtliche Haftung

Der Notarzt schuldet die Sorgfalt eines ordentlichen pflichtbewußten „Durchschnittsnotarztes" (abstrakter, objektiver Maßstab). Eingerissene Unsitten sollen nicht entschuldigen.

Die Beweisanforderungen im Zivilrecht sind geringer als im Strafrecht. Das zivilrechtliche Risiko ist über eine Haftpflichtversicherung abzudecken.

Vertragshaftung

Mit dem urteilsfähigen Patienten kommt ein Behandlungsvertrag zustande. Der Vertragspartner ist regelmäßig nicht der angestellte Notarzt, sondern der Träger des Rettungsdienstes. Dieser haftet für den Notarzt wie für eigenes Verschulden auf Schadensersatz.

Geschäftsführung ohne Auftrag

Mit dem stark beeinträchtigten oder bewußtlosen Patienten kommt kein Vertrag zustande. Der Arzt handelt im mutmaßlichen Interesse des Patienten. Notarzt und Träger des Rettungsdienstes haften für Vorsatz und grobe Fahrlässigkeit. Grobe Fahrlässigkeit liegt dann vor, wenn ein solcher Fehler schlechthin nicht passieren darf.

Unerlaubte Handlung

Ein Behandlungsfehler oder beispielsweise eine Schweigepflichtsverletzung erfüllen den zivilrechtlichen Tatbestand der unerlaubten Handlung. Der Patient oder seine Angehörigen können auf Schadensersatz klagen und zusätzlich Schmerzensgeld in Anspruch nehmen.

Sie können den
- Notarzt direkt, z.B. auch, wenn der Behandlungsfehler auf mangelnde Qualifikation des Notarztes zurückzuführen ist (Übernahmeverschulden) zur Verantwortung ziehen;
- für den Notarztdienst verantwortlichen vorgesetzten Arzt oder Chefarzt bei Organisationsfehlern, z.B. wenn er einen nicht genügend qualifizierten Notarzt einsetzt (Organisationsverschulden) zur Verantwortung ziehen;
- Krankenhausträger ebenfalls für Organisationsfehler zur Verantwortung ziehen.

Qualifikation des Notarztes

Der Notarzt muß den Fachkundenachweis Rettungsdienst oder eine vergleichbare Qualifikation haben. Ohne diese Qualifikation darf er nicht zum Rettungsdienst gezwungen werden. Der AIP („Arzt im Praktikum") mit Fachkundenachweis darf nicht als selbständiger Notarzt eingesetzt werden.

Notarzteinsatz

Durch Dienstanweisung muß festgelegt sein, wer für die Fahrzeuge mit ihren medizinischen Geräten und Medikamenten verantwortlich ist. Die Medizingeräteverordnung und das Betäubungsmittelgesetz sind zu beachten.

Bei der *Hinfahrt* unterliegt die Besatzung des Notarztwagens den Weisungen der Leitstelle. Kommt ein Notarztwagen während der Hinfahrt zu einem anderen Notfallort, muß im Einzelfall in Absprache mit der Leitstelle die Priorität festgelegt werden.

Bei der *Behandlung* des Notfallpatienten hat der Notarzt ein fachliches Weisungsrecht gegenüber den Rettungssanitätern. Der Notarzt darf alle nichtärztlichen Aufgaben delegieren. Grundsätzlich darf der Notarzt darauf vertrauen, daß ihm qualifizierte Rettungssanitäter an die Hand gegeben werden. Bekommt der Notarzt Zweifel an der Qualifikation der Rettungssanitäter, muß er diese verstärkt überwachen.

Wenn der Notfall dies erfordert, kann der Notarzt den Rettungssanitätern auch ärztliche Aufgaben übertragen. Der Rettungssanitäter darf und muß die ärztlichen Maßnahmen (z.B. Intubation, Infusion anlegen) übernehmen, wenn er sie beherrscht. Erfordert der Notfall ärztliche Maßnahmen vor Eintreffen des Notarztes, muß der Rettungssanitäter diese nach kritischem Abschätzen seiner Fähigkeiten und der Gesamtumstände anwenden (originäre Notfallkompetenz).

Bei mehreren Verletzten ist rechtlich die beste und wirksamste Hilfe diejenige medizinische Versorgung, die in Abwägung der Gesamtumstände ein Optimum an Gefahrabwehr für alle leistet.

Bei der *Rückfahrt* entscheidet der Notarzt aus medizinischen Gründen, ob mit oder ohne Sondersignal gefahren wird. Der Notarzt bringt den Patienten ins Aufnahmekrankenhaus. Fährt der Notarzt seinen Patienten in begründeten Fällen in eine nähergelegene Klinik, darf der diensthabende Arzt dort die Untersuchung und Behandlung des Notfallpatienten nicht ablehnen. Weigert sich der Dienstarzt, kommt eine Strafbarkeit wegen unterlassener Hilfeleistung oder, bei Bejahung der Kausalität, wegen Köperverletzung oder Tötung in Betracht.

Behandlungsverweigerung

Grundsatz: Es gilt der Wille des urteilsfähigen Patienten. Bei Willensmängeln tritt der Wille des Patienten zurück. Das Vorgehen hängt immer vom Einzelfall ab.

Der leichtverletzte Patient

Beispiel: Ein Unfallfahrer hat außer einer Kopfprellmarke keinen konkreten Hinweis auf ernsthafte Verletzungen. Ist eine Subduralblutung oder Gehirnblutung lediglich theoretisch nicht ausschließbar, darf der Patient nicht gegen seinen Willen abtransportiert werden. Der Patient muß jedoch, soweit es die Gesamtumstände zulassen, sorgfältig aufgeklärt werden. Ausführliche Dokumentation von Uhrzeit, Befund, Inhalt der Aufklärung und Namen von Zeugen ist dringend zu empfehlen.

Der ernsthaft verletzte Patient

Auch hier gilt der Wille des urteilsfähigen Patienten. Der Notarzt darf jedoch nicht vorschnell aufgeben, einen „freien Willensentschluß" des Verletzten herbeizuführen. Am Notfallort ist es Sache des Notarztes, die Urteilsfähigkeit des Patienten festzustellen. Der Notarzt muß bei völlig inadäquatem Verhalten bedenken, daß Gehirnverletzungen auch ohne äußerlich sichtbare Kopfverletzungen auftreten können.

Der Suizidpatient

Suizid und Suizidversuche sind Unglücksfälle im Sinne der „unterlassenen Hilfeleistung". Die BGH-Rechtsprechung trennt nicht zwischen unfreiwilligem und freiwilligem Suizid (Bilanzsuizid). Spätestens, wenn der Patient bewußtlos wird, muß der Arzt helfen.

Es gibt bisher keine BGH-Entscheidung für den Fall, daß der bewußtseinsklare Suizidpatient (z.B. nach möglicher Tabletteneinnahme) Hilfe ablehnt. Der Notarzt begibt sich auf die sichere Seite, wenn er hilft. Im Zweifel muß, wenn nötig mit Hilfe der Polizei, der Patient eingewiesen werden und eine psychiatrische Erkrankung fachärztlich ausgeschlossen werden.

Patiententestament

Eine Patientenverfügung entbindet den Notarzt nicht von einer eigenen Prüfung des Falles. Ist der Patient erst einmal bewußtseinsgetrübt oder bewußtlos, kann er von seinem früheren Entschluß nicht zurücktreten. – Im Zweifelsfall immer helfen –. Behandelt der Arzt einen Patienten unter Notfallbedingungen gegen dessen Willen, wiegt ein möglicher Vorwurf strafrechtlich und arztethisch weit weniger schwer als eine schuldhaft unterlassene Behandlung.

Zeugen Jehovas dürfen die Infusion von Blut oder Blutbestandteilen für die eigene Person ablehnen, nicht jedoch für ihre Kinder.

Schweigepflicht

Der Notarzt behandelt häufig Patienten, die bei Straftaten (Unfälle, Schlägereien usw.) verletzt werden. Bei der Behandlung von Straftätern ist das Strafverfolgungsinteresse des Staates grundsätzlich kein höherwertiges Rechtsgut als die Schweigepflicht, es sei denn, es handelt sich um schwerste Straftaten mit Wiederholungsgefahr. Auch der Name dieser Patienten fällt unter die Schweigepflicht. Bei Bewußtlosen handelt der Arzt jedoch im mutmaßlichen Interesse des Patienten. Der Arzt soll jedoch nur die Schweigepflicht beachten. Es ist nicht Aufgabe des Arztes, seinen Patienten mit allen Mitteln vor der Strafverfolgung zu schützen.

Als Zeuge gegenüber Polizei, Staatsanwaltschaft und Gericht darf der Arzt über seinen Patienten nur aussagen, wenn er vom Patienten selbst von der Schweigepflicht entbunden wurde. Der Arzt sollte sich diese Entbindung ausdrücklich bestätigen lassen. Ist der Patient zwischenzeitlich gestorben, entscheidet der Arzt nach eigenem ärztlichen Gewissen.

Literatur

Lippert HD, Weissauer W (1984) Das Rettungswesen. Springer, Berlin Heidelberg New York Tokyo
Rieger HJ (1984) Lexikon des Arztrechtes. de Gruyter, Berlin New York
Wömpner HB, Kinzler E (1987) Schwierige Patienten. perimed, Erlangen

Notarzt und Leichenschau

R. Mattern

Der Arzt im Rettungsdienst hat die Aufgabe, Patienten mit lebensbedrohlichen Erkrankungen oder Verletzungen erste ärztliche Hilfeleistungen im Sinne lebensrettender Sofortmaßnahmen zu gewährleisten, die Transportfähigkeit des Patienten herzustellen und seine vitalen Funktionen während des Transports aufrecht zu erhalten. Diese Fokussierung seiner Tätigkeit auf Patienten in kritischen Situationen bringt es mit sich, daß er vergleichsweise häufig trotz aller ärztlicher Bemühungen den Todeseintritt miterlebt oder erst eintrifft, nachdem der Tod schon eingetreten ist.

Damit wird der Arzt im Rettungsdienst häufiger als die meisten anderen Ärzte mit der Problematik der Leichenschau konfrontiert.

Leichenschaupflicht

Muß der Arzt im Rettungsdienst die Leichenschau durchführen?

Die Leichenschau gehört nicht zu den ärztlichen Pflichten, die aus der Berufsordnung ableitbar sind. Sie ergibt sich aber aus den Bestattungsgesetzen der Bundesländer, die sich in einigen Details, u.a. auch hinsichtlich der Einbeziehung des Arztes im Rettungsdienst in den Kreis der leichenschaupflichtigen Ärzte, unterscheiden.

In Baden-Württemberg ist gemäß § 20 des Bestattungsgesetzes (Dietz 1970) jeder *niedergelassene Arzt* verpflichtet, die Leichenschau auf Verlangen vorzunehmen. Gleiches gilt für *Ärzte von Krankenhäusern und sonstigen Anstalten* für Sterbefälle in der Anstalt.

Das Bestattungsgesetz Rheinland-Pfalz (Werther u. Gibb 1984) dagegen verpflichtet in § 11 neben den niedergelassenen Ärzten und den Ärzten von Krankenhäusern und vergleichbaren Einrichtungen ausdrücklich auch den Arzt im Rettungsdienst und im Notfalldienst zur Leichenschau. Aus dieser Gegenüberstellung wird deutlich, daß in Baden-Württemberg den Arzt im Rettungsdienst – zumindest, soweit er Krankenhausarzt ist – für Todesfälle außerhalb des Krankenhauses keine gesetzliche Leichenschaupflicht trifft. Für einen niedergelassenen Arzt dagegen, der am Rettungsdienst teilnimmt, läßt sich aus dem Gesetzestext eine Leichenschaupflicht ableiten.

Ausnahmen

Die Durchführung der Leichenschau kann grundsätzlich aus zwingenden Gründen abgelehnt werden. Die konkrete Behandlungsnotwendigkeit eines vital gefährdeten Patienten ist ein typischer solcher Grund. Der Schutz des bedrohten Lebens wiegt als Rechtsgut schwerer, als die Durchführung der Leichenschau.

Vielfach wird die Auffassung vertreten, daß der Arzt im Rettungsdienst grundsätzlich von der Leichenschaupflicht entbunden sein sollte, weil er sich stets zum Schutze des gegenüber der Leichenschaupflicht höheren Rechtsgutes Leben bereithalten müsse, auch wenn ein konkreter Notruf nicht vorliegt. (Mallach u. Narr 1980; Lippert 1987).

Diese Argumentation berücksichtigt allerdings nicht, daß auch bei der Anforderung zur Leichenschau der Tod des vermeintlich Verstorbenen noch nicht ärztlich festgestellt und möglicherweise noch gar nicht eingetreten ist. Es könnte sich um den Fall eines „Scheintodes" handeln, bei dem der Laie glaubt, einen Arzt zur Leichenschau bestellen zu müssen, obwohl konkrete ärztliche Soforthilfe erforderlich wäre. Die Ablehnung der vermeintlichen Leichenschau in einem solchen Fall mit der Begründung einer „abstrakten" Einsatzbereitschaft überzeugt nicht. Bei der Forderung des § 22.1 (Dietz, 1970) Bestattungsgesetz Baden-Württemberg nach unverzüglicher Vornahme der Leichenschau ist an solche Scheintodesfälle gedacht, bei denen nur die alsbaldige ärztliche Feststellung des noch nicht oder noch nicht endgültig eingetretenen Todes Rettungsmöglichkeiten eröffnet. In solchen Fällen ist der Arzt im Rettungsdienst der am besten geeignete Arzt.

Indikationen für den Arzt im Rettungsdienst

Bei Todeseintritt während notärztlicher Maßnahmen ist die zuverlässige Feststellung des irreversiblen Kreislaufstillstandes Voraussetzung für die berechtigte Beendigung ärztlicher Hilfe. Damit ist der Eintritt des Todes und der Todeszeitpunkt festgestellt. Wenn sich aus den Todesumständen und den bis dahin durchgeführten Untersuchungen auch Todesart und Ursachen ableiten lassen, verfügt der Arzt im Rettungsdienst über alle wesentlichen Informationen, die für die Leichenschau erheblich sind, zu ergänzen allenfalls durch die Ermittlung eines Grundleidens, das von einem vorbehandelnden Arzt oder von Angehörigen zu erfragen wäre. Lehnt der Arzt im Rettungsdienst unter solchen Voraussetzungen die Leichenschau ab, so hat er dem alternativ zu bestellenden niedergelassenen Arzt die Notfallepikrise schriftlich oder mündlich zu übermitteln. Der Zeitaufwand hierfür dürfte etwa in der gleichen Größenordnung liegen wie jener bei Durchführung der Leichenschau und Ausstellung von Todesbescheinigung und Leichenschauschein.

Die Übernahme der Leichenschau durch den Notarzt in solchen Fällen entspricht kollegialem Verhalten; sie schafft – bei Todesfällen außerhalb der Wohnung – die Voraussetzungen für einen alsbaldigen Abtransport der Leiche und vermeidet Verstimmungen mit den Ermittlungsbehörden. Auch bei Todeseintritt im Rettungswagen sollte der Arzt im Rettungsdienst die Leichenschau in der Regel nicht ablehnen.

Aufgaben des Arztes
(zur Gesamtproblematik; Schneider 1987)

Falls sich der Arzt im Rettungsdienst zur Durchführung der Leichenschau entschließt, hat er die gleichen Aufgaben zu erfüllen, wie jeder Arzt bei der Leichenschau. Die wesentlichen Aufgaben sind in den Bestattungsgesetzen weitgehend übereinstimmend aufgeführt:

Generell: Sorgfaltspflicht!

Feststellung	des Todeseintritts,
	des Todeszeitpunktes,
	der Todesart,
	der Todesursache,
	der Identität;
Prüfung	der Ansteckungsgefahr;
Ausstellung	der Totenscheine;
Meldung	bei nicht natürlichem Tod,
	bei unbekannter Identität,
	gemäß Bundesseuchengesetz.

Sorgfaltspflicht

Bei der Leichenschau gelten dieselben Grundsätze der ärztlichen Berufsausübung wie für sonstige ärztliche Tätigkeiten: Nach § 1 der Berufsordnung ist der Arzt zur *Gewissenhaftigkeit* verpflichtet. Alle Feststellungen und Maßnahmen sind mit der *erforderlichen Sorgfalt* vorzunehmen, mit jener Sorgfaltsanspannung, die auch bei ärztlichen Maßnahmen an Lebenden geboten ist. Konkret bedeutet dies, daß der Arzt die Leiche *höchst persönlich* zu untersuchen hat, falls erforderlich, in entkleidetem Zustand, um Anhaltspunkte für Gewalteinwirkungen zu erkennen oder auszuschließen (*cave: vorn unverletzt, im Rücken Stichverletzung*).

Erhebung der Vorgeschichte

Die Vermutung des natürlichen Todes setzt – wenn nicht der bisher behandelnde Arzt selbst die Leichenschau vornimmt – in der Regel die Befragung des vorbehandelnden Arztes und entsprechende nachvollziehbare Auskünfte bezüglich einer todeswürdigen natürlichen Erkrankung voraus. Nach dem Bestattungsgesetz hat der vorbehandelnde Arzt gegenüber dem die Leichenschau durchführenden Arzt eine *Auskunftspflicht*, die die sonst geltende Schweigepflicht einschränkt (§ 23, Dietz 1970).

Bedeutung der Leichenschau

Menschliche Aspekte:	Sichere Todesfeststellung, Ausschluß der Beerdigung, (Toten)scheintoter.
Medizinische Aspekte:	Todesursachenstatistik, Epidemiologie.
Rechtliche Aspekte:	Erkennung von Tötungsdelikten, Klassifikation der Todesumstände für zivil-, versicherungs- u. versorgungsrechtl. Fragen, Ermittlung in Zweifelsfällen.

Durch die gesetzlich vorgesehene *unverzügliche Vornahme der Leichenschau* soll für den Fall des irrtümlich von Laien angenommenen Todeseintritts möglichst rasch ärztliche Hilfe zur Rettung verfügbar gemacht werden. Die Einführung der ärztlichen Leichenschau trägt der berechtigten Forderung der Allgemeinheit Rechnung, die Toterklärung Scheintoter zuverlässig zu verhindern. Die bei der Leichenschau attestierten Erkrankungen oder Verletzungen sind *Grundlage der amtlichen Todesursachenstatistik*, der bisher einzigen bundesweiten Statistik zu diesem Themenkreis. Damit gewinnen Leichenschaudiagnosen erhebliche epidemiologische, wissenschaftliche und gesundheitspolitische Bedeutung. Darüber hinaus werden oft nur bei der Leichenschau Befunde erhoben, die zur Klärung *rechtlich relevanter Umstände* beitragen können, unter denen der Tod eingetreten ist: Durch strafrechtlich bedeutsames Verschulden anderer oder ggf. unter den zivil- und versicherungsrechtlich wesentlichen Umständen des Unfalls, der Berufskrankheit oder der Selbsttötung. Wegen der oft unvorhersehbar weitreichenden Bedeutung der Feststellung bei der Leichenschau ist in unklaren Fällen Zurückhaltung geboten. Vermutungsdiagnosen müssen als solche gekennzeichnet sein, hellseherische Diagnosen sind im Hinblick auf § 1 der Berufsordnung (Gewissenhaftigkeit) ärztlich nicht vertretbar.

Feststellung des Todes

Der Tod darf erst attestiert werden, wenn er nach ärztlicher Untersuchung einwandfrei festgestellt ist (**cave:** Scheintod) (Tabelle 1). Im allgemeinen ist dies der Fall, wenn eines der 3 sicheren *Todeszeichen zweifelsfrei* vorliegt: *Totenflecke, Totenstarre, Fäulnis.* Bleiben Zweifel an der Sicherheit der Todeszeichen, ist – von Ausnahmen abgesehen – unverzüglich zu reanimieren. Der *klinische Tod* darf nicht mit dem endgültigen Tod verwechselt werden. Herzstillstand, Atemstillstand, Bewußtlosigkeit, Reflexlosigkeit, Auskühlung, Blässe oder Blauverfärbung sind keine sicheren Todeszeichen, auch nicht bei gleichzeitigem Vorliegen aller dieser Befunde.

Tabelle 1. Scheintod (Vita reducta)

Vorkommen	
Nichtnatürliche Ursachen	*Natürliche Ursachen*
Schlafmittelvergiftungen	Hirnblutung
Kohlenmonoxidvergiftungen	Hirndruck
Alkoholvergiftungen	Hypoxie
Unterkühlung	Stoffwechselkomata
Elektrounfälle	Anfallsleiden

Feststellung des Todes unter Reanimation

Während der Reanimation wird die Ausbildung der Totenflecke verhindert oder zumindest verzögert. Die Todesfeststellung nach einer erfolglos verlaufenden Reanimation kann sich daher nicht an den sicheren Todeszeichen orientieren. Der Todeseintritt kann dann als sicher gelten, wenn während einer mindestens 20–30 min nach den Regeln der Kunst durchgeführten Reanimation (*bei Unterkühlungen, Vergiftungen und Kindern länger!*) mehrfache Kontrollen nie Spontanatmung, spontane Herztätigkeit oder Reflextätigkeit ergeben haben (evtl. zusätzlicher Nachweis eines Nullinien-EKG oder einer elektromechanischen Entkopplung). Unter diesen Voraussetzungen ist der Arzt berechtigt, einen *irreversiblen hypoxischen Hirnschaden* wegen zerebralem Kreislaufstillstand (Hirntod) anzunehmen. Die Hypoxietoleranz des Gehirnes (5–8 min) ist unter diesen Voraussetzungen mehrfach überschritten. Der Hirntod gilt medizinisch, rechtlich, philosophisch und theologisch als Ende der menschlichen Existenz. **Cave:** Wenn das Herz noch spontan schlägt (dissoziierter Hirntod, Transplantationsvorhaben!) darf der Hirntod und damit endgültige Tod nicht ohne strenge Beachtung besonderer Kriterien festgestellt werden (Wissenschaftlicher Beirat der Bundesärztekammer 1986). Die Feststellung des dissoziierten Hirntodes gehört nicht zu den Aufgaben des Arztes bei der Leichenschau.

Feststellung des Todes ohne „sichere Todeszeichen"

Klinische Kriterien des Individualtodes:

– andauerndes Vorliegen der Zeichen des *klinischen Todes* über mindestens 20–30 min während der Reanimation;
– *„cardiovaskular unresponsiveness"*
– lichtstarre, weite Pupillen
– zerebrale Areflexie

Typische Ausnahmen: Hypothermie (Hypnotikaintoxikation).

Tabelle 2. Todesart

Natürlich	Nicht aufgeklärt	Nicht natürlich
Spontanerkrankung im Finalstadium		1) Gewalteinwirkung – Unfälle
	Todesursache	– Tötungsdelikte
"Altersschwäche" (?)	nicht	2) Vergiftungen
im Finalstadium!	erkennbar	3) Suizide
		4) Behandlungsfehler
		5) Tödlich verlaufende Folgezustände von 1)–4)

Feststellung der Todesart

Der Begriff „Todesart" darf nicht mit dem der „Todesursache" verwechselt werden. Man muß die Todesursache kennen, um die Todesart zu bestimmen. Das Bestattungsgesetz Baden-Württemberg (Dietz 1970) unterscheidet 2 Todesarten: *natürlicher Tod und nichtnatürlicher Tod*. Wenn eine begründete zweifelsfreie Entscheidung nicht möglich ist, bleibt die Todesart (zunächst und vielleicht immer) ungeklärt. Obwohl die amtlichen Formulare der Todesbescheinigung des Leichenschauscheines die Kennzeichnung der Todesart als ungeklärt nicht vorsehen, sollte der Arzt im nicht weiter klärbaren Fall „unklar" eintragen (Abb. 1, Tabelle 2).

Meldepflicht

Bei Anhaltspunkten für einen nichtnatürlichen Tod ist der Arzt *(persönlich)* verpflichtet, *sofort* (nicht erst später) die Polizei zu verständigen (§ 22.3, Dietz 1970).

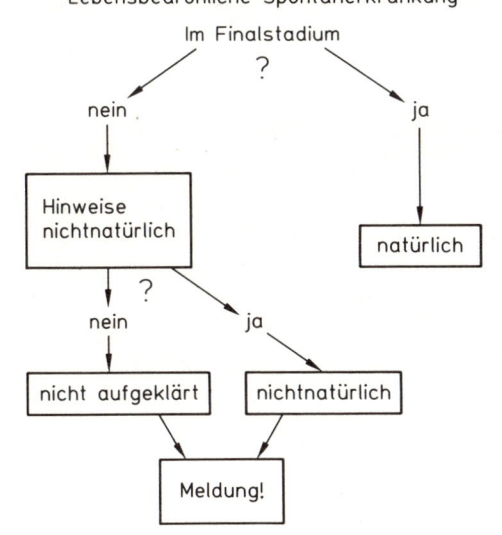

Abb. 1. Feststellung der Todesart

Von dem Augenblick an, in dem er *Anhaltspunkte für einen nichtnatürlichen Tod* gefunden hat, muß der Arzt die Leichenschau unterbrechen; er hat, soweit es möglich ist, dafür zu sorgen, daß an der Leiche und in deren Umgebung bis zum Eintreffen der Polizei keine Veränderungen vorgenommen werden. Sinn dieser Vorschrift ist es, der Polizei eine möglichst baldige und unveränderte Spurenasservierung am Leichnam und am Fundort zu ermöglichen sowie möglichst wenig Fremdspuren zu setzen. Trotz dieser Rücksichtnahme sind selbstverständlich alle Maßnahmen vorrangig, die zur sicheren Feststellung des Todes erforderlich sind.

Definitionen

Ein natürlicher Tod liegt vor, wenn von äußeren Einflüssen unabhängige Erkrankungen zum Tod geführt haben.

Abgrenzungsprobleme: Tod durch Ösophagusvarizenblutung bei Leberzirrhose nach langjährigem Alkoholmißbrauch gilt als natürlicher Tod, ebenso der Herzinfarkt oder das Bronchialkarzinom des Rauchers, auch der Tod durch Hepatitis oder HIV-Infektion. Die akute Alkoholintoxikation dagegen ist ein nichtnatürlicher Tod, wie jede Vergiftung; auch die chronische Intoxikation, weiter z.B. die HIV-Infektion bei einem rechtswidrigen Vorgang.

Als nichtnatürliche Todesfälle gelten v. a. solche, bei denen *äußere Einwirkungen* den Tod bedingt haben: *Unfälle aller Art* (Verkehrs- häusliche -, Sport-, Arbeitsunfälle), Suizide, *Vergiftungen, Tötungsdelikte* vorsätzlicher und fahrlässiger Art, aber auch *ärztliche Maßnahmen* mit Todesfolge (diagnostischer, therapeutischer, unterlassender oder beratender Art). Schließlich auch der Todeseintritt als spätere Folge der genannten nichtnatürlichen Einflüsse. Auf die Erkennbarkeit eines strafrechtlichen Verschuldens kommt es bei der Klassifikation der Todesart nicht an. Für die Feststellung der Kausalität zwischen nichtnatürlicher Einwirkung und Todeseintritt gilt die *Äquivalenzregel*: Danach ist jedes Ereignis kausal, das nicht hinweggedacht werden kann, ohne daß nicht auch der Todeseintritt entfällt. Läßt sich diese Frage nicht eindeutig beantworten, bleibt auch die Todesart ungeklärt.

Beispiel: Tödliche Lungenarterienembolie einer 30jährigen Frau 2 Wochen nach Verkehrsunfall mit Unterschenkelfraktur. Ausbildung einer Thrombose während des unfallbedingten Krankenlagers trotz prophylaktischer Maßnahmen: nichtnatürlicher Tod, da Unfallereignis nicht hinwegdenkbar, ohne das der Tod entfällt.

Wichtig: Ein natürlicher Tod kann nur angenommen werden, wenn aufgrund eigener Kenntnis der Leichenschau oder durch Befragung vorbehandelnder Ärzte Krankheiten oder Leiden zuverlässig bekannt sind, die ins Finalstadium eingetreten sind, so daß der Todeseintritt nach ärztlicher Erfahrung zu erwarten war.
Cave: Der plötzliche Tod (ohne vorangehende finale Krankheit) kann zwar natürlich sein (z.B. Herzinfarkt, Hirnschlag), ist aber bei der Leichenschau nicht als natürlich feststellbar (allenfalls vermutbar).

Tabelle 3. *„Hinweise"* auf nichtnatürlichen Tod

Anamnese	Befunde
Plötzlicher Tod	Verletzungen
Keine *finale* Spontanerkrankung	Petechien
	Geruch
Unfall, Suizid	
Auffindesituation	Farbe, Lage, Form der Totenflecke
Untaugliche Kriterien:	– Alter
	– nichtfinale Morbidität
	– fehlende Traumen
	– fehlende Hinweise auf Fremdverschulden

Indizien für den nichtnatürlichen Tod

Plötzlicher Tod, äußere Verletzungen, hellrote Totenflecken, hellrote Nagelbetten (CO-Vergiftung!), des Geruchs des Leichnams, enge Pupillen, Strommarken, punktförmige Blutungen der Augenbindehäute (Ersticken!); in der Vorgeschichte Unfälle oder Suizide, auffällige Auffindesituation, keine vorangehende Finalerkrankung; unerwarteter Tod für das Krankheitsstadium; jugendliches Alter. **Cave:** Auch alte und kranke Menschen können durch Gifteinwirkung oder sonstige Einwirkung ohne äußerlich auffallende Veränderungen zu Tode kommen, selbst als Patienten im Krankenhaus. Alter spricht daher für sich allein noch nicht für natürlichen Tod (Tabelle 3).

Feststellung der Todesursache

Ohne Feststellung der Todesursache kann die Todesart nicht geklärt werden! Die Todesursache ist bei der Leichenschau nur feststellbar, wenn äußere Zeichen eindeutig sind (selten) oder wenn die unmittelbare Anamnese eine Finalerkrankung ergibt (bekannt nur dem behandelnden Arzt oder durch Befragung des behandelnden Arztes erfahrbar). Etwa 50% aller Menschen sterben heute im Krankenhaus, nachdem eine hinreichende Diagnostik zur Klärung eines todeswürdigen Leidens erfolgt ist. Etwa 20% sterben zu Hause oder in Altersheimen. Bei etwa 10% ist die Todesursache aufgrund äußerer Einwirkungen (Unfälle, Tötungsdelikte) bei der Leichenschau erkennbar. In den verbleibenden 20% kann bei der Leichenschau eine adäquate Todesursache und damit die Todesart nicht bestimmt werden. Mehrere vergleichende Statistiken zwischen Leichenschaudiagnosen und Obduktionsbefunden haben ergeben, daß die *Leichenschaudiagnosen in 40–60% falsch oder unvollständig* sind.

Das amtliche Formular des Leichenschauscheines verlangt, das den Tod unmittelbar herbeiführende Leiden einzutragen, weiter die der eigentlichen Todesursache vorausgehende Krankheit und das Grundleiden. *Statistisch erfaßt wird das Grundleiden.* Folgende Begriffe sollten nicht als Todesursache eingetragen werden (weil sie nichtssagend sind, jedenfalls das finale Leiden medizinisch-wissenschaftlich nicht ausreichend bezeichnen) Herz- (Rechts-, Links-, Kreislauf-, Atem-)Versagen, Atem- (Kreislauf-)Lähmung, Verbluten, allgemeine Schwäche. Bei unklarer Todesart und Ursache kann der Leichenschauarzt eine Sektion anregen, nicht aber erzwingen. Eine solche „*Verwaltungssektion*" sollte nur mit Zustimmung der Angehörigen und deren Auftrag durchgeführt werden. Kostenträger sind in diesem Falle die Auftraggeber. Durch Meldung des Falles bei der Polizei ermöglicht der die Leichenschau durchführende Arzt der Ermittlungsbehörde gemäß § 87 STPO eine Leichenöffnung zur Klärung der Todesumstände zu beantragen. Die Kosten einer solchen *gerichtlichen Sektion* übernimmt die Staatskasse.

Feststellung der Todesursache: Voraussetzungen
Eindeutige Befunde:
– aus der Vorgeschichte,
– an der Leiche,
  die nach aller ärztlicher Erfahrung bei Schweigen begründeter Zweifel den Tod *erklären*.

Keine „Hellseher- oder Phantasiediagnosen"!
§ 1 ÄO: Gewissenhaftigkeit und Verantwortung

Feststellung der Todeszeit

Die Todeszeit ist für strafrechtliche Ermittlungen (Alibizeitraum), aber auch für versicherungsrechtliche Fragen (Beginn und Ablauf von Unfall- und Lebensversicherungen, Erfüllung von Anwartschaften, Dienstaltersstufe, Erbfragen) wichtig. *Motto: Keine Pseudogenauigkeit.* Sicher steht die Todeszeit nur fest, wenn der Todeseintritt ärztlich beobachtet wurde oder sich aus den äußeren Umständen zweifelsfrei ergibt (Unfallzeitpunkt!). Ansonsten sind die Leichenveränderungen zur Einschätzung der Todeszeit heranzuziehen.
Faustregeln zur Ermittlung der Todeszeit:

a) Rektaltemperatur: Faustregel: 1° Temperaturabfall/h bei starken Schwankungen und vielfältigen Einflüssen (z.B. durch Körpermasse, Außentemperatur, Bedeckung, Windverhältnisse, Umgebungsmedium, Luftfeuchtigkeit).

b) Totenflecke: Beginn nach 20–60 min, maximale Ausprägung 2–6 (höchstens 10) h, temperaturabhängig, vollständige Umlagerbarkeit der Totenflecken in den ersten 2–6 h. Partielle Umlagerbarkeit in den ersten 3–12 (höchstens 24) h, vollständige Wegdrückbarkeit in den ersten 6–8 (höchstens 12) h, Partielle Wegdrückbarkeit nach 8–20 h, manchmal auch länger. Prüfung der Wegdrückbarkeit mit geringem Druck der Fingerbeere (20–50 g), Dynamik des Wiederauftretens der Totenflecke beachten! Bei rascher Neubildung eher kurze Postmortalzeit;

c) Totenstarre: Auftreten nach 1–2 h, Maximum nach 2–4 h, Lösung ab 36 h bei Außentemperaturen > 15°. Verzögerung des Auftretens bei geringeren Temperaturen. Starke Schwankungen des Verlaufs der Totenstarre; Abhängigkeit von Vorerkrankungen und Todesumständen! Nach Brechen der Totenstarre innerhalb der ersten 8 h kann die Starre erneut (allerdings schwächer) auftreten. Wenn es entscheidend auf die Todeszeitbestimmung ankommt, sollte ein Rechtsmediziner zugezogen werden.

Folgen fehlerhafter Leichenschaudiagnosen – 3 Beispiele

Mangelnde Sorgfalt bei der Untersuchung und unkritische Annahme eines natürlichen Todes (Herztod; Erkrankungen des kardiovaskulären Systems führen mit mehr als 50% die Todesursachenstatistik an!) sind die häufigsten Fehler bei der Leichenschau. Wenig bekannt sind die weitreichenden Folgen.

Fahrlässige Tötung durch mangelhafte Leichenschau

Eine 60jährige alleinstehende Frau, herzleidend, aber noch rüstig, wird überraschend ohne äußere Verletzungen in der Badewanne tot aufgefunden. Leichenschaudiagnose ohne genauere Untersuchung: Herztod. Nach Neuvermietung der frei gewordenen Wohnung erneuter Todesfall einer 25jährigen Studentin in der Badewanne: Todesursache Kohlenmonoxidvergiftung.

Leichenschau als unbewußte Beihilfe zum perfekten Mord

Eine 86jährige, bis dahin sich selbst versorgende Frau wird in ihrer Wohnung tot aufgefunden, nachdem zuvor Poltern zu hören war. Prellungen an Kinn und Nase. Leichenschaudiagnose: Hirnschlag, Sturz bei vorangegangener zerebraler Durchblutungsstörung. Obduktionsdiagnose: Erwürgen. Petechiale Blutungen der Augenbindehäute wurden übersehen. Nachbarn entdecken nach Weggang von Notarzt und Polizei die Mörderin im Sterbezimmer.

Leichenschau verhindert Anspruch auf Versorgungsleistungen

Ein 56jähriger Mann, herzleidend, bricht auf der Straße zusammen. Der Hausarzt attestiert einen Herzinfarkt. Bei der ausnahmsweise trotz bescheinigtem natürlichem Tod durchgeführten Obduktion ergibt sich als Todesursache ein ausgedehntes subdurales Hämatom nach anscheinend folgenlosem Bagatellsturz bei der Arbeit am Vortag mit nachfolgendem freiem Intervall. Ohne die zufällige Korrektur der Leichenschaudiagnose wäre aus der gesetzlichen Unfallversicherung keine Leistung an die Hinterbliebenen gezahlt worden, auch private Unfallversicherungsleistungen wären nicht erbracht worden.

Zusammenfassung

Leichenschaupflicht

Der Arzt im Rettungsdienst ist nach dem Gesetzestext in Baden-Württemberg nicht ausdrücklich zur Leichenschau verpflichtet.

Wenn er den Patienten zuvor behandelt hat, sollte er die Leichenschau nur ablehnen, falls ein konkreter Rettungseinsatz vorliegt.

Sorgfaltspflicht

Die Leichenschau wird in Unkenntnis der oft weitreichenden Bedeutung und aufgrund unzureichenden Fachwissens oft mangelhaft ausgeführt. Berufsordnung und Versicherung auf der Todesbescheinigung, die Feststellungen nach bestem Wissen getroffen zu haben, gebieten jedoch die Einhaltung der erforderlichen Sorgfalt.

Todesfeststellung

Sichere Todeszeichen sind Totenflecke, Totenstarre und Fäulnis. Unsichere Todeszeichen – Kreislaufstillstand, Atemstillstand – reichen zur endgültigen Todesfeststellung nur aus, wenn sie während einer 20- bis 30minütigen Reanimationsphase kontinuierlich vorgelegen haben (Ausnahme: Unterkühlung, Vergiftung, Kinder).

Todesart

Der natürliche Tod tritt als Folge einer Spontanerkrankung ein. Er kann bei der Leichenschau nur festgestellt werden, wenn anamnestisch eine solche Krankheit im Endstadium beobachtet worden ist.

Unfälle, Suizide, Vergiftungen, Tötungsdelikte, auch Todeseintritt durch ärztliche Maßnahmen bezeichnet man als nichtnatürliche Todesarten.

Todesursache

Vermutete Todesursachen dürfen nicht ohne Hinweis auf Vermutungscharakter der Feststellung attestiert werden. Ohne tatsächliche Anhaltspunkte für eine todeswürdige Erkrankung sollte man Todesart und Todesursache als „nicht aufgeklärt" bezeichnen. Bei näherer Krankheitsanamnese genügt das Fehlen von Zeichen äußerer Einwirkung nicht, um einen nichtnatürlichen Tod auszuschließen.

Weitere Pflichten bei der Leichenschau

Die Leichenschau ist unverzüglich vorzunehmen. Der nichtnatürliche Tod muß unverzüglich der Polizei oder der Staatsanwaltschaft gemeldet werden. Empfehlenswert ist auch die Meldung des unklaren Falls. Todesbescheinigung und Leichenschauschein sind beim nichtnatürlichen Tod der Polizei auszuhändigen; beim natürlichen Tod können sie Angehörigen oder Mitarbeitern eines Bestattungsunternehmens übergeben werden.

Qualität des Leichenschauwesens

Die Qualität der Leichenschau ist derzeit nicht zufriedenstellend. Wesentliche Ursachen sind mangelnde Fachkenntnis, unzureichendes Engagement und Bequemlichkeit vieler Ärzte. Oft sind Todesursachendiagnosen reine Phantasiediagnosen. Viele zweifelhafte Fälle werden nicht gemeldet, um Schwierigkeiten mit Angehörigen oder Ermittlungsbehörden zu vermeiden. Als Konsequenz haben wir in der Bundesrepublik Deutschland eine in hohem Maße unzuverlässige Todesursachenstatistik. Die Dunkelziffer nicht erkannter Tötungsdelikte ist ebenso unbekannt, wie die Anzahl von Hinterbliebenen, denen durch mangelhafte Leichenschaudiagnostik Ansprüche auf Versorgungs- und Versicherungsleistungen verwehrt werden.

Die Ärzte im Rettungsdienst verfügen durch die Seminare für den Fachkundenachweis über bessere Kenntnisse zur Durchführung der Leichenschau und sollten sich gerade deshalb nicht entziehen.

Literatur

Diez O (1970) Gesetz über das Friedhofs- und Leichenwesen in Baden-Württemberg. Erläuterte Textausgabe. Kohlhammer, Stuttgart
Lippert H-D (1987) Notdienst und Leichenschau. DMW 112:73–75
Mallach HJ, Narr H (1980) Notfallarzt und Leichenschau. DMW 105:1561–1563
Schneider V (1987) Die Leichenschau, Ein Leitfaden für Ärzte. Fischer, Stuttgart New York
Werther G, Gibb G (1984) Friedhofs- und Bestattungsrecht in Rheinland-Pfalz. Vorschriftensammlung mit Erläuterungen. Kommunale Schriften für Rheinland-Pfalz 43. Deutscher Gemeindeverlag, Mainz
Wissenschaftlicher Beirat der Bundesärztekammer (1986) Kriterien des Hirntodes. Entscheidungshilfen zur Feststellung des Hirntodes. Dtsch Ärztebl 83:2940–2946

Maßnahmen der Elementartherapie: Freimachen und Freihalten der Atemwege, Methoden der Beatmung, endotracheale Intubation, Koniotomie

P. M. Osswald und P. Becker

Atemwege

Luftwegsobstruktion

Die Atemwege können teilweise oder total verlegt sein, die Zunge ist das Organ, das am häufigsten zu einer oberen Luftwegsobstruktion führen kann. Eine teilweise Obstruktion kann man durch einen exspiratorischen Stridor, Gurgeln oder ein verstärktes Atemgeräusch identifizieren. Tachypnoe und Tachykardie gehören ebenfalls zu dem Bild. Bei einer kompletten Luftwegsobstruktion hört man hingegen nichts mehr. Patienten mit einer Luftwegsobstruktion zeigen maximale Anstrengungen, um überhaupt noch Luft in die Lungen zu bekommen. Dabei sieht man tiefe, substernale und interkostale Einziehungen sowie Kontraktionen der Atemhilfsmuskulatur. Typisch ist die „Schaukelatmung" (paradoxe Atmung), d.h. Thorax- und Bauchwand machen gegenläufige Bewegungen, die eine noch vorhandene Atmung vortäuschen können. Diese Patienten sind, soweit sie noch bei Bewußtsein sind, ängstlich und schwitzen sehr.

Ein kompletter Verschluß des Respirationstrakts kann durch Verschluß der Epiglottis zustande kommen. Die Patienten versuchen dann, mit aller Kraft einzuatmen. Sie sind sehr ängstlich, aber es gelingt ihnen nicht, Luft in die Lungen zu bekommen. Erfolgt keine Hilfe, werden die Patienten bewußtlos und können innerhalb kurzer Zeit an einer Hypoxie sterben.

Die wichtigsten Gesichtspunkte beim Freihalten der Atemwege bestehen im Verhüten einer oberen Luftwegsobstruktion und in einem Schutz des unteren Respirationstrakts.

Freihalten der Atemwege

Es gibt einige manuell durchführbare Maßnahmen zum Freihalten der Atemwege. Hierzu zählt in erster Linie die Lagerung. Bewußtlose Patienten sind auf jeden Fall durch das Zurückfallen der Zunge und durch eine Verlegung der oberen Atemwege gefährdet. Solche Patienten sollten nach Möglichkeit mit überstrecktem Kopf auf die Seite gelegt werden (stabile Seitenlage). Hierdurch wird auch gleichzeitig einer Aspiration vorgebeugt: Nach Anlagerung des einen Armes an den Stamm des Patienten ergreift der Helfer den von ihm entfernten Arm und das

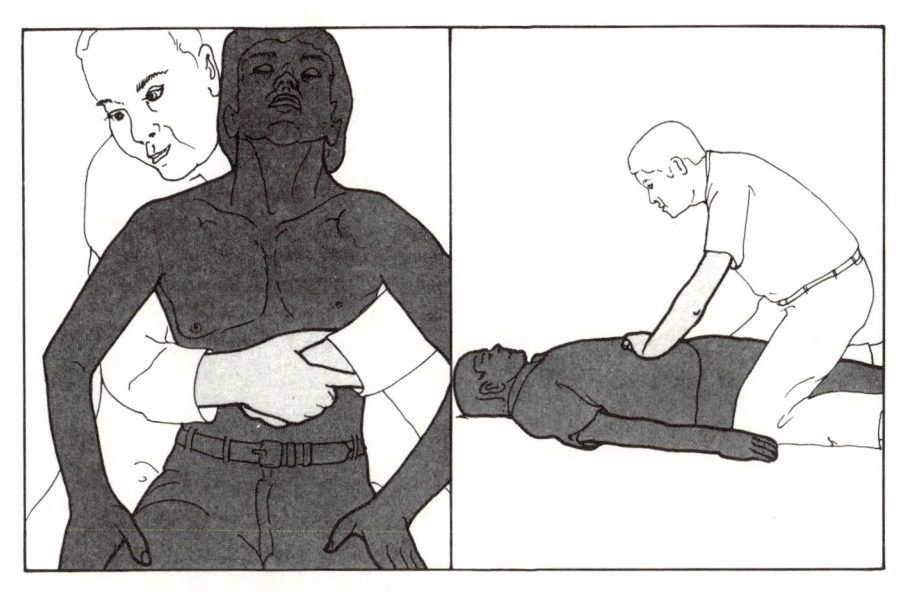

Abb. 1. Der Heimlich-Handgriff. (Aus Gorgaß u. Ahnefeld 1980)

Bein des Bewußtlosen. Durch Zug an den Extremitäten wird der Patient zum Helfer gedreht. Wichtig ist, daß der zuerst angelagerte Arm soweit nach dorsal gelagert wird, daß ein Zurückrollen des Patienten unmöglich ist. Der reklinierte Kopf wird auf die Hand gelagert, an der der Patient zur Drehung gezogen wurde.

Liegt eine Obstruktion der oberen Luftwege vor, müssen diese von allen Fremdkörpern, so z.B. auch von Teilen des Gebisses und Speiseresten, befreit werden. Das heißt, daß bei einem bewußtlosen Patienten Mund- und Nasenhöhle sorgfältig untersucht werden müssen. Die Reklination des Kopfes ist die einfachste Maßnahme, nach der Säuberung der Mundhöhle die Atemwege frei zu machen. Der Erfolg ist durch das Sistieren der paradoxen Atmung zu erkennen.

In diesem Zusammenhang ist auch das Heimlich-Handgriff (Abb. 1) zu erwähnen. Dieser Handgriff ist bei einer akuten oberen Luftwegsobstruktion zur Entfernung von Fremdkörpern aus den Luftwegen indiziert. Der Heimlich-Handgriff wird also angewendet, wenn ein verschluckter Bolus in dem oberen Abschnitt der Trachea hängenbleibt und durch den Patienten nicht allein mobilisiert werden kann. Der Helfer steht hinter dem Patient, die Arme werden um das obere Abdomen gelegt und die beide Hände umschließen einander. Durch ruckartigen Zug wird der Druck im Abdomen und Thorax erhöht und so der Bolus gegebenenfalls mobilisiert. Allerdings sind nach unvorsichtiger Anwendung des Heimlich-Manövers schon Rupturen des Magens gesehen worden.

Künstliche Luftwege

Zur Aufrechterhaltung der Kommunikation zwischen der Atmosphäre und dem Respirationstrakt wurden verschiedenen Luftbrücken erarbeitet. Sie sind aus halbfestem Material, meistens aus Gummi, Plastik, aber auch aus Metall. Sie können sowohl für den kurzfristigen Einsatz als auch für den Langzeiteinsatz dienen. Man unterscheidet pharyngeale Tuben und endotracheale Tuben.

Pharyngeale Tuben werden im Nasopharynx oder Oropharynx plaziert. Sie sind für den kurzzeitigen Einsatz gedacht. Ihre Aufgabe besteht darin, zu verhindern, daß der Zungengrund sich an die Rachenhinterwand anlegt (Abb. 5).

Nasopharyngeale Tuben

Nasopharyngeale Tuben (Abb. 2) werden entweder aus Gummi oder aus Latexmaterial hergestellt. Vor ihrer Anwendung muß man abschätzen, welche Größe man verwenden will. Bei dieser Überlegung hilft die Beurteilung des Abstands zwischen der Nase und dem Ohrläppchen. Diese Entfernung entspricht etwa der Länge eines nasopharyngealen Tubus, der für den jeweiligen Patient benötigt wird.

Hat man sich für eine Größe des nasopharyngealen Tubus entschlossen, muß man diesen mit einem Gleitmittel einsprühen, bevor man ihn dann durch ein Nasenloch einführt. Der Tubus liegt dann richtig, wenn seine Spitze im Oropharynx hinter der Zunge sichtbar wird. Das Problem beim Einführen des Tubus liegt darin, daß man eine Verletzung von Blutgefäßen (Plexus Kisselbachii) vermeiden muß. Ein wasserlösliches Gel ist daher als Gleitmittel besonders zu empfehlen.

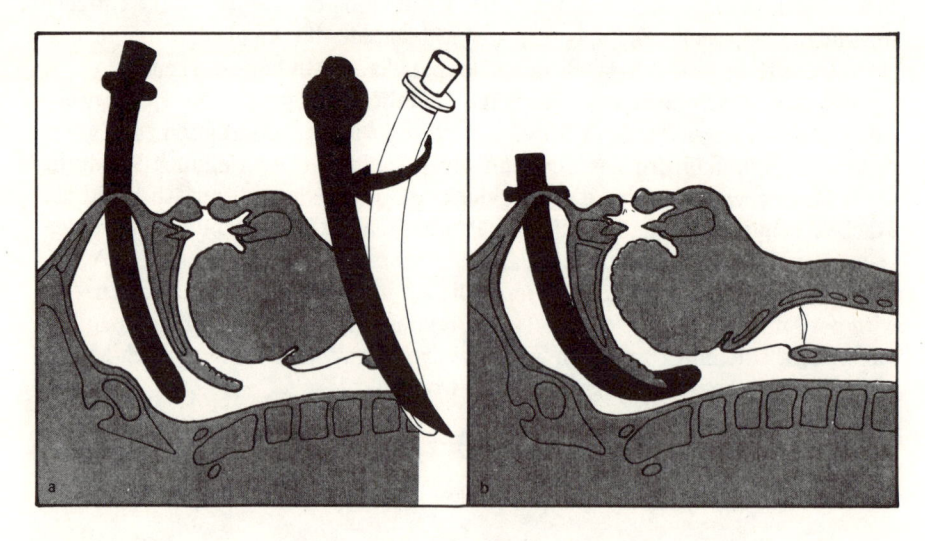

Abb. 2 a, b. Nasopharyngealtuben (Wendl-Tuben). (Aus Gorgaß u. Ahnefeld)

Maßnahmen der Elementartherapie

Bei einem längeren Einsatz eines solchen nasopharyngealen Tubus muß man diesen alle 8 h von einem zum anderen Nasenloch wechseln, um eine adäquate Befeuchtung und normale Sekretion der Nasenschleimhaut zu gewährleisten.

Die Vorteile dieses nasopharyngealen Tubus sind darin zu sehen, daß er von den Patienten in der Regel leichter als ein oropharyngealer Tubus toleriert wird.

Oropharyngeale Tuben

Bei Einsatz oropharyngealer (Abb. 3) Tuben gelten folgende Überlegungen:
– Die Tuben sind dazu bestimmt, in der Mundhöhle plaziert zu werden.
– Das proximale Ende kommt dabei außerhalb der Zahnreihen auf den Lippen zu liegen.
– Beim Einführen des Tubus wird dieser zunächst mit der Spitze Richtung harter Gaumen bei leicht zurückgebeugtem Kopf eingeführt und unter Rotation in die exakte Position gebracht.
– Das Einführen des oropharyngealen Tubus kann bei nicht ganz bewußtlosen Patienten ein Erbrechen auslösen und zu einer Aspiration führen.
– Ein tief bewußtloser Patient wird den Tubus in der Regel ohne weiteres tolerieren.

In diesem Zusammenhang wäre dann auch noch der ösophageale Obturator zu erwähnen. Er ist lediglich für Notfallsituationen und für eine kurze Anwendung gedacht. Er besteht aus einem Tubus mit einem blinden Ende, an dessen proximalem Ende eine Maske angebracht ist. Der Tubus wird in den Ösophagus eingeführt und mit der am unteren Ende befindlichen Manschette abgedichtet. Dadurch wird ver-

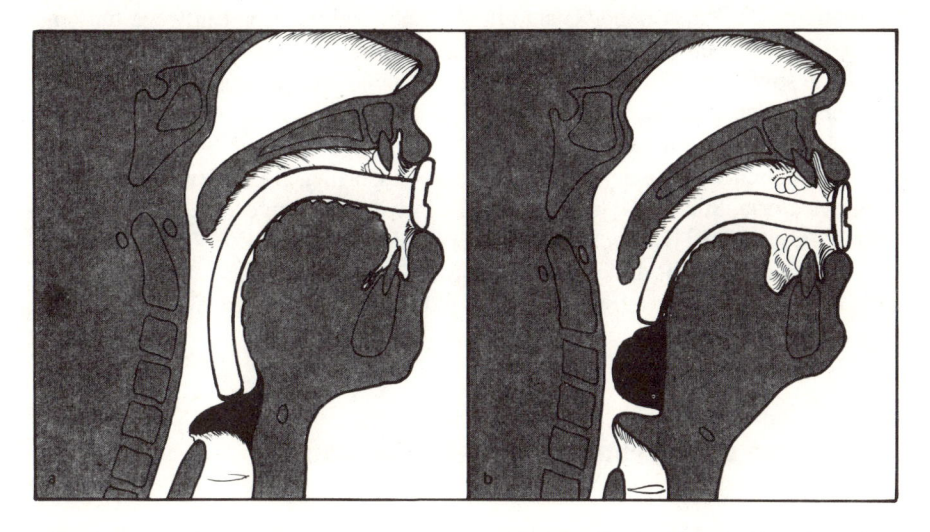

Abb. 3. a zu großer, **b** zu kleiner oropharyngealer Tubus (Guedel-Tubus). (Aus Gorgaß u. Ahnefeld)

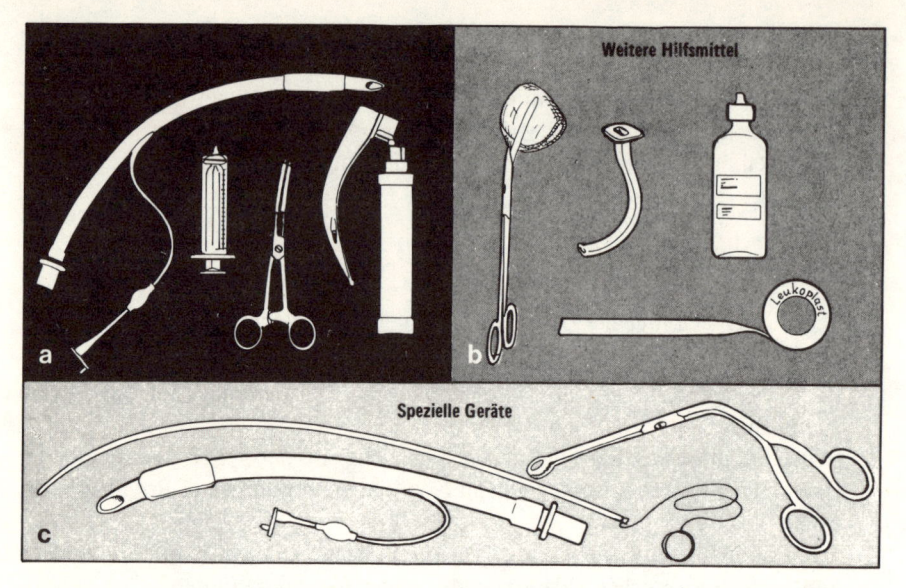

Abb. 4 a–c. Geräte zur Durchführung der endotrachealen Intubation. **a** Notintubation, **b** weitere Hilfsmittel, **c** spezielle Geräte. (Aus Gorgaß u. Ahnefeld)

hindert, daß bei der Beatmung über die gleichermaßen angebrachte Maske die Luft in den Magen gelangt.

Endotracheale Tuben

Endotracheale Tuben (Abb. 4) sind in der Regel zylindrische Luftwege mit einer natürlichen Krümmung, entsprechend des Verlaufs des oberen Respirationstrakts. Sie sind sowohl für die nasale als auch für die orale Intubation gedacht. Es gibt sie in verschiedenen Größen von 12 cm (Säuglinge) bis zu 38 cm (Erwachsene). Der Durchmesser variiert zwischen 2,5 mm und 11 mm (Tabelle 1). Endotracheale Tuben sind entweder aus Gummi oder aus verschiedenen Plastikmaterialien, Polyvinylchlorid, Silicon, Nylon, Teflon oder Polyethylen hergestellt. Polyvinylchlorid (PVC) ist dabei das am häufigsten verwendete Material. Die Verwendung dieser Materialien macht diese Tuben verformbar. Alle Materialien müssen garantieren, daß sie nicht gewebstoxisch sind und keine entsprechende Reaktion beim Gewebe hervorrufen.

Indikation und Technik der Maskenbeatmung

Die Beatmung eines Notfallpatienten mit Hilfe eines sich selbst füllenden Beatmungsbeutels und einer Maske ist eine der wichtigsten Maßnahmen; allerdings

Tabelle 1. Gegenüberstellung der verschiedenen Tubusmaße

Internationale Norm (innerer Durchmesser [mm])	Charrière 3mal Außendurchmesser [mm])	Magill-Nummer	Länge [cm]
2,5	12	000	12
3	14	00	13
4	16/18	0	14
5	20/24	2	16
6	26	4	17
7	28	6	18
8	30/34	8	20
9	36/38	9	22
10	39/40	10	24
11	40/42	11	25

werden die damit verbundenen technischen und organisatorischen Probleme oft unterschätzt. Führen Reklination und Ausräumung der Mundhöhle nicht zu einer ausreichenden Spontanatmung, muß unverzüglich mit einer Beatmung begonnen werden. Selbst unter optimalen Verhältnissen benötigen die Vorbereitungen zur trachealen Intubation mehr als eine Minute. Diese Zeit muß überbrückt werden durch eine Mund-zu-Nase-Beatmung, aber falls möglich durch eine Maskenbeatmung. Eine Intubation bei Atemstillstand ohne vorherige Zwischenbeatmung ist nicht vorstellbar! Die Masken-(zwischen-)beatmung ist auch bei vollem Magen indiziert, um die Hypoxiezeit zu verkürzen.

Falls eine Intubationsindikation bei ausreichender Spontanatmung gestellt wird (z. B. Verbrennungskrankheit, Schädel-Hirn-Trauma, Lungenödem), sollte eine Präoxygenierung mit einer dicht sitzenden Maske erfolgen, damit das gesamte Residualvolumen der Lunge (2,5 l) mit O_2 als „O_2-Reserve" für die Dauer der Intubation gefüllt ist.

Der dichte Sitz der Maske bei rekliniertem Kopf ist auf Abb. 5 dargestellt: Daumen und Zeigefinger bilden einen möglichst weit geschlossenen Ring und drücken die Maske auf das Gesicht. Dabei müssen diese Finger die Maske weit über die Mittellinie umschließen, um auch auf der der Handfläche abgekehrten Maskenseite einen Abschluß zu erreichen. Mittel- und Ringfinger stützen sich am Unterkieferknochen (und nicht am Zungengrund!) ab. Der 5. Finger zieht durch Position hinter dem Unterkieferwinkel den Unterkiefer nach ventral. Zusammen mit der Reklination wird durch diesen Griff ein Zurückfallen der Zunge verhindert.

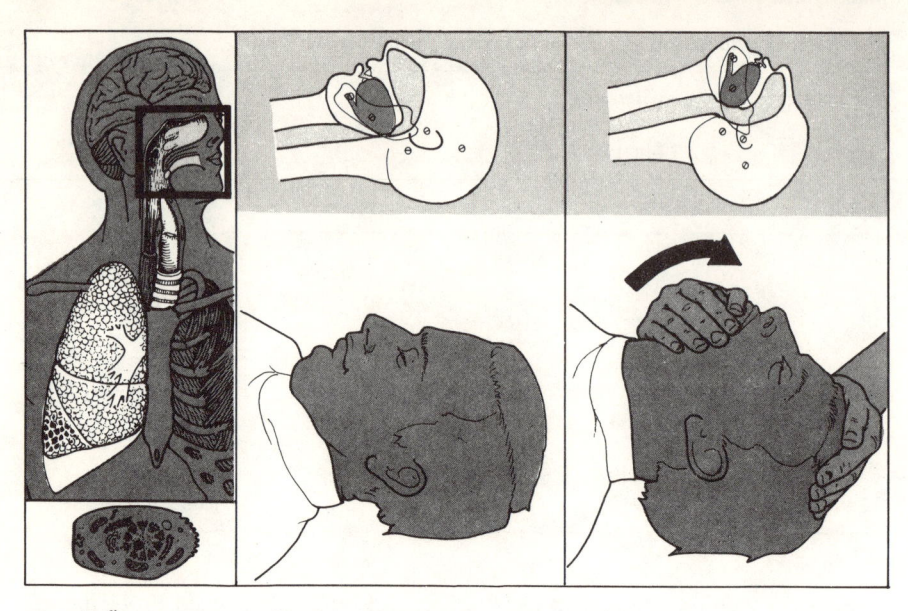

Abb. 5. Überstrecken des Kopfes. (Aus Gorgaß u. Ahnefeld)

Intubation

Indikationen:

- Bei eingetretenem oder drohendem Atemstillstand.
- Schwere Hypoxämie, z.B. bei Status asthmaticus oder Lungenödem, wenn konservativ (O_2-Maske) keine sofortige Verbesserung zu erzielen ist.
- Notwendigkeit, eine Anästhesie durchzuführen.
- Aspirationsprophylaxe beim Bewußtlosen oder bei starken Blutungen im Pharynx oder nach Aspiration.
- ARDS-Prophylaxe nach Inhalationstrauma oder im Schock bei Schädel-Hirn-Trauma, wenn Hyperventilation indiziert ist. (Gegebenenfalls muß sediert und relaxiert werden, um eine Hirndrucksteigerung durch Husten und Pressen zu vermeiden.)
- Thoraxtrauma, z.B. instabiler Thorax, Lungenkontusion (**Cave:** Durch Überdruckbeatmung wird ein Pneumothorax zum Spannungspneumothorax!).

Vorbereitung zur Intubation:

Während durch einen Helfer eine (Masken-)beatmung durchgeführt wird, sollte ein zweiter Helfer die Intubation vorbereiten:

- Sauger vorbereiten und prüfen.
- Pharyngeale Tuben bereithalten.
- Tracheale Tuben in verschiedenen Größen bereitlegen.
- Blockerspritze zur Cuffprüfung mit Luft füllen, Cuff prüfen.

- Laryngoskop prüfen (ggf. verschiedene Spatelgrößen).
- „Blockerklemme" und Magill-Blocker.
- Führungsstab silikonisieren.
- Stethoskop.

Orotracheale Intubation

Zunächst wird der Mund (mit Daumen und Zeigefinger) geöffnet. Anschließend erfolgt mit der linken Hand die Einführung des Laryngoskops im rechten Mundwinkel. Hierdurch wird die Zunge nach links verdrängt. Hierbei sollte eine Verletzung der Zähne und der Lippen sorgfältig vermieden werden. Orientierungspunkte beim Einführen des Spatels sind:
- Zunge (wird nach links verdrängt!),
- Tonsillen,
- Uvula,
- Epiglottis,
- Ösophagus,
- Stimmbänder.

Der gebogene Spatel des Laryngoskops wird zwischen die Zunge und die Basis der Epiglottis eingeführt. Durch Zug des Haltegriffs des Laryngoskops nach vorn wird die Epiglottis nach oben gedrückt, so daß die Stimmbänder sichtbar werden. Mit der rechten Hand kann der Kehlkopf bewegt werden, um die Sicht zu verbessern.

Der Kopf des Patienten wird in Mittelstellung gelagert (Reklination, verbesserte Jackson-Position). Diese Lagerung verhindert allein in 70% der Fälle eine Verlegung der oberen Luftwege durch die Zunge und die Schleimhäute des Oropharynx.

Kontrolle und Fixierung der Tubuslage:

Nach der Intubation muß die richtige Tubuslage kontrolliert und fixiert werden:
Die endotracheale Lage kann beurteilt werden:
- beim Einführen des Tubus. Wird das Hineingleiten des Tubus in die Trachea nicht unter Sicht durchgeführt, kann eine ösophageale Lage resultieren.
- durch das Heben und Senken des Thorax synchron zur Beatmung.
- durch Auskultation des Magens: Eine ösophageale Intubation wird durch laute, blubbernde Geräusche beim ersten Atemzug erkannt und zuletzt durch Auskultation der Lungen an der seitlichen Thoraxwand. Hier kann die gleichmäßige Belüftung beider Lungen beurteilt werden. Ist eine Lagekorrektur erforderlich, muß zunächst die Mundhöhle abgesaugt und dann der Cuff entblockt werden.

Nachdem die richtige Lage kontrolliert ist, wird am Mundwinkel ein Pflasterstreifen als Markierung um den Tubus geklebt. Anschließend wird eine sich zu-

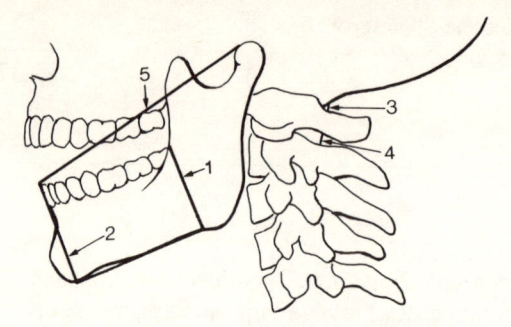

Abb. 6. Faktoren, die eine Intubation erschweren. *1* Vergrößerte hintere Tiefe der Mandibula, *2* vergrößerte vordere Tiefe der Mandibula, *3* verminderter Abstand zwischen Okziput und dem Dornfortsatz von C1, *4* verringerter Abstand zwischen Okziput und dem interspinalen Zwischenraum von C1 und C2. *5* Die tatsächliche Länge der Mandibula ist kleiner als das 3,6fache der hinteren Tiefe der Mandibula. (Nach Orkin, Complications in Anesthesiology)

ziehende Schlinge aus einer Mullbinde um die Pflastermarkierung gelegt. Die Mullbinde wird jeweils über und unter einem Ohr geführt und neben dem Kopf verknotet. Eine Tubusfixation mit Pflaster ist im Rahmen der Notfallmedizin nicht sinnvoll, da Erbrochenes und Schweiß ein sicheres Kleben des Pflasters gefährden.

Intubationsschwierigkeiten

Auch bei optimaler Lagerung des Kopfes und Halses können Patienten bei bestimmten anatomischen Verhältnissen schwierig zu intubieren sein. Patienten, die nicht in der Lage sind, ihren Kopf zu strecken bzw. ihren Hals zu beugen, oder aber den Mund nicht genügend weit öffnen, können unerwartete Intubationsschwierigkeiten bereiten. Folgende Faktoren können Hinweise auf eine zu erwartende schwierige Intubation geben (Abb. 6):

- kurzer, muskulöser Hals,
- Aufsitzen des Kopfes auf den Schultern,
- veränderter mandibulärer Winkel,
- Vorstehen der oberen Schneidezähne,
- verminderter Zwischenraum zwischen dem Winkel der Mandibeln,
- bei einem hohen Gaumen vergrößerte hintere Tiefe der Mandibula,
- vergrößerte vordere Tiefe der Mandibula,
- verminderter Abstand zwischen dem Okzipitalschädel und dem Processus spinosus des 1. Halswirbels,
- verkürzter Abstand zwischen Okziput und Processus interspinosus von C2,
- effektive Länge der Mandibula von weniger als das 3,6fache der hinteren Tiefe der Mandibula.

Maßnahmen der Elementartherapie

Weitere Ursachen für eine schwierige Intubation können sein:
- vergrößerte Tonsillen,
- adenoide Tumoren (entzündlich),
- Retropharyngealabszeß,
- Retropharyngealtumoren,
- nasopharyngeale Tumoren,
- nasopharyngeale Meningozephalozele,
- retropharyngeale Gewebsveränderungen (Myxödem),
- pharyngeale Tumoren,
- laryngeale Tumoren,
- Tumoren der oberen Trachea,
- vergrößerte Schilddrüse,
- Verengung der Trachea in den mittleren oder unteren Abschnitten,
- Blut oder andere Flüssigkeiten, Erbrochenes.

Praxis des Absaugens der oberen Luftwege durch den endotrachealen Tubus

Aufklärung:
Notwendigkeit und Wert des Absaugens sollten dem Patienten kurz dargestellt werden, soweit das Absaugen der oberen Luftwege am wachen Patienten erfolgen muß.

Vorbereitungen:
- Alle Vorbereitungen und die Durchführung des Absaugens sind steril zu handhaben (sterile Einmalhandschuhe).
- Die Größe des gewählten Absaugkatheters sollte beim spontan atmenden Patienten nicht mehr als die Hälfte des Durchmessers der Luftbrücke betragen.
- Absaugen der Mundhöhle vor Entleerung des Cuffs.
- Niemals denselben Absaugkatheter erneut verwenden!
- Niemals einen Absaugkatheter zuerst für den Mund und dann für die Trachea benutzen!
- Farbe, Viskosität und Menge des abgesaugten Sekrets auf einem Protokoll notieren (evtl. bakteriologische Untersuchung des Sekrets).

Lagerung:
Freier Zugang zu den oberen Luftwegen. Nach Möglichkeit Wahl der halbsitzenden Position (Semi-Fowler-Lagerung im einem Winkel von 45°; Abb. 7).

Präoxigenation:
Bei Raumluftatmung Erhöhung der inspiratorischen O_2-Konzentration. Bei bereits erhöhter O_2-Konzentration Präoxygenierung mit $F_IO_2 = 1$ über 5 min.

Einführung des Katheters:
Nach Lagerung und Präoxygenierung vorsichtiges (steriles) Einführen des Absaugkatheters. Kein Vakuum (Saugung) während des Einführens anwenden!

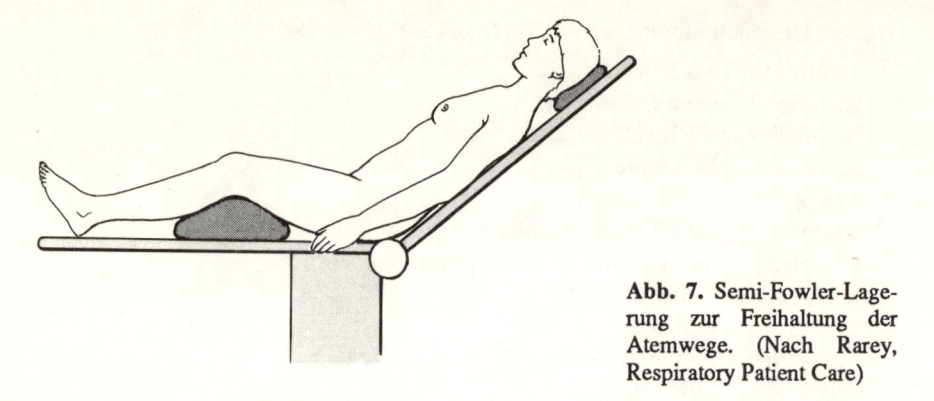

Abb. 7. Semi-Fowler-Lagerung zur Freihaltung der Atemwege. (Nach Rarey, Respiratory Patient Care)

Saugung:

- Anwendung der Unterdrucksaugung nicht kontinuierlich, sondern intermittierend (Vermeidung von Epithelläsionen).
- Rotation des Katheters zwischen den Fingern um 360°.
- Nicht länger als 10–15 s absaugen.
- Dauer des gesamten Absaugvorgangs auf unter 20 s begrenzen.
- Beim Auftreten von Arrhythmien, Bradykardien oder Tachykardien sofortiger Abbruch des Saugens.

Reoxygenierung und Blähung:

Über 1 min nach Beendigung des Absaugvorgangs Anreicherung der Inspirationsluft mit O_2 und Überdruckbeatmung (Respirator, Ambu).

Komplikationen

Hypoxie:

Sie resultiert aus unzureichender Oxygenierung während des Absaugens. Veränderung von Herzfrequenz und Blutdruck um mehr als 20% sind als Hypoxiezeichen zu werten.

Präoxygenation, kurze Absaugmanöver (10 s) und sofortiges Unterbrechen des Absaugvorgangs bei Auftreten kardialer Reaktionen verhindern Komplikationen.

Stimulation des Vagus:

Die parasympathische Stimulation kann zur Bradykardie und Hypotension führen. Vorsichtiges Einführen des Katheters kann solche Reaktionen reduzieren.

Atelektase:

Die Absaugung großer Luftmengen aus der Lunge kann zum Alveolarkollaps und zu Atelektasen führen.

Verwendung kleinlumiger Katheter (äußerer Durchmesser weniger als die Hälfte des inneren Tubusdurchmessers) und kurze Absaugmanöver (10 s) verhindern derartige Komplikationen.

Im Anschluß an jedes Absaugen mechanische Blähung (Respirator, Ambu).

Verletzung der Luftwege:
Bei wiederholtem Absaugen und schlechter Technik kann es zu Blutungen, Epitheldestruktion und lokalen Entzündungen kommen. Intermittierendes Absaugen und kontinuierliches Drehen des Katheters vermindern die Verletzungsgefahr.

Infektion:
Ausschließlicher Gebrauch von sterilem Material und die Verwendung steriler Handschuhe vermindern neben einer einwandfreien Technik die Gefahr einer Infektion.

Perkutane transtracheale Ventilation mit Krikothyreotomiebestecken („Nu-Trake")

Die Krikothyreotomie oder kurz Koniotomie ist bei drohender oder bereits eingetretener Verlegung der oberen Atemwege oder kritischer Atemwegseinengung als schnellster, unblutigster und komplikationsärmster Notfalleingriff anerkannt, wenn keine Intubation möglich ist. Daher soll die Koniotomie nach Auffassung der Deutschen Interdisziplinären Vereinigung für Intensivmedizin (DIVI) Bestandteil der Weiterbildung des Notarztes sein. Es hat in der Vergangenheit nicht an Versuchen gefehlt, mit neuen Techniken die Koniotomie noch schneller und sicherer zu machen. Von einigen Autoren wird hierbei die transtracheale Ventilation mit Hilfe großlumiger Kanülen oder Kathetern beschrieben und für den Notfall empfohlen.

Das Nu-trake besteht im wesentlichen aus einem Gehäuse mit Dilatationsschleuse und eingesetzter Punktionskanüle. Letztere wird nach Punktion des Lig. cricothyreoideum oder des Lig. conicum entfernt und der Luftweg durch Vorschub starrer Metalltuben bis zu einem Durchmesser von 7,2 mm gesichert.

Anwendbarkeit und Effizienz des Notkrikothyreotomiebesteckes Nu-trake erweisen sich als gut. Der Zeitbedarf der Ausführung der Koniotomie wird mit maximal 2 min als ausreichend beurteilt. Komplikationen können allerdings nicht vermieden werden. Sie bestehen im Verfehlen des Tracheallumens, in einer Perforation der Trachealhinterwand und in Ringknorpelfrakturen. Bei korrekter Anlage erreicht man durch die Anwendung des Notkrikothyreotomiebestecks Nu-trake eine suffiziente Oxygenation mit Ventilation in allen Fällen. Dies wird bei einem Durchmesser des größten Tubus von 7,2 mm auch verständlich. Ein ausreichender Abstand der Tubusspitze von der Tracheahinterwand kann erwartet werden.

Fallbeispiele

Fall 1

Diagnose: offene Unterschenkelfraktur Grad 3, dekompensierter Volumenmangelschock, geringfügiges Schädel-Hirn-Trauma.

Der Notarzt findet an der unbeleuchteten Unfallstelle in der Nacht um 2.00 h auf einer Landstraße außerhalb der Stadt einen am Straßenrand liegenden Motorradfahrer. Er ist somnolent, der linke Unterschenkel ist deutlich abgeknickt. Ein Mann und eine Frau bemühen sich um diesen Verletzten.

Der ca. 20jährige Mann ist bewußtseinsgetrübt, reagiert aber verzögert auf Ansprache. Die Pupillen sind weit, isokor, reagieren prompt auf Licht, der Blutdruck beträgt 95/60 mmHg, der Puls an der A. carotis liegt bei 150 Schlägen/min, der Patient ist maximal zentralisiert mit feuchter, kalter Peripherie. Die Atmung erscheint suffizient, Kopf, Thorax und Arme sind unverletzt, der Bauch ist weich, der proximal drittgradig offen frakturierte Unterschenkel blutet stark. Die Hose sowie der Erdboden sind mit Blut durchtränkt, das andere Bein ist unverletzt.

Auf die Frage, ob der Motorradfahrer allein gewesen sei, antworten die Insassen des am Unfall beteiligten PKW, daß alles sehr schnell gegangen sei, man aber keine weitere Person bemerkt habe.

Es findet sich außer der bekannten Fraktur, welche unterdessen verbunden und gelagert wurde, keine weitere Verletzung. Der Blutdruck fällt aber weiter auf 80–90 mmHg systolisch ab, die Herzfrequenz geht auf 100 Schläge/min zurück. Der Patient gibt starke Schmerzen im linken Bein an. Der Notarzt stellt in Anbetracht des dekompensierenden, hämorrhagischen Schocks die Indikation zur Volumensubstitution und zur Intubation, um neben einer suffizienten Schmerzbekämpfung durch frühzeitige Beatmung evtl. mit niedrigem positivem endexspiratorischem Druck der Entwicklung von Schockfolgen, insbesondere pulmonaler Komplikationen, entgegenwirken zu können.

Grundlage der Behandlung des hämorrhagischen Schocks ist die ausreichende Volumensubstitution. Darüber hinaus kann durch Hemmung der sympathikoadrenergen Reaktionen mittels Analgesie und Sedierung und insbesondere durch frühzeitige Beatmung schockierter Patienten der Entwicklung von Schockkomplikationen erfolgversprechend entgegengewirkt werden.

Fall 2

Diagnose: Status asthmaticus im Rahmen eines grippalen Infektes.

Um 0.40 h geht bei der Rettungswache ein Telefonanruf ein; eine schweratmende Frauenstimme bat um ärztliche Hilfe wegen ihres Asthmaleidens.

Der Notarzt findet eine ca. 24 Jahre alte, nur mit Bademantel bekleidete Frau, die sich kaum auf den Beinen halten kann. Sie ist stark zyanotisch, atmet schwer mit hörbarem expiratorischem Stridor unter sichtbarer Zuhilfenahme der Atemhilfsmuskulatur und bricht, noch ehe Sanitäter oder Arzt sie stützen können, auf einem nahe der Tür plazierten Sessel zusammen. Sie verliert das Bewußtsein, die Atemtätigkeit geht in Schnappatmung über. Die Patientin ist jetzt tief zyanotisch, zeigt Schnappatmung, keinen meßbar peripheren Blutdruck und eine massive obere Einflußstauung. Die Lungenauskultation ergibt eine hochgradige Bronchospastik, massives Giemen und Brummen. Die sofortige Intubation und nachfolgende Beatmung führte zu einer Verbesserung des Zustandes innerhalb weniger Minuten. Die Zyanose geht zurück, der Blutdruck steigt auf 90/70 mmHg an, bei einer Pulsfrequenz von 110/min.

Bei der jungen Frau war es, wie sich später herausstellte, im Rahmen eines grippalen Infektes zu einem erneuten Status asthmaticus gekommen. Da die Letalität des Status asthmaticus mit 1–2% angegeben wird, ist jede Zustandsverschlechterung bei bekanntem Asthmaleiden mit anhaltender Ruhedyspnoe, die mit den dem Patienten zugänglichen Medikamenten nicht oder nur unzureichend zu bessern ist, als lebensbedrohlich anzusehen. Zur Wiederherstellung und zur Aufrechterhaltung der Vitalfunktion Atmung ist die Durchführung einer Intubation mit anschließender Beatmung indiziert. Wenngleich es hier keine allgemein verbindlichen Richtlinien bei Patienten mit Status asthmaticus gibt, war im vorliegenden Fall diese Maßnahme lebensrettend.

Literatur

Gorgaß B, Ahnefeld FW (1980) Der Rettungssanitäter. Springer, Berlin Heidelberg New York

Chirurgische Primärversorgung am Unfallort (Blutstillung, Versorgung von Thorax- und abdominellen Verletzungen, Fremdkörperverletzungen, Luxationen, Frakturen und Amputationsverletzungen)

L. Kempf

Auch am Unfallort gibt es keine erfolgreiche Therapie ohne gezielte Diagnostik. Der Notarzt ist dabei v.a. auf seine 5 Sinne angewiesen; komplizierte differentialdiagnostische Überlegungen und zeitraubende Untersuchungen sind fehl am Platze. Die erweiterte *Elementardiagnostik am Unfallort aus chirurgischer Sicht* geht standardisiert und schematisch vor:

Bewußtsein:	Ansprechbar?
	Reaktion auf Schmerzreize?
	Pupillenreaktion?
Atmung:	Atemstoß?
	Atembewegung
	Innere Thoraxverletzung?
Herz/Kreislauf:	Radialispuls?
	Karotispuls?
Blutung:	Äußere?
	Innere?
Frakturen:	Wirbelsäule?
	Schienung?
	Reposition?

Beachte:
– In die Diagnostik am Unfallort müssen immer Unfallmechanismus und Verletzungsmuster mit einbezogen werden, um schwer erkennbare, aber lebensbedrohliche Verletzungen nicht zu übersehen: innere Blutungen, Bronchusrupturen, Becken- und Wirbelfrakturen.
– Die Verletzten müssen zur Untersuchung ausreichend entkleidet werden, danach ist jedoch eine Unterkühlung zu vermeiden!
– Die Dynamik vor allem innerer Verletzungen darf nicht unterschätzt werden, deshalb Elementardiagnostik wiederholen!

Zu den *unaufschiebbaren Sofortmaßnahmen* am Unfallort gehören neben der kardiopulmonalen Reanimation z.B. die Beherrschung einer lebensbedrohlichen äußeren Blutung oder auch die Beseitigung eines Spannungspneumothorax. Darüber hinaus gibt es chirurgische *Primärmaßnahmen mit aufgeschobener Dringlichkeit*, wie z.B. die Reposition und Schienung von Frakturen, von deren sachgemäßer Durchführung nicht selten die Prognose einer Extremitätenverletzung abhängt.

Versorgung von Wunden und äußeren Blutungen

Am Unfallort sollte prinzipiell jede Wunde nur durch einen *sterilen Verband ohne vorherige Wundbehandlung* (wie z. B. Puder, Salben) versorgt werden. Für großflächige Verbrennungs- oder Schürfwunden sind sterile Tücher oft geeigneter als spezielle Verbandsmittel wie Fettgaze oder Folien. Die chirurgische Wundversorgung mit Exzision und Naht bleibt der Klinik vorbehalten.

Bei mäßigen Blutungen aus oberflächlichen Wunden wird der Wundverband in der Regel zur ausreichenden Blutstillung führen; bei venösen Blutungen sollte die betroffene Extremität gleichzeitig hochgelagert werden. Stärkere äußere Blutungen werden durch einen *Kompressionsverband* zum Stehen gebracht; dies gilt auch für ausgedehntere Quetsch- oder Amputationsverletzungen. Der Druckverband muß gezielt und kräftig angewickelt werden, sollte jedoch nicht dazu führen, daß Finger oder Zehen blau, beziehungsweise weiß werden. Bei länger liegendem Kompressionsverband sollte die gesamte Extremität mit einer straff angewickelten Bandage versehen sein, um stauungsbedingte Schwellungen zu vermeiden.

Ist der Druckverband nicht mehr ausreichend und wird damit eine *Abbindung* unumgänglich, so darf diese nur am Oberarm oder Oberschenkel angelegt werden. Blutdruckmanschetten oder eine Knebeladerpresse (Kleidungsstück, Dreiecktuch) sind dabei schmaleren Tourniquets wie Gummischläuchen vorzuziehen. Der Zeitpunkt des Anlegens einer Abbindung ist immer auf einer Verletztenkarte oder auf dem Notfallprotokoll zu vermerken. Die Ischämiezeit sollte 2 h nicht überschreiten.

Die *digitale Kompression* oberflächlich gelegener Arterien zur Blutstillung ist in besonderen Fällen möglich (A. temporalis, A. brachialis, A. femoralis), wird in der Praxis jedoch selten angewandt. Das *Abklemmen* von spritzenden Gefäßen in unübersichtlichen Wunden ist gefährlich und sollte die Ausnahme bleiben (Kopfplatzwunden, Gesichtsschädelverletzungen).

Therapiefehler bei äußeren Blutungen:
- unterlassene Blutstillung (Kopfplatzwunden!),
- zu häufige Blutsperre,
- unzureichende Abbindung (d. h. venöse Stauung!),
- zu schmale Tourniquets,
- blind gesetzte Klemme.

Versorgung von Verletzungen des Thorax und des Abdomens, Fremdkörperverletzungen

Bei schweren inneren Verletzungen sind die Möglichkeiten des ärztlichen Eingreifens am Unfallort von vornherein beschränkt; es bleibt nach der Elementartherapie nur der rasche Transport des Verletzten in die Klinik zur operativen Versorgung. Die Problematik dieser Verletzungen liegt darüber hinaus in der erschwerten Diagnostik unter Notfallbedingungen und in der ihnen eigenen Dynamik, die zu einer plötzlichen und dramatischen Veränderung des Gesamtbildes führen kann. Die *Verdachtsdiagnose „innere Verletzung"* sollte deshalb bei entsprechendem *Unfallhergang und Verletzungsmuster* routinemäßig ausgeschlossen oder bestätigt werden (d.h. Unfallmechanismus beachten!)

Thoraxverletzungen

Die *Diagnostik* von Thoraxverletzungen am Unfallort umfaßt:
a) Berücksichtigung von Unfallhergang und Verletzungsmuster,
b) Inspektion von Atembewegungen, äußeren Verletzungen am Thorax, Zyanose, Einflußstauung,
c) Palpation von Puls, Blutdruck und Thoraxskelett,
d) Auskultation von Herz und Lungen.

An *erweiterten Sofortmaßnahmen* stehen zur Verfügung:
a) Intubation,
b) Beatmung,
c) Sedierung, Narkose,
d) Pleurapunktion im 2. Interkostalraum,
e) Thoraxdrainage.

Die Punktion beziehungsweise Drainage der Pleurahöhle sollte unter Notfallbedingungen im 2. oder 3. Interkostalraum zwischen Medioklavikularlinie und vorderer Axillarlinie erfolgen. Die Technik und Gefahren dieser Maßnahmen werden mittels eines Videofilms beziehungsweise Diasequenzen erläutert.

Der *geschlossene Pneumothorax* beim spontanatmenden, bewußtseinsklaren Patienten bedarf keiner invasiven Therapie. Wird jedoch aus irgendeinem Grund eine Beatmung erforderlich, ist die Gefahr der Entstehung eines *Spannungspneumothorax* äußerst groß, so daß die Pleurapunktion im 2. Interkostalraum mit einer kaliberstarken Kanüle oder Braunüle unumgänglich wird. Diese Kanülen können ihre Wirkung verlieren, wenn sie durch Blutkoagel verstopft oder beziehungsweise beim Transport durch ein ausgeprägtes Hautemphysem disloziert werden. Deshalb sollte z.B. ein *beatmeter Thoraxverletzter* der im Hubschrauber transportiert werden soll, am Unfallort mit einer *Thoraxdrainage* versorgt werden.

Beim *offenen Pneumothorax* soll kein luftdichter, sondern nur ein relativer Wundverschluß durch sterilen, lockeren Verband erreicht werden. Im übrigen wird wie beim geschlossenen Pneumothorax vorgegangen. – Ein ausgeprägter *Hämatothorax* äußert sich neben der respiratorischen Insuffizienz durch die Schocksymptomatik und den erhöhten Beatmungsdruck bei erforderlicher Intubationsnarkose. Er wird durch Punktion im 2. Interkostalraum erkannt, es bleibt nur der schnelle Transport unter Massivinfusion in die nächste Klinik.

Ein *Mediastinalemphysem* als Folge eines Spannungspneumothorax oder bei Trachea- oder Bronchusrupturen führt zu einer massiven Einflußstauung, verbunden mit einem jugularen Luftkissen, und sollte durch eine kollare Mediastinoto-

Chirurgische Primärversorgung am Unfallort

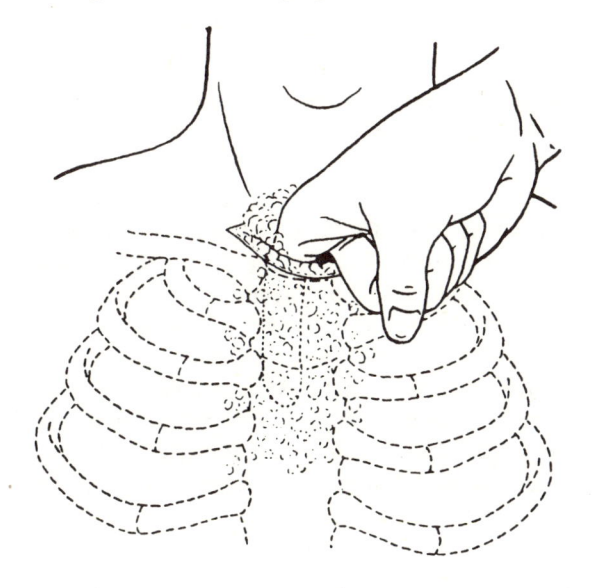

Abb. 1. Kollare Mediastinotomie

mie entlastet werden (Abb. 1). Thorakale Stich- oder Schußverletzungen mit akuter kardialer Symptomatik deuten auf eine *Herzbeuteltamponade* hin. Bei der problematischen Erkennung dieser Verletzung gehört die Perikardpunktion jedoch sicher zu den selten geübten Maßnahmen am Unfallort (Abb. 2).

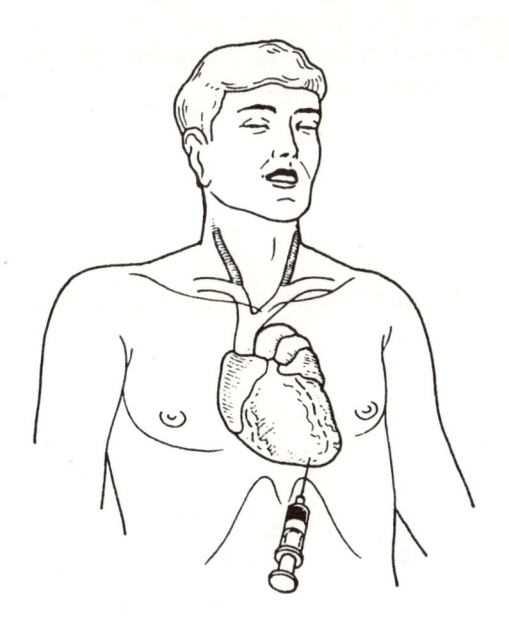

Abb. 2. Perikardpunktion

Verletzungen des Abdomens

Auch die *Diagnose des stumpfen Bauchtraumas* basiert im wesentlichen auf der Berücksichtigung des Unfallhergangs und des Verletzungsmusters, auf der Erkennung äußerer Verletzungszeichen und auf der Palpation des Abdomens. Schmerzangaben beziehungsweise -lokalisationen des Verletzten sollten auf dem Notfallprotokoll vermerkt werden. Schwierig ist es häufig, das Ausmaß einer inneren Blutung richtig einzuschätzen. Das rechtzeitige Anlegen von (mehreren) Venenzugängen ist deshalb obligatorisch; bei der Schockprophylaxe oder -therapie ist neben der Volumensubstitution auch an Analgetika zu denken! Dies gilt nicht für das „akute Abdomen" anderer Genese!

Penetrierende Bauchverletzungen müssen auch bei kleiner äußerer Wunde immer einer stationären Beobachtung, meist einer operativen Revision, zugeführt werden. Bei ausgedehnten Verletzungen des Abdomens mit Prolaps von Eingeweiden ist lediglich eine sterile, feuchte Abdeckung vorzunehmen, der Transport des Verletzten sollte mit angewinkelten Beinen erfolgen.

Fremdkörper- und Pfählungsverletzungen

Bei Fremdkörper- und Pfählungsverletzungen gilt die Regel, den in den Körper eingedrungenen Fremdkörper zu belassen und für den Transport gepolstert zu fixieren. Bei sehr großen oder fixen Fremdkörpern wie Teilen von Gartenzäunen, Straßengeländern oder Gerüsten fordert die psychische und physische Betreuung des gefangenen Verletzten das Improvisationsvermögen vom Notarzt, bis Maschinenteile demontiert oder die perforierenden Fremdkörper abgetrennt sind. Hierbei sind Sekundärverletzungen wie Verbrennungen durch überhitzte Fremdkörper oder Funkenstaub (Brandgefahr!) beim Abtrennen zu vermeiden.

Therapiefehler bei inneren Verletzungen:
– nicht erkannte Verletzungen (Pneumothorax, Bronchusruptur, intraabdominelle Blutung);
– unterschätzte „Dynamik" der Verletzung,
– unterlassene oder falsch gelegte Thoraxdrainage,
– Transportverzögerung (Wahl des falschen Krankenhauses, „zu viel" an Notfalltherapie).

Versorgung von Luxationen und Frakturen

Luxationen großer Gelenke äußern sich durch Deformierung mit federnder Fixation. Hier verbietet sich die Reposition am Unfallort; die luxierte Extremität wird für den Transport in der Fehlstellung unterpolstert gelagert und fixiert. Die *Kon-*

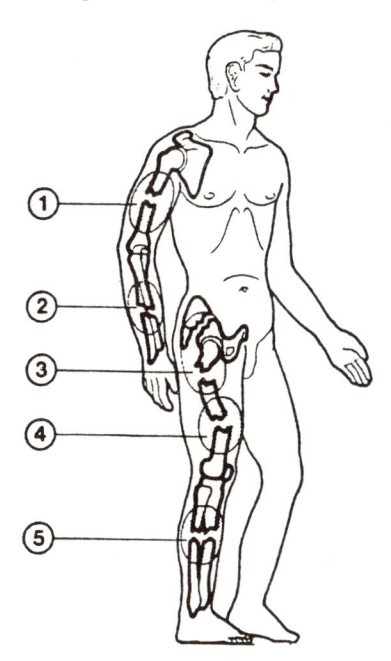

Abb. 3. Blutverlust bei geschlossenen Frakturen. ① 1000 ml, ② 500 ml, ③ 3000 ml, ④ 2000 ml, ⑤ 1000 ml

trolle von Durchblutung, Motorik und Sensibilität ist ebenso wie bei der Extremitätenfraktur obligatorisch!

Der *Blutverlust* auch bei geschlossenen Frakturen kann erheblich sein (Oberschenkelfraktur bis 2000 ml, Beckenfrakturen bis 5000 ml!; (Abb. 3). Volumenmangel und Schmerz bedeuten erhöhte Schockgefahr, deshalb sollte auch bei isolierten Extremitäten- oder Rumpffrakturen an *Volumenersatz und Analgetika* gedacht werden.

„Reposition" von Frakturen am Unfallort?

Bei Extremitätenfrakturen mit erheblicher Achsen- oder Rotationsfehlstellung werden Haut, Nerven und Gefäße häufig über scharfkantigen Fragmenten innerhalb kurzer Zeit irreversibel geschädigt. Um dies zu vermeiden, muß die grob dislozierte Extremität durch *kräftigen Längszug* in eine günstigere Stellung gebracht werden. Dies gilt v.a. für Frakturen im Bereich von Handgelenk, Unterschenkel und Sprunggelenk, auch für offene Frakturen (hier zusätzlich großflächige sterile Wundabdeckung). Gefordert wird nicht die anatomische Repositon am Unfallort, sondern die Zugentlastung der Extremitätenschädigungsstelle.

Frakturen müssen für den Transport mit einfachen, jedoch ausreichenden Mitteln ruhiggestellt werden. Hierfür stehen in der Regel Luftkammer- oder Leichtmetall-L-Schienen zur Verfügung. Die Reluxation z.B. einer Sprunggelenkluxationsfraktur bei der Schienung sollte nicht übersehen werden. Polytraumatisierte

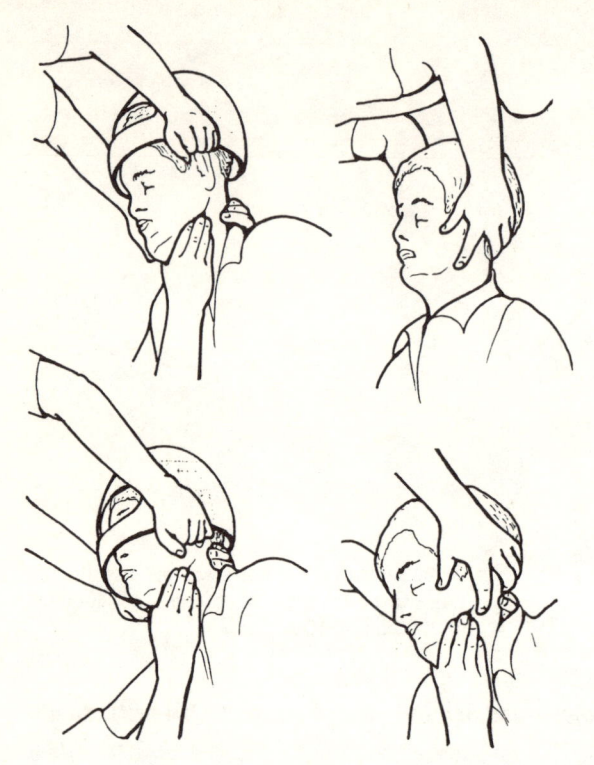

Abb. 4. Abnahme des Helms eines verletzten Motorradfahrers mit der 2-Helfer-Methode

und Verletzte mit Becken- oder Wirbelfrakturen dürfen nicht seitengelagert werden, hier bietet die Vakuummatratze eine sichere Ruhigstellung für den Transport.

Bei Verdacht auf *Halswirbelsäulenverletzungen* (also alle Verletzten mit Schädel-Hirn-Trauma, bewußtlose oder polytraumatisierte Patienten) sollte sofort, das heißt oft noch vor Bergung des Verletzten, eine Schanz-Krawatte oder ähnliches angelegt werden. Rotations- und Inklinationsbewegungen der Halswirbelsäule sind zu vermeiden. Bei verletzten Motorradfahrern muß der Helm mit der 2-Helfer-Methode abgenommen werden (Abb. 4).

Primärmaßnahmen bei Verletzungen des Bewegungsapparates:
- Wiederherstellung beziehungsweise Aufrechterhaltung der Vitalfunktionen,
- Volumensubstitution und Schmerzausschaltung,
- „Reposition" grob dislozierter Extremitätenfrakturen,
- großflächige sterile Wundabdeckung,
- Kontrolle von Durchblutung, Motorik und Sensibilität,
- einfache, jedoch ausreichende Transportfixation.

Versorgung von Amputationsverletzungen

Auch bei diesen oft dramatischen Verletzungen hat die *Aufrechterhaltung der Vitalfunktionen* und die Betreuung des Verletzten Priorität vor der Versorgung oder gar Notamputation eines Extremitätenteils. Bei der Volumensubstitution ist auch an niedermolekulare Plasmalösungen zu denken, um die rheologischen Eigenschaften des Blutes im Hinblick auf eine Replantation zu verbessern. Die *Versorgung des Amputationsstumpfes* sollte nur durch einen sterilen Kompressionsverband ohne vorherige Wundbehandlung erfolgen. Bei subtotalen Amputationen ist zusätzlich eine Schienung der Extremität erforderlich.

Bei *Verletzten mit gefangener Extremität* ist zu entscheiden, ob eine aufwendige Demontage zumutbar ist, oder ob eine *Notamputation* vorgenommen werden muß. Für diesen Eingriff kann es außer dem Hinweis, so weit peripher wie möglich abzusetzen, keine allgemeingültigen chirurgischen Regeln geben. Eine Narkose wäre wünschenswert, ist jedoch häufig nicht durchführbar, so daß eine i.v.-Analgosedierung ausreichen muß.

Bei totaler Amputation ist nach der Versorgung des Verletzten die *Sicherung des Amputates* die zweitwichtigste Aufgabe. Jeder, auch noch so weit peripher abgetrennte Körperteil sollte mit dem Verletzten in die Klinik gebracht werden! Amputatsicherungsbeutel oder Konservierungsboxen ermöglichen eine sachgerechte Asservierung, wobei die trockene Hypothermie des Amputats die Erfolgsaussichten einer Replantation verbessert.

Die Entscheidung, ob der Amputationsverletzte in eine Spezialklinik transportiert wird, hängt nicht nur von der Indikation zur Replantation (s. unten) ab. Allgemeinzustand und Begleitverletzungen des Patienten können dazu führen, daß sein Leben durch die oft langwierige Suche nach einem einsatzbereiten Replantationsteam gefährdet wird. Die nächstgelegene chirurgische Klinik ist deshalb oft die Richtigere!

Indikationen zur Replantation:

Absolut: Daumen, alle Langfinger, Hand, Amputation im Kindesalter.
Relativ: Langfinger (Alter, Beruf, Hobby, Wunsch des Verletzten).

Über die Replantationsfähigkeit eines Amputats entscheidet jedoch immer der in der Replantation kundige Operateur!

Kardiopulmonale Reanimation (CPR)

K. Ellinger

Einführung

Der Herz-Kreislaufstillstand hat eine akute Unterbrechung der Blutzufuhr zum Gehirn zur Folge. Das erstrangige Ziel einer Reanimation muß also die dringliche Oxygenation des zentralen Nervensystems sein. Dies geschieht zunächst durch die Basismaßnahmen der kardiopulmonalen Reanimation, deren Endziel die Wiederherstellung einer spontanen Herz-Kreislauf-Aktion ist.

Nach der Wiederentdeckung der externen Herzmassage durch Kouvenhoven, Jud und Knickerbocker im Jahre 1960 beruhten viele Methoden der Wiederbelebung mehr auf Erfahrungswerten als auf wissenschaftlich abgesicherten Erkenntnissen. So nimmt es nicht Wunder, daß aufgrund zahlreicher experimenteller Studien der letzten Jahre das Vorgehen beim Herz-Kreislauf-Stillstand neu überdacht und geändert werden mußte. Die American Heart Association (AHA) hat in gewissen Zeitabständen neue Ergebnisse analysiert und als Empfehlungen publiziert. Die letzte Überarbeitung der Richtlinien zur kardiopulmonalen Reanimation fand 1985 in Dallas statt. Sie bilden den Standard für das heutige Vorgehen beim Herz-Kreislaufstillstand.

Ursachen des Herz-Kreislauf-Stillstands

Respiratorische Ursachen:

- O_2-Mangel (z. B. Silounfall usw.),
- Störung der Atemregulation (z. B. Schädel-Hirn-Trauma),
- Verlegung der Atemwege (z. B. Bolus),
- neuromuskuläre Ursachen,
- Spannungspneumothorax

Kardiale Ursachen:

- Rhythmusstörungen (z. B. AV-Block, extreme Tachykardie),
- koronare Herzkrankheit (KHK),
- Myokardinfarkt,
- Kardiomyopathie,
- Perikardtamponade.

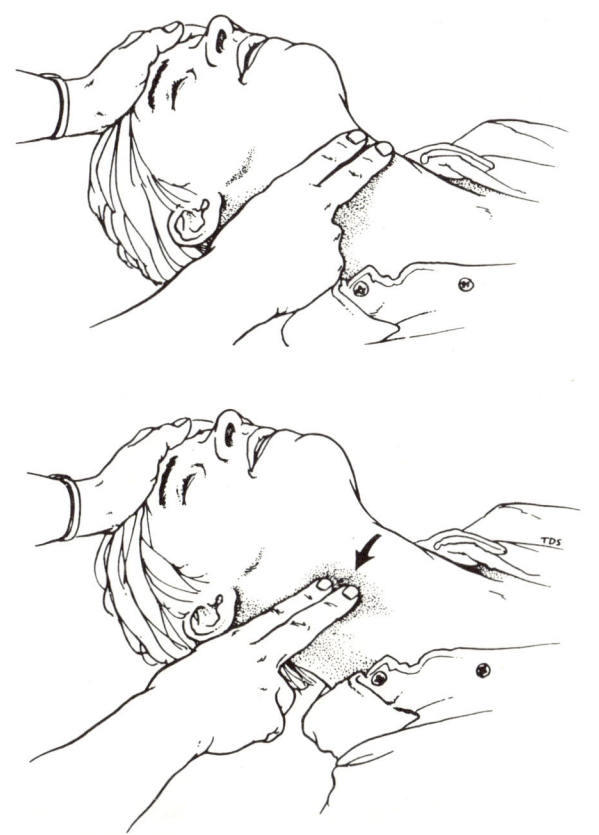

Abb. 1. Fehlender Karotispuls als Indikator für Herz-Kreislauf-Stillstand. (Aus Standards and Guidelines 1986)

Zirkulatorische Ursachen:

- Hämorrhagischer Schock,
- anaphylaktischer Schock,
- Lungenembolie.

Erkennen des Kreislaufstillstands

Das Hauptsymptom bei Bewußtlosigkeit, Atemstillstand und weiten, lichtstarren Pupillen ist der fehlende Puls der A. carotis (Abb. 1).

Beim Herz-Kreislauf-Stillstand kommt es zu folgendem Zeitablauf klinischer Symptome:

- Sofort: Pulslosigkeit,
- nach 10–20 s: Bewußtlosigkeit,
- nach 15–30 s: Atemstillstand,
- nach 60–90 s: weite, lichtstarre, entrundete Pupillen.

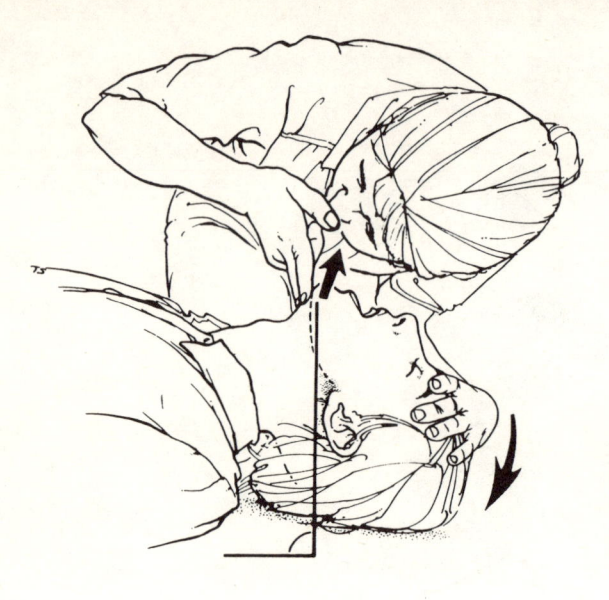

Abb. 2. Überstrecken des Kopfes zum Freimachen der Atemwege. (Aus Standards and Guidelines 1986)

Basismaßnahmen der CPR

Präkardialer Faustschlag:

Er sollte als Erstmaßnahme nur beim am EKG-Monitor beobachteten Stillstand zur Anwendung kommen. Der präkardiale Faustschlag ist nicht ungefährlich, er kann zum Beispiel eine Bracykardie oder Tachykardie in Flimmern umwandeln.

Freimachen und Freihalten der Atemwege:

Durch Überstrecken des Kopfes und Anheben des Unterkiefers werden die Luftwege, die durch die zurückgesunkene Zunge partiell verlegt werden, wieder frei (Abb. 2).

Zum Reinigen der Luftwege wird der Esmarch-Handgriff angewendet. Dadurch läßt sich der Mund öffnen, und die Mund- und Rachenhöhle kann so gereinigt werden (Abb. 3).

Bolusgeschehen:

Bei einem aspirierten Fremdkörper kann es zur Totalverlegung des Tracheobronchialsystems kommen. Ist der Patient noch bei Bewußtsein, wird er aufgefordert, kräftig zu husten, um den Fremdkörper selbst herauszubefördern. Gelingt dies nicht oder wird der Patient bewußtlos, empfiehlt die American Heart Association die Anwendung des Heimlich-Handgriffs (Abb. 4). Bei Säuglingen können auch Schläge zwischen die Schulterblätter erfolgen, falls das Kind mit dem Kopf nach unten gehalten wird.

Kardiopulmonale Reanimation (CPR)

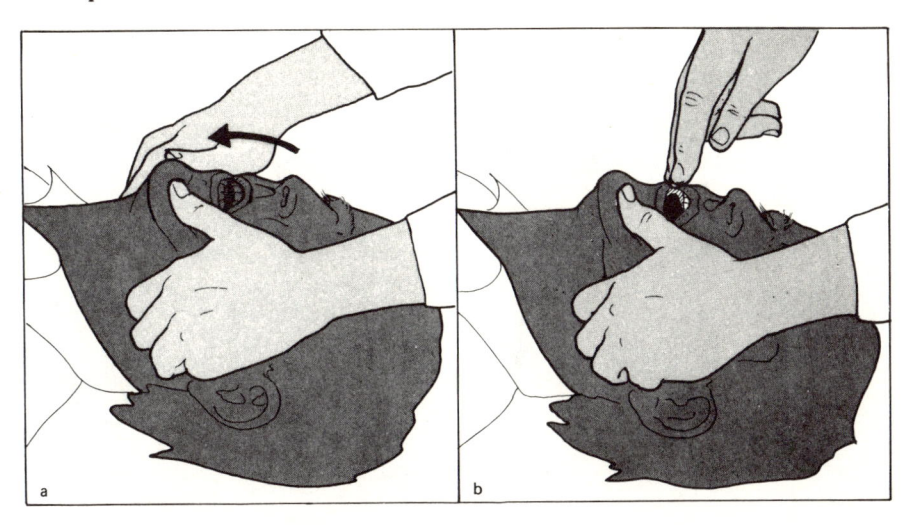

Abb. 3 a, b. Esmarch-Handgriff. (Aus Standards and Guidelines 1986)

Beatmung:

Ohne Hilfsmittel kann die Mund-zu-Nase-Beatmung erfolgen, die in jeder Situation durchführbar ist (Abb. 5). Für den Rettungsdienst gilt, daß durch den Notarzt bei der Reanimation möglichst frühzeitig die endotracheale Intubation durchgeführt werden sollte.

Vorteile:

- effektive Ventilation,
- weitgehender Schutz vor Aspiration.

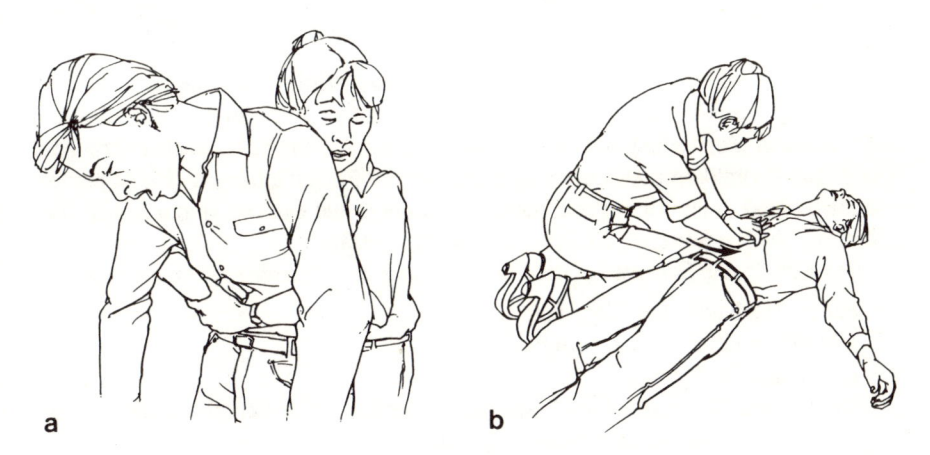

Abb. 4. a Heimlich-Handgriff beim nicht bewußtlosen, **b** beim bewußtlosen Patienten. (Aus Standards and Guidelines 1986)

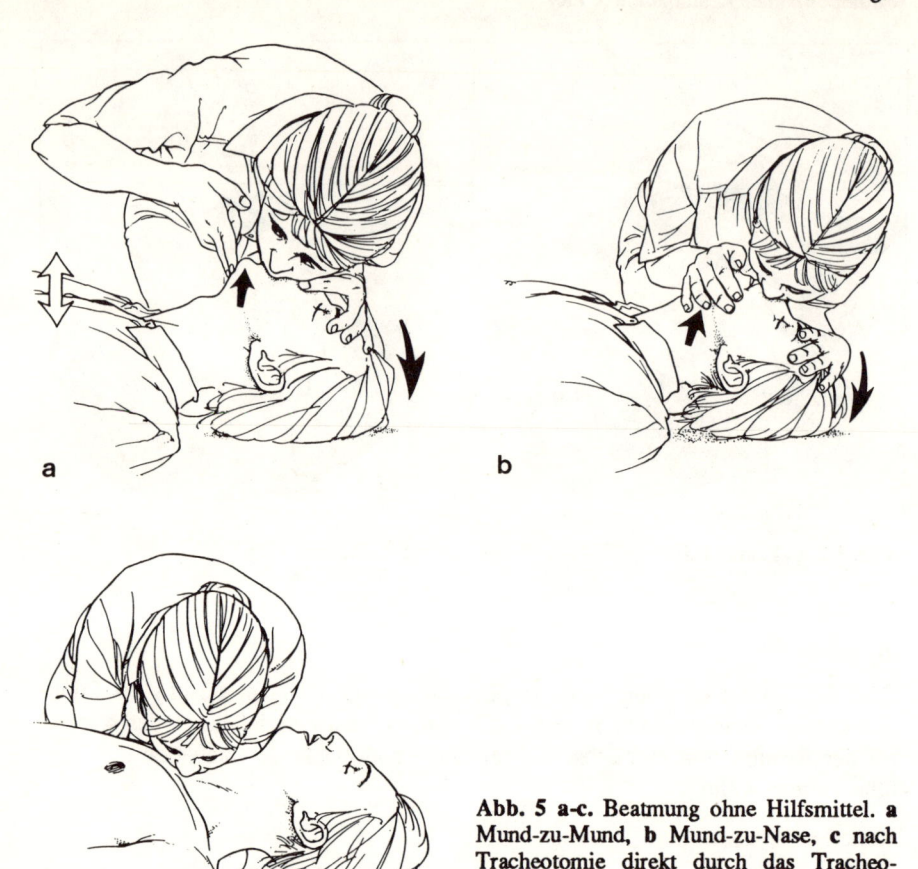

Abb. 5 a-c. Beatmung ohne Hilfsmittel. **a** Mund-zu-Mund, **b** Mund-zu-Nase, **c** nach Tracheotomie direkt durch das Tracheostoma

Herzdruckmassage:

Der Blutfluß während der externen Herzmassage erfolgt nach der klassischen Vorstellung durch Kompression des Herzens zwischen Sternum und Wirbelsäule; nach neueren Vorstellungen führen jedoch auch intrathorakale Druckänderungen durch die Thoraxkompression zu entsprechenden Flußänderungen (Chest-pump-Mechanismus). Viel wichtiger erscheint, daß durch die externe Herzmassage das Herzzeitvolumen nur etwa 30% des Ruhewertes beträgt.

Die wichtigsten Schritte bei der Durchführung der Herzmassage sind (Abb. 6):

- Patient flach auf harte Unterlage legen.
- Der Helfer kniet seitlich vom Patienten.
- Druckpunkt aufsuchen.
- Druck wird bei gestreckten Ellenbogengelenken mit senkrecht übereinanderliegenden Handballen von oben ausgeübt.
- Sternum wird der Wirbelsäule etwa 5 cm genähert.
- Kompressions- und Entlastungsphase sind gleich lang.

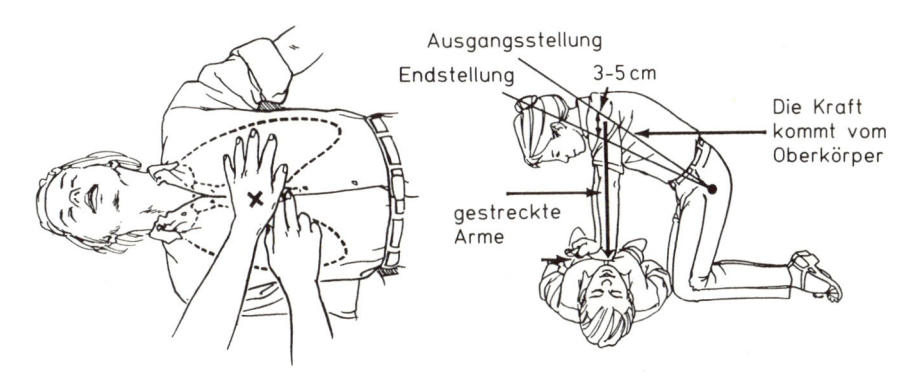

Abb. 6. Korrekte Technik der Herzdruckmassage. (Aus Standards and Guidelines 1986)

- Vorsicht:
  Bei nicht korrekter Technik entsteht die Gefahr von Rippenfrakturen, Pneumothorax, Herz- und Lungenkontusion, Leber- und Milzrupturen usw.

Ablauf der mechanischen Maßnahmen:
Siehe Abb. 7.

Jede Reanimation muß auf ihre Effektivität hin beurteilt werden. Der Karotispuls muß tastbar sein, die Pupillen könne sich verengen, und der Thorax muß sich sichtbar heben.

Erweiterte Maßnahmen der kardiopulmonalen Reanimation

O_2-Gabe:
O_2 ist das **erste** und wichtigste Medikament des Notarztes. Dies gilt ganz besonders bei der Reanimation. Schon bei der Beatmung mit einem Beutel **muß** darauf geachtet werden, daß die inspiratorische O_2-Konzentration von möglichst nahezu 100% erreicht wird. Dazu sind Atembeutel mit Reservoirbeutel unerläßlich, überdies muß der O_2-Flow ausreichend hoch gewählt werden (der Reservoirbeutel muß gebläht sein!).

Bei der Gerätebeatmung wird in der Notfallmedizin immer mit einem F_IO_2 von 1,0 beatmet.

Applikationswege von Medikamenten:
Falls es nicht gelingt, unmittelbar nach der Intubation einen periphervenösen Zugang zu legen, sollte bis zur Medikamentenapplikation keine Zeit verloren gehen. Der Applikationsweg der Wahl ist dann die endobronchiale Gabe. Die Medikamentenwirkung setzt etwa gleich schnell ein wie nach intravenöser Gabe. Eine intrakardiale Applikation ist heute obsolet.

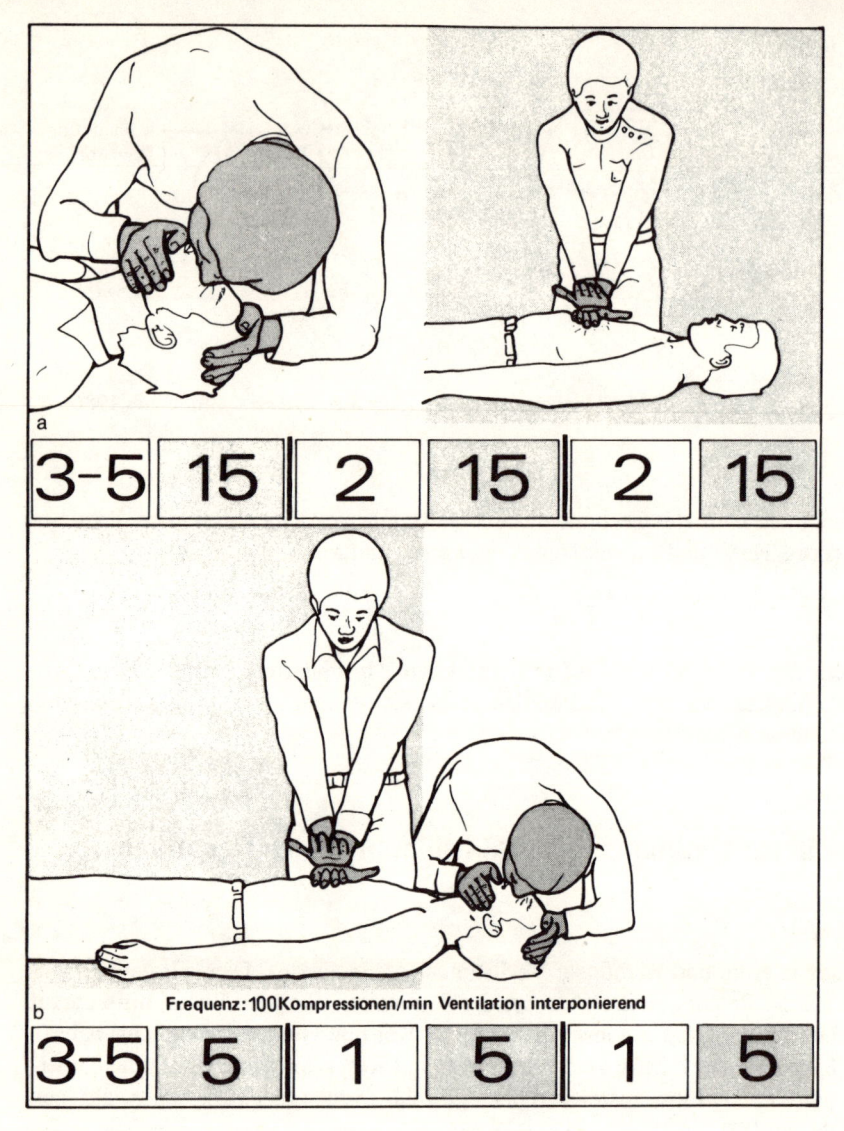

Abb. 7. a Technik der mechanischen Maßnahmen: Einhelfermethode, **b** Zweihelfermethode. (Aus Ahnefeld et al.)

Adrenalin:

Adrenalin ist das Reanimationsmedikament. Benötigt wird zunächst nur die α-mimetische Wirkung. Es kommt zu einer peripheren Vasokonstriktion und damit zu einem verbesserten koronaren Blutfluß. Erst nach dem Einsetzen von Spontanaktionen des Herzens wird die β_1-rezeptor-stimulierende Wirkung von Adrenalin benötigt.

Kardiopulmonale Reanimation (CPR)

Dosierung:
0,5–1,0 mg intravenös unverdünnt,
3–4 mg endobronchial auf 10 ml verdünnen.

Die Wiederholungsdosis beträgt:
0,5–1 mg intravenös nach höchstens 3–5 min.

Natriumbikarbonat:

Es wird als Routinemedikament nicht mehr empfohlen. Es sollte, wenn überhaupt noch, erst nach längerer Hypoxie (> 3 min) und nicht in den ersten 10 min der Reanimation eingesetzt werden.

Dosierung:
1 mmol/kg/KG im Wiederholungsfall erst nach frühestens 10–15 min 0,5 mmol/kg/KG.

Merke: Adrenalin und Natriumbikarbonat nicht zusammen injizieren!
Adrenalin wird bei laufender Bikarbonatinfusion inaktiviert.

Lidocain:

Lidocain darf erst nach erfolgreicher Defibrillation zur Stabilisierung des Rhythmus zu Anwendung kommen.

Erst wenn mehrere Defibrillationen erfolglos waren und persistierendes Kammerflimmern besteht, kann Lidocain 2–3 min vor einer erneuten Defibrillation appliziert werden.

Dosierung:
1 mg/kg Kg.

Wegen der unter Reanimationsbedingungen bestehenden minimalen Zirkulation können zu hohe Dosen Lidocain leicht zu einer Vasodilatation mit Erhöhung der Defibrillationsschwelle führen. Die Wirkung von Lidocain zur ventriculären Stabilisierung wird in letzter Zeit eher kritisch beurteilt. Deshalb sollten Lidocaingaben die Ausnahme sein.

Kalzium:

Neuere Untersuchungen haben ergeben, daß Kalziumgaben bei der CPR von zweifelhaftem Wert, wenn nicht gar schädlich sind. Kalziumsalze sollten deshalb bei der Reanimation nicht eingesetzt werden, es sei denn es handelt sich um eine bewiesene Hypokalzämie.

Weitere Medikamente:

Weitere Medikamente sind für die Akutphase der CPR nicht erforderlich. Für β-Blocker und Kalium liegen noch keine Untersuchungsergebnisse vor.

Elektrotherapie:

Bei Vorliegen von Kammerflimmern oder Kammerflattern ist die Defibrillation das Mittel der Wahl. Allerdings ist die Defibrillation ohne Basismaßnahmen der

Reanimation nur sinnvoll, wenn das Kammerflimmern höchstens 1 min bestanden hat. Ansonsten muß vorher Herzdruckmassage kombiniert mit O_2-Beatmung angewendet werden. Bei länger andauerndem Kammerflimmern, das hämodynamisch gleichbedeutend mit Kreislaufstillstand ist, kommt es rasch zur myokardialen Hypoxie. Ein hypoxisches Herz kann aber niemals defibrilliert werden. Diese Tatsache klärt auch die derzeit heiß geführte Diskussion über die Frühdefibrillation. Die Adrenalingabe bei Asystolie führt in aller Regel nicht zu einer spontanen, regelmäßigen Herzaktion mit Auswurfleistung. Vielmehr kommt es eher zu Kammerflimmern, das dann wiederum defibrillierbar ist.

Regel: Je gröber, träger und großamplitudiger das Flimmern ist, um so besser sind die Chancen einer erfolgreichen Defibrillation.

Ablaufschema der CPR:

Basismaßnahmen der CPR:

↓

EKG-Diagnose,

↓

Adrenalin 1 mg i.v.,

↓

Kammerflimmern (träge), grob,

↓

Defibrillation mit 200 J,

↓

Defibrillation mit 200–300 J,

↓

Defibrillation mit 400 J,

↓

Adrenalin 1 mg i.v.,

↓

Defibrillation mit 400 J,

↓

Lidocain 1 mg/kg/KG,

↓

Defibrillation mit 400 J.

Kardiopulmonale Reanimation (CPR)

Bei der elektrischen Defibrillation kommt es zur gleichzeitigen Depolarisation des gesamten Myokards. Danach ist, falls das Myokard ausreichend oxygeniert ist, wieder ein geordneter Erregungsablauf möglich. Zur praktischen Durchführung der Defibrillation sind einige Punkte von besonderer Bedeutung:

– richtige Plazierung der Elektroden:

Merke: Der Strom soll durch einen möglichst große Anteil des Ventrikels fließen. Plazierung der Elektroden wir in Abb. 8.

– Verwendung ausreichender Mengen an Elektrodenpaste.
– Gutes Anpressen der Elektroden an die Thoraxwand.
– Defibrillation in der Exspirationsphase zur Widerstandsherabsetzung.

Heftig umstritten ist auch die Frage, welche Energie initial zur Defibrillation gewählt werden soll. In jüngster Zeit hat man sich darauf geeinigt, mit der eher niedrigeren Energie zu beginnen.

Faustregel: Initiale Energie zur Defibrillation 3 J/kg/KG.

Diese Energie kann nach mehrfacher erfolgloser Defibrillation auf ca. 5 J/kg/KG gesteigert werden.

Merke jedoch: Bei wiederholter erfolgloser Defibrillation muß primär die Effektivität der kardiopulmonalen Reanimation überprüft werden!

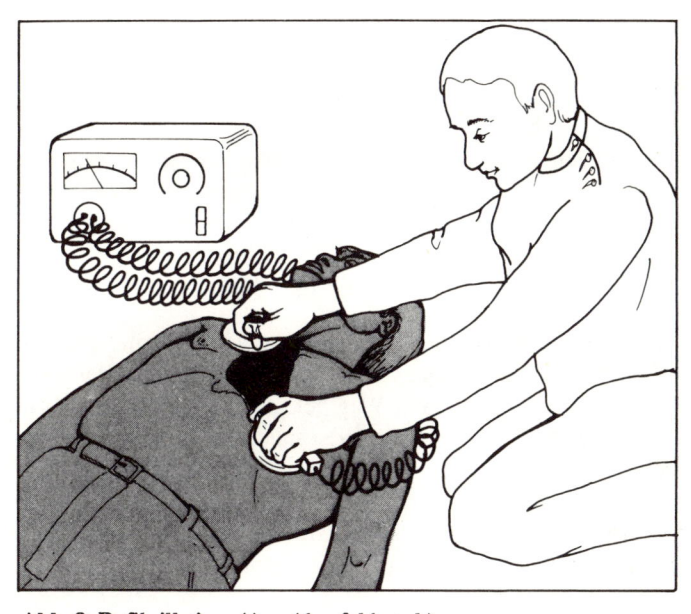

Abb. 8. Defibrillation. (Aus Ahnefeld et al.)

Stabilisierung nach erfolgreicher CPR

Auch nach zunächst erfolgreicher Reanimation mit wiederhergestellten kardiozirkulatorischen Funktionen herrschen noch keine stabilen Verhältnisse.

Eine Transportstabilität besteht jetzt noch lange nicht, diese muß vielmehr erst hergestellt werden. Besonders kritisch und zurückhaltend müssen Lagerungsmaßnahmen durchgeführt werden. Lageänderungen, die zur Volumenverschiebung führen, sind unbedingt zu vermeiden (z. B. Heruntertragen des Patienten über eine Treppe!).

Vor Lagerungs- und Transportvorbereitungen muß die kardiozirkulatorische Funktion weiter stabilisiert werden, häufig durch Gabe von Katecholaminen und/oder vorlastsenkenden Medikamenten. In der unmittelbaren Postreanimationsphase muß unbedingt auf eine gute Herzauswurfleistung mit möglichst optimaler Gewebeperfusion und Gewebeversorgung mit O_2 geachtet werden. Entsprechendes Monitoring, wie EKG, Blutdruckmessung und Pulsoxymetrie, ist unerläßlich. Bei Zusatzproblemen wie Rhythmusstörungen, Bradykardie usw. sind weitere Maßnahmen wie antiarrhythmische Medikation oder vorzugsweise der Einsatz eines externe Schrittmachers mit transthorakaler Stimulation erforderlich.

Merke: Erst nach endgültiger, bestmöglicher, weiterer Stabilisierung erfolgen Transportvorbereitungen, Lagerung und Transport unter kontinuierlichem, lückenlosem Monitoring.

Venöse Zugänge und Infusion

Jeder Notfallpatient erhält mindestens einen periphervenösen Weg zur Applikation von Medikamenten, bei erforderlicher Volumenzufuhr oder gar bei Polytrauma immer mehrere dicklumige, vorzugsweise periphervenöse Zugänge. Ein zentraler Weg ist in der Notfallmedizin die **absolute Ausnahme**.

Technik der Venenpunktion:
Vorzugsweise werden Venen des Handrückens, danach des Unterarms und nur ausnahmsweise der Ellenbeuge herangezogen. Auch Venen im Bereich der Füße können punktiert werden. Bevor ein zentraler Weg gelegt wird, gelingt es häufig noch nach Kopftieflagerung die V. jugularis externa mit einer dicklumigen Venenverweilkanüle sicher zu punktieren. Darüber können dann gut große Mengen verschiedener Infusionslösungen verabreicht werden (Abb. 9).

Nur in absoluten Ausnahmefällen muß vom Notarzt ein zentraler Weg gelegt werden, wenn keine periphere Zugangsmöglichkeit gefunden werden konnte. Prinzipiell eigenen sich 3 Punktionsorte:
– V. jugularis interna,
– V. anonyma,
– V. subclavia.

Kardiopulmonale Reanimation (CPR)

V. jugularis externa
V. jugularis interna
V. subclavia

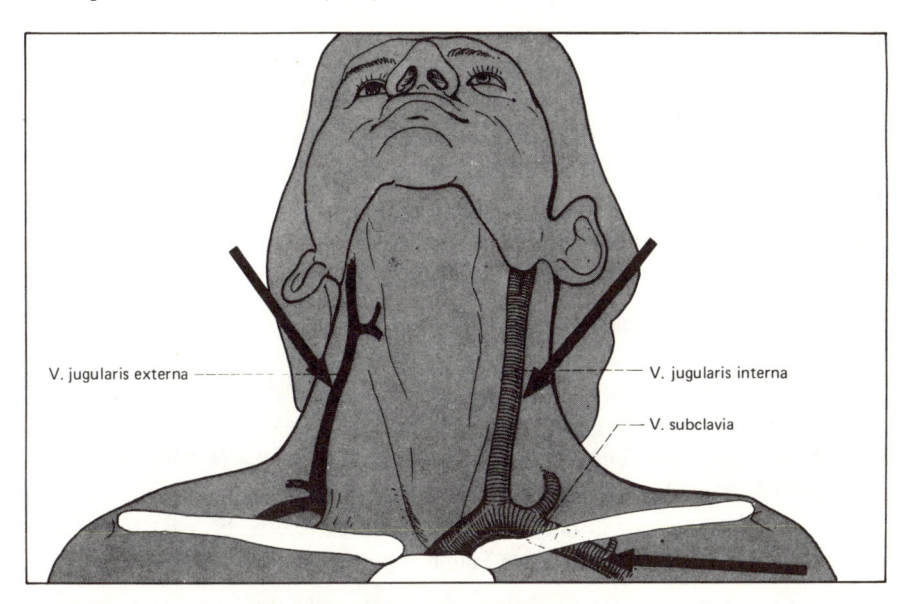

Abb. 9. Zugangswege zu zentralen Venen. (Aus Ahnefeld et al.)

Am gefährlichsten ist sicherlich die Punktion der V. subclavia (Pneumothorax, Hämatothorax, Infusionshydrothorax!).
Folgende Regeln müssen unbedingt eingehalten werden:
- Niemals Punktion der V. subclavia beidseits.
- Kein Zurückziehen des Katheters durch eine Stahlnadel.
- Nie nachstechen "bei eingeführtem Katheter".
- Niemals Katheter gegen Widerstand vorschieben.
- Sofortige Kontrolle der intravasalen Lage (Rückläufigkeit von Blut).

Infusion

In der Notfallmedizin kommen im wesentlichen 2 Typen von Infusionslösungen zum Einsatz:
- Vollelektrolytlösung (Typ Ringerlaktat),
- kolloidale Lösungen (Gelatine- und/oder Hydroxyäthylstärke).

Halbelektrolytlösungen oder Lösungen ohne Elektrolyte (z.B. Glukose 5%) haben in der Notfallmedizin nichts zu suchen.

Vollelektrolytlösungen:
Sie sind in der Notfallmedizin die verbreitetste Infusionsart. Sie kommen nur wenige Male zusammen mit kolloidalen Lösungen zum Einsatz, dienen als Trägerlö-

sung für Medikamente und werden hauptsächlich zum Ersatz extrazellulärer Flüssigkeit angewendet (z. B. bei Diabetes, Erbrechen, Diarrhö, Intoxikation, Insolation).

Vollelektrolytlösungen haben eine kurze intravasale Verweildauer (ca. 30 min). Nur ca. 20% verbleiben intravasal, deshalb müssen bei Volumenverlusten adäquate sehr große Mengen infundiert werden, also mindestens das Dreifache des geschätzten Volumenverlustes.

Kolloidale Lösungen:

Sie kommen bei Volumenmangel zusammen mit Elektrolytlösungen zum Einsatz. In der Notfallmedizin setzen wir 2 Typen kolloidaler Lösungen ein:

a) *Gelatinelösungen:* Zum Beispiel Haemacel 35. Mit relativ kurzer (3 h) intravasaler Verweildauer und geringem Substitutionsgradienten.

b) *Hydroxyäthylstärke:* Zum Beispiel HAES 10%. Mit langer (> 6 h) intravasaler Verweildauer und großem Substitutionsgradienten.

Grenzdosierungen gibt es in der Notfallmedizin praktisch nicht, wichtig ist vielmehr, möglichst rasch die intravasale Füllung optimal wiederherzustellen.

Merke: Wichtiges Ziel der Notfallmedizin: Unverzügliche, möglichst vollständige Füllung des Intravasalraumes!

Dies ist die zuverlässigste Methode, die Entstehung von Schockorganen zu verhindern.

Druckinfusion:

Da im Rettungsdienst alle Infusionslösungen im Plastikbeutel mitgeführt werden, können und müssen, falls erforderlich, auch Druckinfusionen durchgeführt werden (z. B. mit Blutdruckmanschette oder manuell). Nur bei Verwendung von Plastikbeuteln ist dabei die Gefahr der Luftembolie ausgeschlossen.

Literatur

Ahnefeld FW, Dick W, Kilian J, Schuster H-P (Hrsg) (1986) Notfallmedizin. Springer, Berlin Heidelberg New York Tokyo (Klinische Anästhesiologie und Intensivtherapie, Bd 30)

Schuster HP (Hrsg) (1989) Notfallmedizin. Urban & Schwarzenberg, München Wien

Standards and Guidelines for cardiopulmonary resuscitation and emergency cardiac care (1986). JAMA 255/21:2841–3044

Sedierung – Analgesie – Narkose

H. R. Gajek

Der Eintritt einer Störung lebenswichtiger Funktionen versetzt den Menschen in eine Situation, deren Folgen weit über die Auswirkungen des auslösenden Ereignisses hinausgehen. Insbesondere Faktoren wie Angst und Schmerz wirken als Verstärker des Circulus vitiosus aus Schock und Sympathikusaktivierung. In diesem Sinne stellen Anxiolyse und Analgesie Säulen der Schocktherapie dar.

Bei der Führung des Patienten darf nicht vergessen werden, daß einfache Maßnahmen wie Lagerung, Repositionsmanöver, organisatorische Klarheit sowie Vermittlung von Vertrauenswürdigkeit, Sachkompetenz und Zuwendung dem Patienten gegenüber eine elementare ärztliche wie menschliche Aufgabe darstellen. Vor allem muß jeder Ansatz von überschießendem Aktionismus im Keim erstickt werden.

Priorität notärztlichen Handelns besitzen in jedem Fall die Maßnahmen der Elementartherapie wie Volumensubstitution und O_2-Gabe. Die Pharmakotherapie muß Abweichungen von den bekannten Wirkprofilen berücksichtigen. Die durch das Schadensereignis aufgebrauchte Kompensationsbreite von Kreislauf und Atmung bedingt einerseits oft den verzögerten Eintritt der erwünschten Reaktion, andererseits das dramatische Erscheinen von Nebenwirkungen.

Sedierung ist Dämpfung der emotionalen und vegetativen Folgen eines inneren oder äußeren Schadensereignisses. Die Behebung der Ursache bzw. die Linderung der Auswirkung erzielt die wirksamste Anxiolyse. Ein Unruhezustand sollte zunächst immer als ein Symptom vitaler Gefährdung gedeutet werden. Rein neurologisch-psychiatrische Krankheitsbilder wie Psychosen oder Delir sind selten. Meist ist Erregung Begleit- oder Folgezustand einer lebensbedrohlichen Störung (Hypoxie, zerebrale Schädigung). Die Vigilanz ist ein wesentlicher Parameter kardiopulmonal-zerebraler Integrität, der nicht verschleiert werden soll.

Selbst unter Abwägung aller Umstände werden dem Notarzt Situationen entstehen, in denen eine psychovegetative Dämpfung angezeigt ist.

Am bewährtesten in der medikamentösen Behandlung sind die Substanzen aus der Reihe der Benzodiazepine. *Diazepam* (z.B. Valium, Diazemuls; Dosierung 2,5–5–10 mg) besitzt gute sedierende und anxiolytische Eigenschaften. Bei gesunden Patienten ist die therapeutische Breite oft groß, bei kranken oder älteren gering. Zu fürchten ist eine Atemdepression, die u.U. schon nach geringen Dosen wie 2,5 mg auftreten kann. Kreislaufeffekte sind auf die Sympathikusdämpfung zurückzuführen. Wie bei allen rezeptorgebundenen Pharmaka wird ein Ceilingphänomen gesehen, d.h. daß eine Dosissteigerung keine gleichmäßige Wirkungsverstärkung zur Folge hat. Für die Anwendung von Diazepam spricht die lange Erfahrung mit der Substanz.

Das neuere, wasserlösliche *Midazolam* (Dormicum; Dosierung 1–2–5 mg) unterscheidet sich von Diazepam durch starke Hypnose und Amnesie bei geringer Anxiolyse. Leider ist schon nach 1–2 mg Tonusminderung der Zungen- und Pharynxmuskulatur mit mechanischer Atembehinderung zu sehen. Die therapeutische Breite der Substanz ist gering. Der maximale Effekt wird erst nach 10–20 min erreicht, was initial zu Überdosierung verführt.

Dem *Promethazin* (Atosil; Dosierung 15–50 mg) wird eine geringere Beeinträchtigung der Atmung zugeschrieben. Allerdings ist das sedative Potential gering; daneben besteht eine schwach neuroleptische Komponente. Vegetative Erscheinungen wie Tachykardie (zentral anticholinerg) sowie Hyper-/Hypotonie sind zu verzeichnen.

Haloperidol (Haldol; Dosierung 2,5–15 mg) ist kein Sedativum, sondern ein Neuroleptikum. Es sollte in seiner Indikation psychotischen Krankheitsbildern vorbehalten bleiben wie Schizophrenie oder Delir. Bemerkenswert ist die hohe antiemetische Potenz (2,5 mg adjuvant zu Opiaten). Häufig tritt ein drastischer Blutdruckabfall ein!

Zur kurzdauernden und gut steuerbaren Sedierung sind auch Barbiturate wie *Thiopental* (Trapanal) gut geeignet. Trotz kumulativer Tendenz ist die klinische Erholung recht rasch. Zu empfehlen sind Fraktionen von 50 mg in Abständen von einigen Minuten.

Schlußbemerkung: Sedativa titrativ in kleinsten Dosen applizieren, sorgfältige Indikationsbegrenzung, spätes Wirkungsmaximum berücksichtigen, Vigilanz erhalten.

Die *Analgesie* ist nicht nur eine humanitäre Aufgabe gegenüber dem Patienten, sondern beeinflußt die endokrin-metabolische Traumareaktion. Eine ausreichende Analgesie ist in der Lage, den Verletzten von dem quälenden Schmerzerleben zu befreien, jedoch wird die generelle Schmerzwahrnehmung nur in Narkose ausgeschaltet.

Meist werden Analgetika der Opiatklasse zur Anwendung gelangen, da sie die höchste Potenz besitzen. Aber auch Nichtopiate haben großen Wert für die Notfalltherapie.

Insbesondere *Metamizol* (Novalgin) eignet sich zur Behandlung starker Schmerzzustände, v. a. bei Koliken. Metamizol hat sowohl periphere wie zentrale Angriffspunkte. Eine Kombination mit Opiaten ist synergistisch. Die Injektion muß sehr langsam fraktioniert i.v. erfolgen. Zusätzlich ist Volumengabe erforderlich, da die Relaxation der glatten Muskulatur zu drastischem Blutdruckabfall führen kann. Das Problem gefährlicher Unverträglichkeitsreaktionen ist noch nicht völlig geklärt.

Opiate haben den Vorteil der potenten Analgesie und der zentralen Sympathikusdämpfung. Demgegenüber stehen Nebenwirkungen wie Übelkeit/Erbrechen, Schläfrigkeit sowie Depression des Atemantriebes. Jedoch darf die Furcht vor den Begleiterscheinungen nicht die ausreichende Schmerzbekämpfung verhindern. Ein bewußtseinsklarer Patient zeigt kaum Atemdepression; ebenso Patienten, die offenkundig unter Schmerzeinfluß stehen. Ein wesentliches Maß für den Grad der Analgesie sind vegetative Zeichen wie Blutdruck, Herzfrequenz oder Hautschweiße. Der Beobachtung der Vigilanz ist Aufmerksamkeit zu schenken, da das Ausmaß der Atemdepression unmittelbar mit dem Wachheitsgrad korreliert. Die Gefahr der sog. Analgosedierung liegt in der Verschleierung des Zustandsbildes und Potenzierung der Atemdepressivität. Unter Beobachtung dieser Vorsichtsmaßnahme und einiger Kontraindikationen (Schädel-Hirn-Trauma, Koliken, Hypovolämie, respiratorische Insuffizienz) sollte der Notfallmediziner sich nicht von der Opiatgabe abhalten lassen. Die Emesis läßt sich durch Metoclopramid (Paspertin 20–30 mg) oder niedrig dosierten Neuroleptika (Haldol 2,5 mg) in der Regel gut beherrschen.

Als Analgetikum der ersten Wahl bietet sich *Morphin* an. Schon eine Dosis von 2 mg kann einen Infarktschmerz nebst der begleitenden Hyperventilation gut kupieren. Extremitäten- und ausgedehnte Weichteilverletzungen erfordern meist 5–10 mg oder mehr. Positiv hervorzuheben sind die rasch einsetzende Wirkung, die mäßige Sedierung und die Kreislaufstabilität.

Mit *Tramadol* (Tramal) steht eine nicht der Btm-Verordnung unterworfene Substanz zur Verfügung. Vorteilhaft sind die gute Kreislaufverträglichkeit und die anscheinend geringere Atembeeinträchtigung (Dosierung 1–2 mg/kg KG i.v.).

Eine besondere Stellung in diesem Zusammenhang nimmt *Ketamin* (Ketanest) ein. In niedriger Dosierung (0,25–0,5 mg/kg KG) übt es starke Analgesie mit Kreislaufstabilität und kaum veränderter Atmung aus. Die Vigilanz kann kurzfristig (ca. 10 min) beeinflußt sein; häufig bleiben die Patienten dennoch ansprechbar. Es besteht aber für diese Periode eine retrograde Amnesie. Bei nachlassender Wirkung kann die gleiche Dosis alle 15–20 min repetiert werden.

Für die Anwendung von Ketamin spricht die kurze Wirkdauer und die relativ geringe Beeinträchtigung der Vitalparameter. Unerwünschte Begleiterscheinungen sind die Reflexsteigerung im Pharynx und Larynx (**cave:** Fremdkörper oder Manipulationen) sowie Hypersalivation und Bronchorhö (Atropin 0,25 mg i.v.).

Narkose stellt einen komplexen Begriff dar, der u.a. Hypnose, Analgesie und gegebenenfalls muskuläre Entspannung umfaßt. In jedem Fall sollte eine Sicherung der Luftwege durch endotracheale Intubation erfolgen.

Die Indikation zur Narkose im Rettungsdienst stellt sich bei:

– Polytrauma,
– schwerem Schädel-Hirn-Trauma,
– schwerem Thoraxtrauma (evtl. nach Pleuradrainage),
– großflächigen Verbrennungen,
– ausnahmsweise bei Status epilepticus oder Status asthmaticus.

Schon bei der Vorbereitung zur Narkose muß besondere Sorgfalt walten. Sämtliche Hilfsmittel zur Führung der Narkose, endotrachealen Intubation, Beatmung sowie zur Beherrschung von Zwischenfällen und Komplikationen müssen unmittelbar verfügbar sein. Nicht übersehen werden darf, daß durch die zuvor beschriebenen Maßnahmen (Sedierung, Analgesie) eine Situation geschaffen werden kann, die nur noch mit Mitteln der Narkoseführung beherrschbar ist. Die medikamentöse Einleitung der Narkose erfolgt entweder mit einem kurzwirksamen Hypnotikum oder mit dem Hypnoanalgetikum Ketamin.

Das Barbiturat *Thiopental* (Trapanal) ist für Notfallbedingungen gut geeignet. Rascher Wirkungseintritt, kräftige zentrale Dämpfung und antiemetische Wirkung sind günstige Eigenschaften. Unerwünscht sind Histaminliberation, Kreislauf- und Atemdepression. Trotzdem hat sich die Narkoseeinleitung mit Thiopental, für viele Situationen als Standardverfahren behauptet.

Dosierung als langsame Bolusinjektion 2–5 mg/kg KG (entspricht 150–350 mg Tagesdosis; Wirkdauer ca. 10 min).

Demgegenüber ist die Verwendung von *Etomidat* (Hypnomidate) kritisch abzuwägen. Während Etomidat gegenüber Barbituraten Vorteile wie sehr kurze Wirkdauer, keine Histaminfreisetzung, Kreislaufstabilität und geringere Atemdepression aufweist, stehen dagegen schlechte zentrale Dämpfung sowie exzitatorische Effekte wie Myoklonie und Singultus. Daher ist Etomidat beim nicht nüchterenen Notfallpatienten kein Mittel der Wahl.

Dosierung 0,2–0,3 mg/kg KG; Wirkdauer ca. 5 min.

Eine echte Alternative stellt *Ketamin* (Ketanest) dar. Ketamin ist hypnotisch und analgetisch, sympathomimetisch und weniger atemdepressiv wie die vorgenannten Hypnotika. Es besitzt in der Notfallmedizin keine wesentlichen Kontraindikationen, so daß es in den meisten Fällen als Narkotikum der Wahl anzusehen ist. Gerade bei unsicherer Volumensituation ist es v. a. den Barbituraten vorzuziehen. Zur Narkoseinduktion werden 1,5–2 mg/kg KG langsam i.v. injiziert.

Der Hypersalivation kann durch kleine Atropindosen (0,25 mg) abgeholfen werden. Die früher ausgesprochene Kontraindikation bei Schädel-Hirn-Trauma für Ketamin gilt so nicht mehr, da zwar der Hirndruck erhöht werden kann, jedoch eine Verschlechterung der Perfusion (v. a. unter Schockbedingungen) weit ungünstigere Auswirkungen hat.

Die *Narkoseführung* nach Einleitung und Intubation erfordert in jedem Fall Analgesie und Hypnose. Letztere läßt sich am besten durch ein Benzodiazepin bewerkstelligen (Midazolam oder Diazepam). Zur Analgesie bietet sich ein Opiat wie Morphin an. Die Aufrechterhaltung der Narkose ist im Falle von Ketamin am einfachsten durch fraktionierte Nachinjektion der halben Induktionsdosis alle 10–20 min durchzuführen.

Supplementieren läßt sich die Ketaminanästhesie durch Benzodiazepine und/oder Opiate; auch Barbiturate können zugesetzt werden. Ob gelegentlich auftretende unangenehme Traumerlebnisse unter Notfallbedingungen eine Rolle spielen, bleibt dahingestellt.

Die *Muskelrelaxation* bietet ein besondere Problem der Notfallnarkose.

Am Anästhesiebeginn wird gelegentlich zur erleichterten endotrachealen Intubation eine Kurzzeitrelaxation notwendig. Hierfür steht z. Z. nur *Succinylcholin* zur Verfügung. Es handelt sich um einen dem Acetylcholin strukturell Verwandten, der eine gleichmäßige Depolarisation der Muskelendplatten bewirkt. Dosierung 1–2 mg/kg KG; Wirkdauer ca. 5 min. Zur Verhinderung eines „Muskelkaters" empfiehlt sich die Vorinjektion einer geringen Dosis eines curariformen Relaxans (z. B. Vecuronium 1 mg). Das besondere Risiko der Muskelrelaxierung zur Intubation liegt zum einen in unvorhersehbaren technischen Problemen (Fremdkörper/Blut im Rachen, anatomische Anomalien, schlechte Lagerung), zum anderen in substanzspezifischen Nebenwirkungen (cholinerge Wirkung → Asystolie, passagere Erhöhung des Muskeltonus → Erbrechen).

Nach erfolgter Intubation wird erforderlichenfalls die Muskelrelaxierung mit *Vecuronium* (Norcuron) durchgeführt. Vecuronium ist ein curariformer Blocker der neuromuskulären Erregungsübertragung. Die Substanz ruft keine Histaminfreisetzung und, abgesehen von Bradykardien, keine gravierenden Kreislaufeffekte hervor.

Dosierung 4–6 mg initial, Repetitionsdosen von 1–2 mg alle 20–30 min bzw. nach Erfordernis.

Eine Narkose im Rettungsdienst bedeutet eine höchst invasive Maßnahme, die mit besonderen Gefahren behaftet ist. Daher müssen an die Sorgfalt der Vorbereitung und der Durchführung besonders hohe Maßstäbe gelegt werden. Augenmerk ist den verschiedenen Komplikationsmöglichkeiten (Fehlintubation, Spannungspneumothorax, Erbrechen/Aspiration, Hypoxie) und den Medikamentennebenwirkungen (Kreislauf- und Atemdepression, anaphylaktoide Reaktion) zu widmen.

Daraus ergibt sich, daß die Indikation zur präklinischen Narkose in jedem Einzelfall unter Abwägung der Umstände, insbesondere auch der Möglichkeiten des Notarztes zu stellen ist.

Nicht aus dem Blickfeld geraten sollen dabei die positiven Aspekte, wie größtmögliches O_2-Stoffangebot, Aspirationsschutz, Komplettanalgesie und psychovegetative Abschirmung, die eine Narkose in vielen Fällen wünschenswert machen.

Ablaufplan einer Narkose

Basismaßnahmen: Lagerung,
venöser Zugang/Volumengabe,
großzügige Oxygenierung,
Bereitlegen und überprüfen von
– Absaugung/O_2-Quelle,
– Ambubeutel/Maske bzw. Respirator,
– Laryngoskop und Tubus,
– Notfallmedikamenten.

Einleitung: Präcurarisierung,
Hypnose,
ggf. Maskenbeatmung,
ggf. Kurzzeitrelaxierung,
Intubation,
Überprüfen der Tubuslage,
Fixation des Tubus.

Fortführung: kontrollierte Beatmung,
Hypnose und Analgesie,
Relaxierung bei Bedarf.

Narkoseeinleitung

Mod. I	Vecuronium	1 mg,
	Thiopental	150–350 mg,
	Succinylcholin	100–150 mg.
Mod. II	Vecuronium	1 mg,
	Ketamin	100–200 mg,
	Succinylcholin	100–150 mg.

Narkoseführung

Mod. I	Diazepam	10 mg	(Rep. 5–10 mg/30–60 min) oder
	Midazolam	5–10 mg	(Rep. 5–10 mg/30–60 min),
	Morphin	5–10 mg	(Rep. 5 mg/60 min),
	Vecuronium	6–8 mg	(Rep. 1–2 mg/20–30 min).
Mod. II	Ketamin	25–50 mg/15–20 min,	
	Diazepam	10 mg oder	
	Midazolam	5 mg	(Rep. 5 mg/60 min).
	Fakultativ Morphin	5–10 mg	(Rep. 5 mg/60 min),
	Vecuronium	6–8 mg	(Rep. 1–2 mg/20–30 min).

Wahl der Beatmungsparameter

Frequenz 10–12 min^{-1},
Hubvolumen 10–12 ml/kg KG (700–1000 ml),
O_2-Konzentration 100%,
kein PEEP!
Spitzendruck der Beatmung maximal 25–30 mbar.

Literatur

Ahnefeld FW, Pfenninger E (Hrsg) (1989) Ketamin in der Intensiv- und Notfallmedizin (Anästhesiologie und Intensivmedizin Bd 208). Springer, Berlin Heidelberg New York Tokyo

Pfenninger E, Sachs H, Hirlinger WK (1988) Ketamin als Analgetikum in der Notfall- und Katastrophenmedizin. Notfallmedizin 14:1021–1026

Rossi R (1989) Sedierung – Analgesie – Narkose im Notarztdienst. Notfallmedizin 15:16–33

Respiratorische Notfälle

K. Wiedemann

Bei nahezu der Hälfte aller Notfallpatienten liegt eine Beeinträchtigung der Atemfunktion vor. In diesem Kapitel werden wesentliche traumatologische und internistische Gesichtspunkte zur Behandlung dieser vitalen Bedrohung besprochen.

Die Verlegung der Atemwege hat größte notfallmedizinische Bedeutung, da durch sie nicht nur die Gefährdung der Spontanatmung, sondern sämtlicher Atemhilfsmaßnahmen bis zur Intubation bestimmt wird.

Man unterscheidet Verlegungen im Einröhrensystem Pharynx, Larynx und Trachea und im Mehrröhrensystem der Bronchien.

Verlegung der Atemwege

Einröhrensystem

Ursachen: Fremdkörper: Zunge, Gebißteile, Speisereste, Spielzeug, Blut, Tumoren;

Traumen: Schlägerei, Prellungen;

Schleimhautschwellung: allergisch, thermisch, chemisch.

Symptome: *Partielle Verlegung:* *Totale Verlegung:*
Tachypnoe, Schaukelatmung,
interkostale Einziehung, interkostale Einziehung,
Stridor, Phonation unmöglich,
Atemstoß schwach. Atemstoß fehlt,
Atemgeräusch fehlt.

Maßnahmen: Atemwege freimachen: Saugung, Finger, Magill-Zange, Heimlich-Handgriff.

	O₂-Zufuhr:	**Cave:** Katheterlage.
	Intubation und Beatmung:	frühzeitig bei Schwellung,
		Cave: Muskelrelaxation.
Ultima ratio:	Koniotomie, 22 Charr. Tubus,	
	Nu-Trake-Besteck.	
	Auf freie Exspiration achten!	

Mehrröhrensystem

Anamnese: aufgehobene Schutzreflexe (Schädel-Hirn-Trauma, Intoxikation), Spiel, Süßigkeiten.
Symptome: plötzliche Hustenattacken,
„Asthmaanfall",
Tachypnoe, Zyanose,
Giemen in-/exspiratorisch,
Rasselgeräusche grobblasig,
Atemgeräusch fehlt lokal.
Maßnahmen: Schläge zwischen die Schulterblätter (!?);
Bronchodilutation: Euphyllin 5 mg/kg KG,
Berotec Spray rep.;
Intubation, Beatmung mit 100% O₂;
Cave: Ventilstenose;
bei Aspiration: Spülung,
Soludecortin 100–250 mg.
Immer: Klinikaufnahme, Thoraxröntgen, Bronchoskopie.

Während Fremdkörperverlegungen meist plötzliche Ereignisse sind, können sich Atemwegsverlegungen durch Blutungen im Nasen-Rachen-Raum, Tumoren und durch Schleimhautschwellung langsam und dann unerwartet zum Atemwegsverschluß steigern. Auch Traumen können erst über Schwellung und Einblutung die Atemwege verschließen. Anamnese (Schlag, Lenkradprellung) und Erstbefund (Prellmarken, Hautemphysem) sind wichtig zur Vorbereitung der Therapiemaßnahmen. Auch Fremdkörper im Ösophagus können durch Impression der Pars membranacea der Trachea den Atemweg verschließen.

Sauerstoff sollte über Maske gegeben werden, um weitere Verletzungen oder Atemwegsverlegungen durch eine Sonde zu vermeiden.

Nach Muskelrelaxation zur Intubation kann ein noch bestehendes Atemwegsrestlumen vollständig kollabieren, so daß bei Intubationsmißerfolg auch keine Maskenbeatmung möglich ist und akute Erstickungsgefahr droht.

Nach Koniotomie können Blut und Sekret den eingebrachten Luftweg partiell verlegen: die Exspiration kann eher als die Inspiration behindert werden. Besonders bei maschineller Beatmung wird dann eine zunehmende Lungenüberblähung übersehen.

Respiratorische Notfälle

Auch bei Obstruktion im Mehrröhrensystem muß bei notwendiger Beatmung die Gefahr der dann einseitigen Überblähung durch niedrige Atemwegsdrücke umgangen werden.

Der Verdacht auf Fremdkörperaspiration ist nur im Krankenhaus sicher auszuschließen. Deshalb ist Klinikeinweisung nach entsprechendem Unfallhergang in jedem Fall notwendig.

Thoraxtrauma

Allgemeines Vorgehen in Stufen

Grundsatz:	sichere Ventilation + sichere Zirkulation = sichere O_2-Versorgung.
Atemstillstand:	Atemwege freimachen, Beatmung, Kardiopulmonale Reanimation.
Atemnot/Zyanose:	O_2-Zufuhr, Maske; Lagerung, Analgesie; Intubation, Beatmung.
Zirkulation:	Hypovolämie: Lagerung, Volumenersatz; Einflußstauung: Spannungspneumothorax? Perikardtamponade? Punktion.

Wenn Basistherapie wirksam; Überwachung gesichert, invasive Therapie vorbereitet, dann Transport möglich.

Ausnahme: Lufttransport, lange Wege.

Die Behandlung des Thoraxraumes am Unfallort ist immer symptomatisch und stets an dem Grundsatz der Sicherung der O_2-Versorgung des Patienten ausgerichtet. Sie umfaßt deshalb nach der technischen Rettung die lebensrettenden Sofortmaßnahmen und die Sicherung der Vitalfunktionen. Danach ist bei überschaubarer Dauer ein erdgebundener Transport zur Klinik möglich. Dagegen ist beim Lufttransport die Einleitung aller voraussichtlich notwendigen Maßnahmen (Intubation, Drainage) vor dem Abflug notwendig.

Primärdiagnostik des Thoraxtraumas am Unfallort

Anamnese:	Unfallhergang, Schmerz, Dyspnoe.
Inspektion:	Prellmarken, offene Verletzungen, Pfählung, Hämatom, Deformmation, Instabilität, Atemexkursion, Zyanose, Einflußstauung.
Palpation:	Kompressionsschmerz, Krepitation, Gewebsemphysem, Instabilität, Fluktuation.

Auskultation: (schwierig),
Atemgeräusch fehlend, abgeschwächt,
Rasselgeräusche grob.
Perkussion: (wichtig, aber fast unmöglich),
Schall gedämpft, hypersonor.
Absaugung: Blut, Vomitus.

Anamnese, Inspektion, Palpation und Schmerzangabe liefern die wichtigsten Hinweise auf Vorliegen und Art eines Thoraxtraumas. Bei augenfälligen Befunden: offene Verletzung, Deformation, Instabilität, ist die Diagnose nicht schwierig. Aber hinter wenig auffälligen Prellmarken können sich schwere Traumen verbergen, kleinen Einschußwunden stehen große Zerstörungstrichter um die Austrittsöffnung gegenüber (Untersuchung des Patienten von allen Seiten).

Auskultation und Perkussion sind am Unfallort schwierig. Fehlen von Atemgeräuschen kann Hämatothorax (Enterothorax), Nichtbelüftung bei Fehlintubation oder Pneumothorax bedeuten, eine Klopfschalldämpfung Hämatothorax oder Atelektase durch Aspiration, Blutung oder Fehlintubation.

Hypersonorer Schall ist Symptom eines Pneumothorax (häufig) und Enterothorax (selten). Drainageindikationen sind also nicht leicht (fertig) zu stellen.

Ob grobblasige Rasselgeräusche von Aspiration oder Blut als Hinweis auf schwere Lungenkontusion oder Bronchusverletzung herrühren, muß durch Absaugen nach Intubation und später durch Bronchoskopie geklärt werden.

Instabiler Thorax

Ursachen: Rippenserienfraktur (RSF), Sternumfrakturen.
Symptome: Druckschmerz, Krepitation,
Kompressionsschmerz, Dyspnoe,
paradoxe Atmung, Tachypnoe, Zyanose.
Begleitverletzungen: Hautemphysem,
Pneumothorax,
Hämatothorax,
Lungenkontusion.
Therapie: Lagerung halbsitzend auf verletzter Seite,
Analgesie → Narkoseeinleitung,
O_2-Insufflation → Intubation und Beatmung [PEEP 5 cm H_2O (500 Pa)!]
Beachte: Obere RSF: Trauma der A. subclavia, des Plexus brachialis.
Mittlere RSF: Lungenkontusion, Bronchustrauma,
Untere RSF: Leber-/Milzruptur.
Jugendlicher Thorax: schwere Organverletzung ohne Skelettverletzung möglich.

Respiratorische Notfälle

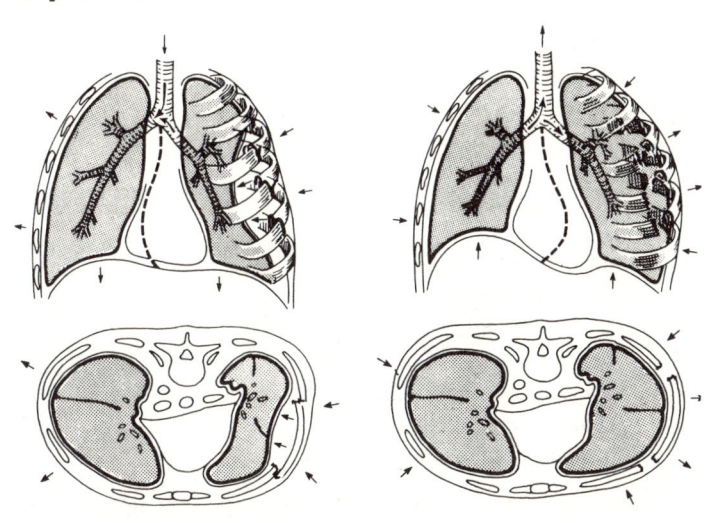

Abb. 1. Lungenkontusion ohne Verletzungen des Skeletts. (Aus Sefrin 1985)

Wichtigster Gefährdungsmechanismus beim instabilen Thorax ist die paradoxe Atmung, Einsinken der Thoraxwand während der Inspiration, Auswölbung während der Exspiration. Eine Hypoxämie entsteht durch Pendelluft, Lungenkontusion und Hämatothorax auf der verletzten Seite.

Lagerung, Schmerzbekämpfung, O_2-Insufflation können die Ateminsuffizienz nur bei geringem Verletzungsumfang verbessern. Frühzeitige Intubation und Beatmung sichern die Oxygenierung, beseitigen die frustrane Atemanstrengung und erlauben Vertiefung der Analgesie bis zur Narkose. Eine Beatmung mit PEEP ist wegen der Kontusionsherde indiziert, aber wegen der Gefahr von Barotrauma und Parenchymlecks durch Frakturanspießung auf 5 cm H_2O (500 Pa) zu begrenzen. Typische Begleiterscheinungsmuster lenken auf die Ursache einer Hypovolämie, einer Hämoptyse oder eines Pneumothorax.

Bei Jugendlichen schließt eine fehlende Skelettverletzung bei Unfallanamnese und Prellmarken auch ein schweres Herz-Gefäßband-Trauma oder eine schwere Lungenkontusion nicht aus, da am elastischen Thoraxskelett wenig Verletzungsenergie verbraucht wird (Abb. 1).

Pneumothorax

Ursachen: Lufteintritt in Pleuraraum von
außen oder innen:
– Lungentrauma („blast", Rippenserienfrakturen),
– Luftwegstrauma (!)
– offenes Thoraxtrauma.

Symptome: Prellmarken, Verletzung (Stich!),
Dyspnoe, Schmerzen,
Atemgeräusch abgeschwächt,
Atemexkursion eingeschränkt, Zyanose.
Komplikation: Spannungspneumothorax.
Therapie: Oberkörperhochlagerung;
O_2-Zufuhr;
Analgesie und Sedierung:
z. B. Morphium 10 mg,
Midazolam 2,5–5 mg;
– respiratorische Insuffizienz: Intubation und Beatmung;
– Drainage? Punktion:
primär nein, Beobachtung,
Ausnahme: Lufttransport.

Lufteintritt in den Pleuraraum von innen erfolgt bei Lungenparenchymverletzungen durch Frakturanspießung, bei Thoraxkompression oder Explosionstrauma und ist ein Frühsymptom bei isolierter Luftwegsverletzung (z. B. Intubationstrauma). Eine augenfällige Ursache ist ein offenes Thoraxtrauma.

Außer bei vorbestehender Lungenfunktionseinschränkung führt der Pneumothorax kaum zur Hypoxämie. Die Hauptgefahr ist die Ausbildung eines Spannungspneumothorax.

Lagerung, O_2-Insufflation und Analgesie genügen meist zur Notfallbehandlung. Bei respiratorische Insuffizienz sind Intubation und Beatmung frühzeitig angebracht, Drainage oder Punktion, ständige Beobachtung vorausgesetzt, primär dennoch nicht notwendig (s. unten).

Spontanpneumothorax

Ursache: idiopathisch juvenil, apikale Zysten,
bullöses Emphysem,
sonstige Lungengerüsterkrankungen.
Anamnese: kaum Ereignisse in der Erinnerung, meist spontan.
Symptome: beim Gesunden meist Dyspnoe,
beim Emphysem oft keine klinischen Symptome,
zeitweise Pleuraschmerz (DD: Myokardinfarkt),
Atemgeräusch abgeschwächt,
asymmetrische Thoraxexkursionen.
Therapie: O_2-Gabe, Antitussiva:
immer Klinikeinweisung, Monitoring.
Komplikationen: Spannungspneumothorax,
Schock: a) Einflußstauung,
b) Hämatothorax.
Therapie der Komplikationen: Intubation und Beatmung *mit* Pleurapunktion, Volumensubstitution.

Beim Spontanpneumothorax sind häufiger Lungengerüsterkrankungen oder frühere Pneumothoraxereignisse bekannt.

Plötzliche Pleuraschmerzen nach intrathorakaler Drucksteigerung werden häufig angegeben, nicht selten wird zuerst ein Myokardinfarkt vermutet. Auch bei fehlender Dyspnoe ist eine Klinikeinweisung nötig, da ein Spannungspneumothorax jederzeit entstehen kann.

Eine Einflußstauung durch Spannungspneumothorax ist die häufigste Ursache einer schweren Kreislaufdepression, doch muß an einen Hämatothorax durch Abreißen parietoviszeraler Brückenarterien gedacht werden. Bei Beatmung wegen Spannungspneumothorax ist die Pleurapunktion zur Druckentlastung unumgänglich (s. unten).

Spannungspneumothorax

Akute Vitalbedrohung!

Ursache: Ventilbildung bei Traumen der Luftwege, des Lungenparenchyms und der Thoraxwand (innerer bzw. äußerer Spannungspneumothorax).

Folge: schnelle Zunahme von Luft im Pleuraraum,
Kompression der Restlunge,
Mediastinalverlagerung.

Symptome: Unruhe, Dyspnoe, Zyanose,
Klopfschall hypersonor;
cave: bei Beatmung muß Atemgeräusch nicht fehlen,
„Asthmaanfall", inspiratorisches Giemen,
Tachykardie, Hypotension → Herz-Kreislauf-Stillstand.

Therapie: **sofortige** Druckentlastung:
a) Punktion im 2./3. Interkostalraum medioklavikulär,
b) Wundspreizung (bei äußerem Pneumothorax),
O_2-Zufuhr, Analgesie → Narkose,
Intubation, Beatmung.

Der Spannungspneumothorax entsteht durch einen inneren oder äußeren Ventilmechanismus, der die inspiratorisch in die Thoraxhöhle eingeführte Luft exspiratorisch nicht mehr entweichen läßt (Abb. 2).

Beachte: Ein Spannungspneumothorax kommt nicht nur bei erkennbarem Trauma, sondern auch beim Spontanpneumothorax, bei der Ruptur von Bullae und im Status asthmaticus vor (s. unten). Respiratorische Insuffizienz durch Lungenkompression und zirkulatorische Insuffizienz durch Mediastinalkompression bedingen die stets akute Vitalbedrohung bis zum Herz-Kreislauf-Stillstand.

Hypersonorer Klopfschall (beachte Differentialdiagnose) zusammen mit Einflußstauung und – trotz Beatmung – zunehmende respiratorische Insuffizienz sind die wichtigsten Symptome. Unter Beatmung kann über der komprimierten Lunge noch Atemgeräusch auskultiert werden: Fehldiagnose des „einseitigen Bronchospasmus" bei inspiratorischem Giemen.

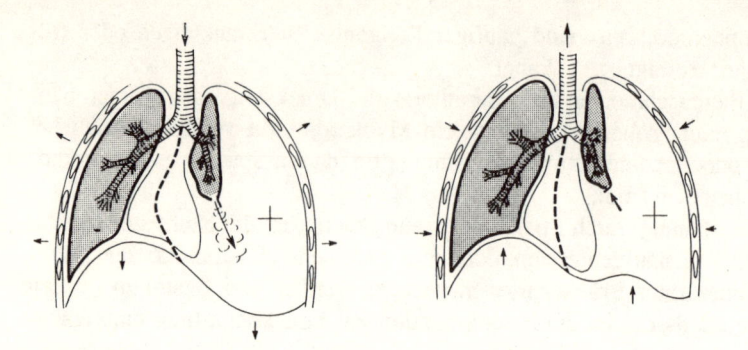

Abb. 2. Spannungspneumothorax. (Aus Sefrin 1985)

Sofortige Druckentlastung durch Pleurapunktion mit einer Plastikkanüle (s. Abb. 3) oder Wundspreizung beim äußeren Pneumothorax müssen später durch Drainageeinlage ergänzt werden. Beim beatmeten Patienten muß auch nach Punktion bei Fehldiagnose die Kanüle in situ belassen und nachfolgend zur Pneumothoraxprophylaxe eine Drainage eingelegt werden.

Hämatothorax

Ursachen: Thoraxwandtrauma;
Lungentrauma:
– Kontusion,
– Lazeration,
– Anspießung;
thorakale Gefäßverletzung,
Zwerchfelltrauma.

Symptome: Klopfschall gedämpft, Atemgeräusch abgeschwächt,
Dyspnoe,
Volumenmangelschock,
sichere Diagnose schwierig.

Komplikationen: massiver innerer Blutverlust,
Lungenkompression,
Mediastinalverdrängung.

Therapie: Oberkörper hochlagern,
O_2-Insufflation,
Volumensubstitution über großlumige Kanülen.
Cave: Nie ganz entleeren: Selbstamponade!

Prioritäten: O_2-Versorgung Volumenersatz.

Bei den Ursachen des Hämatothorax ist neben offensichtlichen Thorax- oder Lungentraumen an Verletzungen des Herz-Gefäßbandes zu denken. Die physikalischen Befunde sind vieldeutig; wegen der Schwierigkeit der sicheren Diagnose steht nicht die Drainage am Unfallort im Vordergrund, sondern die Sicherung der Sauerstoffversorgung und die Volumensubstitution durch großlumige Kanülen. Bei Verdacht auf beidseitigen Hämatothorax muß drainiert werden, wobei am Unfallort nur eine Verbesserung der Ventilation, nicht aber eine vollständige Entleerung angestrebt werden soll (Entleerung von 1000–1500 ml).

Tracheal- und Bronchialverletzungen

Ursache:	Dezeleration bei Sturz aus großer Höhe, Auffahrunfall.
Verletzung:	Riß des unteren Tracheadrittels, der proximalen Bronchusäste.
Leitsymptome:	Gewebsemphysem, Pneumothorax, Hämoptoe.
Therapie:	Intubation (manchmal extrem schwierig), Spontanatmung? Beatmung? (niedrige Drücke, manuell) Analgesie (Relaxation), O_2-Zufuhr.
In der Klinik:	Diagnostik: stets Bronchoskopie; Bronchuseinriß oft Spätdiagnose; Therapie: Luftwegschirurgie.
Merke:	Bei Notfallintubation nicht selten Tracheaeinriß. Bei Gewebsemphysem immer Bronchoskopie! Bei Einriß immer Luftwegschirurgie! Nie Abwarten, nie Klebung.

Die unspezifischen Symptome führen durch die Anamnese, die begleitende Hämoptoe, das Gewebsemphysem und die Einflußstauung zur Verdachtsdiagnose. Die weitere Nachfüllung von Luft in das Mediastinum durch Husten und Pressen kann durch Sedierung unterdrückt, mit schneller Intubation durch Umgehung des Glottisschlusses unterbrochen werden.

Die Spontanatmung nach Intubation verhindert zwar den weiteren Luftübertritt ins Mediastinum und den Pleuraraum, doch muß bei schwerer respiratorischer Insuffizienz die Beatmung, manuell assistiert, versucht werden.

In der Klinik muß jedes Gewebsemphysem (auch der Verdacht auf Tracheaverletzung bei der Notfallintubation!) bronchoskopisch geklärt werden. Tracheobronchiale Verletzungen können nur chirurgisch behandelt werden. Die dazu oft notwendige Sekundärverlegung darf nach Diagnosestellung nicht durch „konservative" Therapieversuche verzögert werden.

Zwerchfellruptur

Daran denken, wenn
Kombination von: – abgeschwächtem Atemgeräusch mit links hypersonorem Klopfschall,
mit Darmgeräusch im Thorax,
mit rechts gedämpftem Klopfschall,
– akutem Abdomen.
Bei den Symptomen: – Dyspnoe,
– Zyanose,
– Hypotension.

Daran denken, wenn eine Thoraxdrainage erwogen wird!

Eine Zwerchfellruptur tritt bei 1,5–2% der Thoraxtraumen auf und muß bei der oben angegebenen Symptomkombination mitbedacht werden, wird aber am Unfallort nicht anders als jedes schwere Thoraxtrauma behandelt.

Bei der strengen Indikation zur Thoraxdrainage am Unfallort muß diese Verletzungsmöglichkeit sowohl bezüglich der Technik (keine Trokarpunktion) als auch der Lokalisation (2./3. Interkostalraum medioklavikulär) berücksichtigt werden.

Thoraxdrainage

Drainage wann?
– *Spannungspneumothorax:* muß entlastet werden bei
 – Wundspreizung bei offener Thoraxverletzung,
 – Punktion,
 – Drainage.
– *Pneumothorax* Beobachtung,
auch unter Beatmung;
Ausnahme: Entlastung bei
Vorbereitung zum Lufttransport.
– *Hämatothorax:* Nur bei beidseitiger Ausbildung drainieren.

*Differentialdiagnose
des Pneumothorax*

– *Atemgeräuschabschwächung
 links:* Tubusfehllage nach rechts, Enterothorax,
 Hämatothorax,
 Brustwandhämatom.
– *Klopfschall hypersonor:* überblähte intubierte Seite,
 Lungenblähzyste,
 Enterothorax.

„Dies alles sind Gründe, die Indikation der Punktion eines „anscheinenden" Pneumothorax außerklinisch sehr streng zu stellen und auf den Spannungspneumothorax zu limitieren" (Ahnefeld et al. 1986).

Respiratorische Notfälle 111

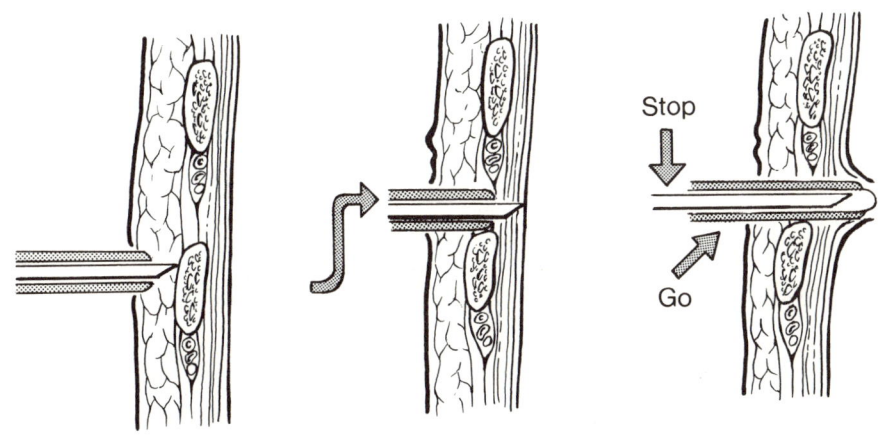

Abb. 3. Punktion eines Spannungspneumothorax

Die Thoraxdrainage ist ein thoraxchirurgischer Eingriff, der in der Notfallsituation nur unter strenger Indikation durchgeführt werden soll.

Nur der Spannungspneumothorax muß sofort entlastet werden. Tritt er bei offener Thoraxverletzung (Schuß, Stich, Pfählung) auf, kann schon die Wundspreizung genügen. Bei geschlossenem Thoraxtrauma ist die Punktion (s. unten) am Unfallort der Drainage vorzuziehen. Neben hygienischen Vorbehalten begründet v.a. die u.U. schwierige Differentialdiagnose des Pneumothorax (nicht des Spannungspneumothorax) die Empfehlung zur „aggressiven Beobachtung".

Drainage wie?
Notfallmäßige Entlastung eines Spannungspneumothorax:
Punktion: 2.–3. Interkostalraum in der Medioklavikularlinie mit großlumiger Venenverweilkanüle (Abb. 3).
Pleura parietalis nur mit Plastikkanüle durchstoßen!
Thoraxdrainage (Abb. 4): als Thorakotomie am Oberrand der 4./5. Rippe in der vorderen Axillarlinie.
Wichtig: Mit dem Finger in den Pleuraraum eingehen (Abb. 4 a), danach Drainage unter Fingerführung einlegen (Abb. 4 b)! So Vermeidung von Organverletzungen: Lunge, Lungenblähzysten, Darmanteile bei Pneumothoraxfehldiagnosen.
Nicht empfohlen: Pleuradrainage über Trokar → Organtrauma möglich. Katheterdrainage durch Metallkanüle → Organtrauma, Katheterabscherung.
Zur Punktionsentlastung eigenen sich Systeme mit Metallmandrin und Plastikkanüle am besten, da eine Parenchymanspießung besser vermieden werden kann.
Bei Systemen mit Kathetern durch Metallkanüle (Typ Mathys-Drainage) besteht neben dem Risiko der Parenchymverletzung die Gefahr der Katheterabscherung im Thorax.
Bei der Thoraxdrainage wird auch unter präklinischen Umständen nur die Einführung durch Thorakotomie und unter Leitung durch den Finger empfohlen (s.

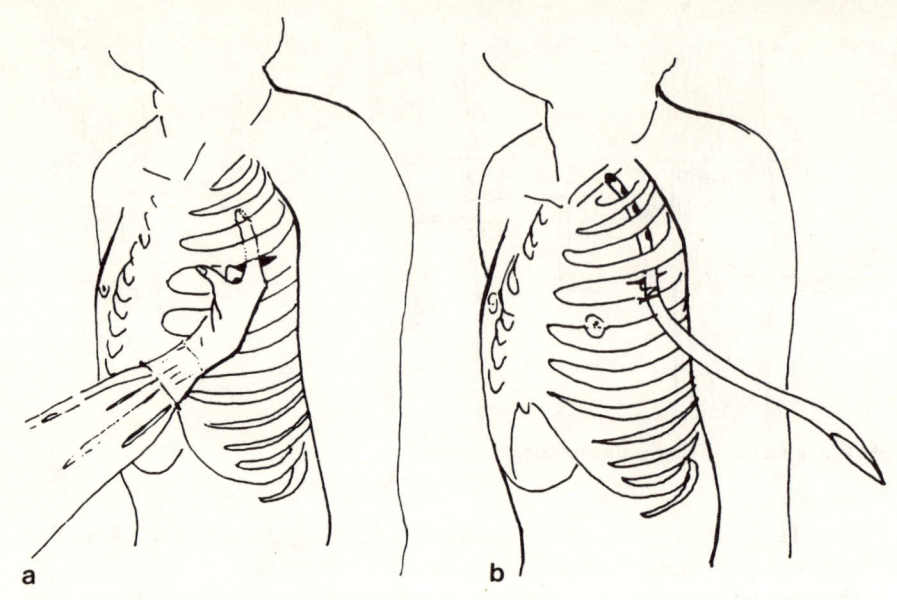

Abb. 4 a, b. Thoraxdrainage unter digitaler Kontrolle; **a** Austastung des Pleuraraumes, **b** Drainageführung. (Aus Vogt-Moykopf et al. 1989)

Abb. 3). Damit können Fehllagen und Organverletzungen leichter erkannt bzw. vermieden werden als bei Trokardrainagen.

Drainageventil: ja oder nein?

- *Drainageventile:* Tiegel-Kanüle, Heimlich-Ventil, Urinbeutel geschlitzt (steril!),
- *Unter Beatmung:* Ventil unnötig bei Pneumothorax, Urinbeutel praktisch bei Hämatothorax.
- *Bei Spontanatmung:* Ventil unerläßlich (aber extrem selten im Rettungsdienst).

Drainageventile sind unter Spontanatmung unerläßlich, im Rettungsdienst unter der meist frühzeitigen Beatmung daher selten nötig. Das Einwegventil Tiegel-Kanüle (Abb. 5 a) besteht aus einem eingeschnittenen Fingerling, das Heimlich-Ventil (Abb. 5 b) ist in Notfalldrainagesets enthalten.

Es kann durch einen eingeschnittenen, sterilen (!) Urinbeutel ersetzt werden. Kommerzielle Einmalvakuumsaugungen lösen die Probleme sowohl der Luft- als auch der Hämatomentleerung.

Verbände bei offenem Thoraxtrauma:

Offener Thorax, große Wunde: luftdurchlässiger Verband, denn Beatmung notwendig.

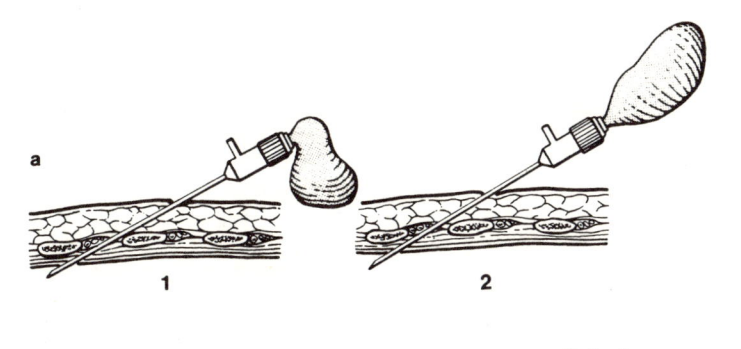

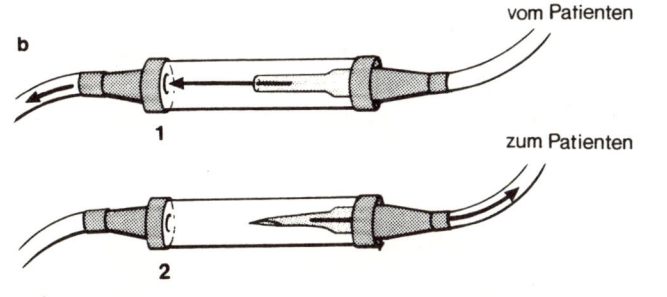

Abb. 5. a Wirkung des Tiegel-Ventils beim Vorliegen eines Spannungspneumothorax: *1* Inspirationsphase, *2* Exspirationsphase (Aus Sefrin 1985). **b** Heimlich-Ventil: *1* Exspiration, *2* Inspiration

Offener Thorax, lefzenartige Wunde: Wundspreizung bei Spannungssymptomen, luftdurchlässiger Verband.

Der luftdichte Verband: Pneumothoraxgefahr, unsinnig bei Beatmungsmöglichkeit.

Wenn immer bei einem offenen Thoraxtrauma eine Beatmung notwendig ist, genügt ein luftdurchlässiger Verband. Ein luftdichter Verband, um „aus einer offenen Wunde eine geschlossene Thoraxverletzung" zu machen, ist nur in der Katastrophenmedizin ohne Beatmungsmöglichkeit berechtigt und muß dennoch durch ein Entlastungsventil gegen die „Verwandlung eines äußeren in einen inneren Pneumothorax" gesichert werden.

O_2-Therapie, Intubation, Beatmung

Bei ausreichender Spontanatmung kann beim Thoraxtrauma eine O_2-Insufflation die Oxygenierung verbessern, wenn größere Atelektasen unwahrscheinlich sind und die kardiozirkulatorische Funktion in den Normbereich gebracht werden kann. Unter den verschiedenen Applikationsformen ist die O_2-Maske am wirkungsvollsten (Tabelle 1). Bedeutsame O_2-Konzentrationen sind nur bei hohen

Tabelle 1. Applikationstechniken

	Dosierbarkeit	Vor-/Nachteile
O_2-Brille	Schlecht	Oft Fehllage
Nasopharyngealkatheter mit integrierter O_2-Leitung	Gut	Freihalten des Zungengrundes, Anfeuchtung möglich
Nasensonde, freiliegend	Schlecht	Fehllage möglich
Nasensonde, abgedichtet	Mäßig	Relativ sichere Lage
O_2-Maske	Sehr gut	Rückatmung muß vermieden werden

Flüssen zu erreichen (Tabelle 2), die bei Katheterfehllage schnell zu Gewebsemphysem oder intestinalen Rupturen führen können.

Merke: Die O_2-Insufflation wird zur „Sättigungskosmetik", wenn sie zur Umgehung einer Intubationsindikation benutzt wird.

Intubation und Beatmung bei Thoraxverletzten

Nur bei Bewußtlosen ohne Schutzreflexe keine Medikation. Bei Bewußtlosen mit Schutzreflexen Sedierung und Analgesie, z. B. Methohexital 0,5–1 mg/kg KG i.v., Midazolam.

Bei ansprechbaren Patienten Einleitung einer Narkose (s. unten). **Cave:** Stets nicht nüchterner Patient, also „Crashinduktion", Präoxygenierung, Einschlafmittel und Muskelrelaxans gleichzeitig.

Einschlafmittel: Methohexital 1 mg/kg KG i.v. oder Ketamin 1–2 mg/kg KG i.v.

Tabelle 2. Leistung verschiedener Applikationstechniken. (Aus Hoffmann 1987)

	Flow [l/min]	Inspiratorische O_2-Konzentration [%]
Nasensonde, freiliegend	4	25
	6	30
	8	35
Nasensonde, abgedichtet	4	30
	6	40
	8	50
Nasopharyngealkatheter	4	35
	6	50
	8	60
O_2-Maske	4	40 (Rückatmung möglich)
	6	50
	8	60
	10	65

Respiratorische Notfälle 115

Muskelrelaxans: Suxamethonium 1–1,5 mg/kg KG i.v. nach Vorgabe von
Vecuronium 2 mg i.v.
Ausnahme: Gesichts-, Hals-, Larynxtraumen.
Muskelrelaxation nur, wenn Intubationshindernis sicher ausgeschlossen ist.
Beatmung: Mäßige Hyperventilation:
Frequenz 12–20 min^{-1},
Atemminutenvolumen 120–140 ml/kg KG,
PEEP mit 5 cm H_2O (500 Pa) erst, wenn Spannungsmechanismus ausgeschlossen oder behoben sind.

Bei Intubationsindikation ist je nach Bewußtseinslage mindestens eine Sedierung und Analgesie notwendig. Wiederholte Gabe von Sedativa kann zu demselben Verlust der Schutzreflexe und zu derselben Patientengefährdung wie eine Narkose führen und erfordert deshalb dieselben Schutzmaßnahmen, Intubation und Beatmung. Dennoch sollten wegen des schnellen Eintritts von Wirkung und Nebenwirkung Narkosemittel nur vom anästhesiologisch Erfahrenen verwendet werden. Muskelrelaxanzien sind nicht geeignet für den Nichtanästhesisten und kontraindiziert beim geringsten Verdacht auf ein Intubationshindernis. Beatmung bei einer Tracheal- und Bronchialverletzung ist gegen eine Gefährdung durch zunehmendes Mediastinalemphysem abzuwägen.

Asthma bronchiale

Diagnose

Pathophysiologie: – Bronchospasmus,
– Schleimhautschwellung,
– Dyskrinie.
Anamnese: Patient kennt seine Krankheit.
Auslöser: Infekt (häufig),
Allergenkontakt (seltener),
Medikamentenentzug (häufig),
Beschwerden frühmorgens.
Symptome: – Atemnot,
– Erstickungsangst,
– Tachypnoe,
– Atemhilfsmuskulatur,
– Distanzgiemen exspiratorisch,
– „silent lung": maximale Obstruktion (!).
Differentialdiagnose: – „Asthma cardiale": Lungenödem,
– Pneumothorax (inspiratorisches Giemen),
– Lungenembolie,
– Tracheakompression → Tumor.
Leitsymptom: Leere Asthmaanamnese.

Therapie des Asthma bronchiale

Ersttherapie:	β_2-Adrenergikaskpray,
	– Fenoterol (Berotec),
	– Salbutamol (Sultanol),
	2 Hübe alle 2–4 h.
	β_2-Adrenergika i.v.,
	– Terbutalin (Bricanyl): 0,25–0,5 mg,
	– Reproterol (Bronchospasmin): 0,09 mg/10 ml NaCl-Lösung,
	– Theophyllin: 0,24 mg,
	– Prednison: 50 mg,
	– O_2-Gabe: 8 l/min.
Komplikationen:	– Tachykardie und Extrasystolen:
	a) Grundkrankheit, Hypoxie,
	b) Überdosierung, (β-Adrenergika, Anamnese).
	nie β-Blocker geben.
	– CO_2-Narkose,
	– Pneumothorax.

Therapie des Status asthmaticus

1. *Kurzinfusion:*		– Theophyllin: 0,48 g/15 min,
		– Reproterol (Bronchospasmin): 0,09 mg/10 ml NaCl-Lösung.
		Cave: Vormedikation.
2. *Injektion:*		Steroide: Prednisolon: 250 mg,
		rep. 4 h
		Adrenalin: 3–5 ng/kg KG i.v.
3. *Sauerstoffinhalation:*		6–8 l/min.
4. *Sedierung:*		Benzodiazepine (bis 10 mg),
		Ketanest: zur Sedierung 100 mg i.v.,
		zur Broncholyse 500 mg/h.
		Cave: Angst, Unruhe $\to$ Hypoxie? Pneumothorax?
5. *Intubation, Beatmung:*	–	CO_2-Narkose,
	–	Sedierung tief,
	–	Kreislaufinsuffizienz,
	–	muskuläre Erschöpfung.

Beachte: Beatmung manuell $\to$ Gefühl für Atemwegsdrücke.

Der Asthmaanfall ist nie der erste, der Patient kennt seine Krankheit. Infekte sind häufige Auslöser, auch Medikamente wie periphere Analgetika (Aspirin) oder β-Blocker sowie schlechte Medikamentencompliance.

Morgendliche Verschlechterung der Atmung ist ein häufiges Symptom.

Neben anderen Zeichen der respiratorischen Insuffizienz kann das vorwiegend exspiratorische Giemen auf Distanz gehört werden. Fehlendes Giemen („silent

Respiratorische Notfälle

lung") bei maximaler Atemnot bedeutet maximale Obstruktion: schwerste Gefährdung des Asthmatikers. Alle Differentialdiagnosen werden erst bei leerer Asthmaanamnese wahrscheinlich, auch ein Tumorverdacht muß erwogen werden.

Die Ersttherapie zielt auf Behebung der Bronchokonstriktion und der Schleimhautschwellung.

Tachykardie und Extrasystolie sind stets verdächtig auf Hypoxämie, beruhen aber nicht selten auf übersteigerter Selbstmedikation mit β_2-Mimetika bei beginnendem Anfall.

Die Tachykardie darf nie mit β-Blockern behandelt werden. Im Status asthmaticus ist der Übergang von der medikamentösen Therapie zur Beatmung fließend. Die gefährliche Kombination von Tachykardie durch β-Stimulation, Hypoxämie und muskulärer Erschöpfung muß sicher erkannt und durch Intubation unterbrochen werden.

Eine notwendige Sedierung kann unvermutet schnell die Beatmung erfordern, besonders, wenn als Ursachen von Angst und Unruhe Hypoxämie oder Pneumothorax nicht erkannt wurden, und sollte deshalb nur in Intubationsbereitschaft gegeben werden. Andererseits bessert eine Beatmung ohne wirksame Bronchodilatation die respiratorische Insuffizienz nicht.

Den wechselnd hohen Atemwegswiderständen kann die manuelle Beatmung im Status asthmaticus besser als die maschinelle Beatmung angepaßt werden, und sie ist zur Prophylaxe von Barotraumen vorzuziehen.

Das Hypnoanalgetikum Ketamin eignet sich zur Sedierung (100 mg i.v.); so daß dieser Effekt unter Notfallbedingungen kaum erwartet werden kann.

Lungenödem

Ursachen:
- Akute Linksherzinsuffizienz,
- Herzvitien (Mitralstenose),
- Schädel-Hirn-Trauma,
- Niereninsuffizienz,
- Lungenembolie,
- thyreotoxische Krise,
- inspiratorische Luftwegsobstruktion,
- toxische, traumatische, thermische Schäden,
- Infekte.

Symptome:
- In- und exspiratorisches Giemen,
- Rasselgeräusche → Brodeln,
- Dyspnoe, Tachypnoe, Orthopnoe,
- schaumiges Sputum,

- Zyanose,
- Partial-/Globalinsuffizienz,
- Kreislaufversagen.

Notfalltherapie:
- Lagerung sitzend.
- Unblutiger Aderlaß.
- Sauerstoffinsufflation.
- Vasodilatation (Nitrolingual Kaps., Nifedipin Kaps.).
- Furosemid 40–100 mg i.v. (**Cave:** Hypovolämie).
- Therapie von Herzrhythmusstörungen.
- Kortikosteroide: Prednisolon bis 250 mg i.v. bei tox. Ödem
- Sedierung: Morphin 10 mg i.v.
- Katecholamininfusion: Dopamin 4 ng/kg KG/min.
- Intubation und Beatmung [PEEP mit + 5 cm H_2O (+ 500 Pa)].

Anamnese, rasselndes oder brodelndes Atemgeräusch, Orthopnoe, Abhusten von schaumigem Sputum und Schocksymptomatik in wechselnder Ausprägung erlauben die Sofortdiagnose des Lungenödems. In- und exspiratorisches Giemen (DD: Asthma) zeigen ein frühes Ödemstadium an.

Das Lungenödem kann andere Notfallsituationen begleiten, ohne deren gleichzeitige Behandlung die Therapie nicht dauerhaft gelingt. Unter den seltenen Ursachen ist die inspiratorische Atemwegsverlegung durch Glottisödem, Tracheomalazie oder Struma leicht durch Intubation zu beheben.

Infekte können Luftwegsstenosen kritisch verengen, eine vorbestehende Herzinsuffizienz dekompensieren und in der Bronchopneumonie eine schwierige Differentialdiagnose bieten.

Die Notfalltherapie richtet sich auf Verminderung des zentralen Blutvolumens durch Lagerung, Verminderung der Vorlast durch unblutigen Aderlaß, Vasodilatation und Diuresesteigerung. Überhöhte Diuretikadosen können den Patienten durch Hypovolämie gefährden! Bei Linksherzinsuffizienz ist eine katecholamininfusion der blinden Digitalisgabe (fehlende Medikamentenanamnese, unbekannter Elektrolytstatus) vorzuziehen. Zur Sedierung wird Morphin wegen gleichzeitiger Dämpfung der unökonomischen Tachypnoe empfohlen. Intubation und Beatmung müssen frühzeitig durchgeführt werden, eine ausreichende Oxygenierung darf nicht durch bemühte O_2-Insufflation verzögert werden. Bei PEEP ist ein deutlicher Blutdruckabfall durch Kombinationseffekte der vorangehenden Therapie (Vasodilatation, Diurese) zu gewärtigen.

Bei Reizgasinhalation als Ursache des Lungenödems ist die zweizeitige Gefährdung zu beachten (s. Fallbeschreibung).

Fallbeschreibung

Patient männlich, 55 Jahre.

Unfallhergang:
Beim Zusammenschütten von Salzsäure, Kaliumpermanganat und Nitrit in geschlossenem Raum für 4–5 min einer „gelben" Wolke von NO_2 (Stickstoffdioxid) ausgesetzt.

1. Verlauf:
Nachts trockener Husten, nach 2 Tagen Atemnot, präthorakales Druckgefühl.
Krankenhausaufnahme: knisternde, feinblasige Rasselgeräusche.
Thoraxröntgen: feinfleckige Verschattungen.
Diagnose: toxisches Lungenödem.
Therapie: Auxisolon-Spray, Prednisolon 100 mg.
Entlassung nach 4 Tagen.

2. Verlauf:
Am nächsten Tag Temperatur 39 °C, Dyspnoe. Bei Diagnose „Pneumonie" durch Hausarzt Clindamycin.
Nach 10 Tagen Aufnahme in Spezialklinik bei $p_aO_2 = 51$ mmHg, $pCO_2 = 33$ mmHG.
Lungenfunktion: Restriktion
Thoraxröntgen: noduläre Zeichnungsvermehrung.
Diagnose: Alveolitis, Bronchiolitis obliterans.
Therapie: Prednisolonsuccinat 100 mg, dann 200 mg Theophyllin, Digitalis, Fenoterol, O_2-Gabe.
Entlassung nach 5 Wochen, Prednisolon 40 mg für 2 Monate.
Vollständige Erholung.

Nach Inhalation von Lungenreizstoffen in der Anamnese klingen die Symptome des Lungenödems oft schnell ab. Auch bei scheinbar leichten Fällen ist die klinische Überwachung über mindestens 24 h nötig, denn zweizeitige Verläufe und ein Übergang von Ödem zu Alveolitis und Broncheolitis sind häufig. Wichtig: die Kortikoidmedikation darf nicht Tage dauern, sondern muß über Monate fortgesetzt werden. Bei entsprechender Anamnese zeigt Fieber nicht einen Sekundärinfekt, sondern den Beginn der 2. Phase der Grundkrankheit an und erfordert sofortige Krankenhauseinweisung.

Literatur

Ahnefeld FW, Dick W, Kilian J, Schuster HP (Hrsg) (1986) Notfallmedizin. Springer, Berlin Heidelberg New York Tokyo
Hoffmann P (1987) Präklinische Sicherung der Vitalfunktion. I-Atmung. In: Kramer G, Jahr RH (Hrsg) Dortmunder Notarztkolloquien. perimed, Erlangen
Kramer G, Jahr RH (Hrsg) (1987) Dortmunder Notarztkolloquien. perimed, Erlangen

Lawin P, Wendt M (Hrsg) (1982) Das Thoraxtrauma. Bibliomed Medizinische Verlagsgesellschaft, Melsungen (Melsunger Medizinische Mitteilungen Bd 53)
Schuster HP (Hrsg) (1989) Notfallmedizin. Urban und Schwarzenberg, München Wien Baltimore
Sefrin P (Hrsg) (1985) Notfalltherapie im Rettungsdienst. Urban und Schwarzenberg, München Wien Baltimore
Vogt-Moykopf I, Männle C, Branscheid D (1989) Diagnostik und operative Therapie der Thoraxverletzungen. Hefte Unfallheilkd 207:40

Kardiovaskuläre Notfälle

E. Schuler

Dieses Kapitel beschränkt sich auf die kurze Besprechung der beiden häufigsten kardiovaskulären Notfälle, mit denen der Arzt im Rettungsdienst konfrontiert wird. Die instabile Angina pectoris kann streng genommen nicht als *Notfall* bezeichnet werden; erfahrungsgemäß wird sie jedoch häufig übersehen, falsch interpretiert oder als harmlos eingestuft, so daß sich daraus nicht selten ein echter und v.a. vermeidbarer Notfall entwickelt.

Instabile Angina pectoris

Fallbeispiel:

Eine 62jährige Patientin, die noch nie ernsthaft krank gewesen war, bemerkte während ihres Urlaubs in Spanien beim Schwimmen im Meer ein ungewohntes Gefühl beim Atmen, das sie *wie eine Bronchitis* beschrieb. In Ruhe klangen diese Beschwerden jedoch regelmäßig innerhalb von Minuten ab. Nach ihrer Rückkehr trat eine ähnliche Episode bei einer geringen Belastung am Wochenende auf, weshalb sie die Notambulanz aufsuchte. Dort wurde nachstehendes EKG registriert (Abb. 1).

Die Patientin war inzwischen vollkommen beschwerdefrei, die Kontrolle der myokardspezifischen Enzyme ergab unauffällige Werte; auch die nach 4 h vorgenommene Kontrolle des EKGs und der Laborwerte zeigte keine diagnostisch verwertbare Änderung. Die Patientin wurde deshalb mit der Auflage nach Hause entlassen, sich am ersten folgenden Werktag bei ihrem Hausarzt zur weiteren Abklärung vorzustellen.

In der Nacht traten bei der Patientin heftige anhaltende retrosternale Schmerzen auf; der Hausarzt veranlaßte den Transport in die Klinik mit dem Verdacht auf einen akuten Myokardinfarkt, welcher in der Klinik bestätigt wurde (Abb. 2).

Da die Patientin vor dem Transport zur Beruhigung Diazepam (10 mg i.m.) erhalten hatte, konnte keine fibrinolytische Behandlung durchgeführt werden. Durch Ballondilatation konnte das Gefäß wegen einer ausgedehnten Dissektion nicht rekanalisiert werden. In den folgenden Tagen entwickelte sich ein großes Vorderwandaneurysma mit hochgradig eingeschränkter Pumpfunktion.

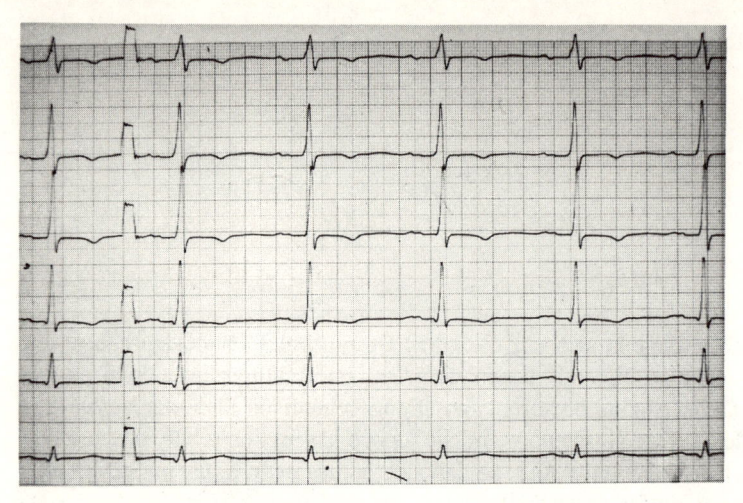

Abb. 1. Ruhe-EKG, 62jährige Patientin, beschwerdefrei; die unspezifischen Kammerendteilveränderungen wurden als Folge einer arteriellen Hypertonie interpretiert

Kommentar:

In diesem Beispiel unterlaufen 2 typische und häufige Fehler: im Zusammenhang mit den Beschwerden, die für die Patientin beunruhigend sind, müssen die EKG-Veränderungen als Hinweis auf eine instabile Angina gewertet werden. Trotz normaler Serumenzyme wäre eine Klinikaufnahme absolut indiziert gewesen, wodurch der Infarkt mit einiger Wahrscheinlichkeit hätte verhindert werden können. Weiterhin werden auch heute noch Patienten, die zum Infarktausschluß in die Klinik eingewiesen werden, mit einer i.m.-Spritze versorgt, wodurch einerseits die Diagnostik erschwert, andererseits eine evtl. erforderliche fibrinolytische Behandlung unmöglich gemacht wird.

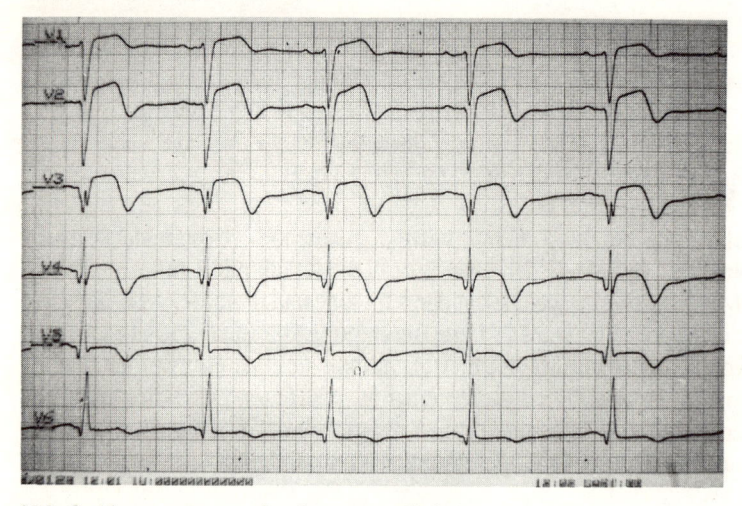

Abb. 2. Akuter, transmuraler Anteroseptalinfarkt

Definition und Klassifizierung

Unter der Definition instabile Angina pectoris werden eine ganze Reihe früherer Begriffe wie Präinfarktangina, akute Koronarinsuffizienz, drohender Myokardinfarkt zusammengefaßt. Diese Begriffe beschreiben ein Syndrom, das sich klar von dem klinischen Bild der stabilen Angina pectoris durch seine Dynamik und Instabilität abhebt. Nicht selten erleiden die betroffenen Patienten innerhalb kurzer Zeit einen akuten Myokardinfarkt, die Beschwerden können jedoch auch andererseits wieder in eine stabile Phase einmünden. Auch innerhalb des Syndroms „Instabile Angina pectoris" können verschiedene Untergruppen unterschieden werden. Die Klassifizierung nach Conti et al. (1973) ist gegenwärtig die gebräuchlichste:

Gruppe 1: Neu aufgetretene Angina („recent onset"):
Der Patient war bisher beschwerdefrei, innerhalb der letzten 8 Wochen sind pektanginöse Beschwerden aufgetreten, die schon durch leichte Belastungen ausgelöst werden.

Gruppe 2: Crescendoangina:
Der Patient hatte schon längere Zeit eine stabile Angina pectoris; die Beschwerden treten jetzt wesentlich häufiger, bei geringerer Belastung oder mit einer höheren Intensität auf.

Gruppe 3: Ruheangina, nächtliche Angina:
Die Beschwerden treten ohne körperliche Belastung auf, oder der Patient erwacht nachts durch die Beschwerden. Nicht selten kommt es zu unspezifischen Kammerendteilveränderungen (Abb. 1).

Diese Gruppen sind deshalb von klinischer Relevanz, da sie sich durch ein unterschiedliches Infarktrisiko und durch eine unterschiedliche Mortalität auszeichnen. Da diese Patienten aufgrund des hohen Risikos heute immer aggressiv behandelt werden, können nur noch historische Daten für den natürlichen Verlauf herangezogen werden (Tabelle 1).

Tabelle 1. Prognose der instabilen Angina pectoris; Verlaufsbeobachtung über 2 Jahre. (Nach Bertolasi et al. 1979; Roberts et al. 1983)

	Infarktrisiko [%]	Mortalität [%]
Gruppe 1 („recent onset")	8,5	34,2
Gruppe 2 (Crescendoangina)	7,4	7,4
Gruppe 3 (Ruheangina)	37,5	42,0

Pathophysiologische Grundlagen der instabilen Angina

Im wesentlichen werden 4 verschiedene Mechanismen für das Auftreten der instabilen Angina pectoris verantwortlich gemacht:
- Progression der koronaren Herzerkrankung (Little et al. 1988; Moise et al. 1983),
- Reversible Plättchenaggregation,
- intrakoronare Thromben,
- Vasospastik.

Therapie

Patienten mit den Symptomen einer instabilen Angina pectoris haben ein deutlich erhöhtes Risiko innerhalb kurzer Zeit einen akuten Myokardinfarkt zu erleiden und an den Folgen zu sterben (Tabelle 1). Patienten, die einen nichttödlichen Myokardinfarkt erlitten haben, berichten nicht selten, daß die prodromalen Symptome häufig vom behandelnden Arzt nicht richtig interpretiert worden seien. Man sollte sich deshalb zur Regel machen, daß Patienten mit Beschwerden, für die es keine plausible Erklärung gibt, zum Ausschluß einer instabilen Angina in die Klinik eingewiesen werden.

Meist kann Beschwerdefreiheit allein durch Bettruhe, Aggregationshemmer und β-Blocker erreicht werden. Bei ca. 10% der Patienten bestehen die Beschwerden trotz dieser Maßnahmen fort; in diesen Fällen muß der Koronarstatus durch eine dringliche Angiographie geklärt werden. In der überwiegenden Mehrheit der Fälle kann eine hochgradige Koronarstenose als Ursache der Beschwerden identifiziert und durch eine Ballondilatation beseitigt werden. Seltener findet sich eine koronare Mehrgefäßerkrankung, die nur chirurgisch angegangen werden sollte.

Akuter Myokardinfarkt

Fallbeispiel:

Ein 48jähriger, sportlicher Patient, der noch keine ernsthafte Erkrankung durchgemacht hat, bekommt während eines Volleyballspiels plötzlich retrosternale Schmerzen, die mit Atemnot und einem Schweißausbruch einhergehen. An der richtigen Diagnose hat von den Anwesenden niemand Zweifel, weshalb der Patient sofort mit einem Privatwagen in die nächste Klinik gebracht wird. Auf dem Weg dorthin verliert der Patient das Bewußtsein, worauf ein Begleiter die Reanimation einleitet, die jedoch wegen der räumlichen Beengung wirkungslos bleibt. Bei der Ankunft in der Klinik ist der Patient tief bewußtlos, die Pupillen sind weitgestellt, und im EKG findet sich ein feines Kammerflimmern, das erst nach längerer Reanimation beseitigt werden kann. Nach der Defibrillation werden die

Zeichen eines kleinen Posterolateralinfarkts sichtbar, der aufgrund der vorausgegangenen Reanimation konservativ behandelt wird. Beim Patienten entwickelt sich in den nächsten Tagen ein apallisches Syndrom, an dem er nach einigen Wochen verstirbt.

Kommentar:

Obwohl ein akuter Myokardinfarkt als sehr wahrscheinlich gilt, wird der Transport nicht mit einem geeigneten Fahrzeug durchgeführt. Ohne geeignete Überwachung und Behandlungsmöglichkeit ist die Beherrschung von Komplikationen nahezu aussichtslos. Aus diesem Grunde darf der Transport akut gefährdeter Patienten nur im Rettungswagen unter ärztlicher Begleitung durchgeführt werden.

Auslösende Faktoren

Obwohl zu dieser Frage keine kontrollierten Studien durchgeführt wurden, wurden in früheren Veröffentlichungen (Phipps 1936) eine Reihe von Faktoren identifiziert, die im engen Zusammenhang mit dem Beginn eines Myokardinfarktes stehen (die Prozentangaben sollen nur dazu dienen, die Relation zu veranschaulichen):

- schwere körperliche Belastungen (13%),
- mäßige körperliche Belastungen (18%),
- chirurgische Eingriffe (6%),
- in Ruhe (51%),
- im Schlaf (8%).

Zweifellos sind körperliche Belastungen mit einem erhöhten Risiko verbunden, die meisten Herzinfarkte treten jedoch ohne erkennbare äußere Anlässe in Ruhe oder im Schlaf auf. Dabei ist ein zirkadianer Rhythmus mit einem Gipfel um 9 h morgens, sowie ein zweites, kleineres Maximum gegen 20 h erkennbar. Es wird angenommen, daß diese Häufigkeitsverteilung mit den katecholamin- und kortisolbedingten Schwankungen der Thrombozytenaggregabilität zusammenhängt.

Symptomatik

Typische Infarktsymptome mit retrosternalem Vernichtungsschmerz lassen meist auch beim Patienten selbst keinen Zweifel an der richtigen Diagnose. Viel schwieriger ist es, weniger typische Beschwerden richtig einzuordnen, insbesondere wenn die Schmerzintensität für den Patienten durchaus erträglich ist. Viele Patienten warten zuerst einige Stunden in der Annahme, daß die Beschwerden wieder abklingen werden. Dieses patientenbedingte Abwarten, das statistisch gesehen im Mittel bei 2–3 h liegt, ist die Hauptsache für den späten Beginn der fibrinolytischen Behandlung.

Symptome des akuten Myokardinfarktes:

- retrosternales Druckgefühl mit Ausstrahlung in die Arme, den Rücken, Oberbauch, Hals, Oberkiefer;
- vagale Symptome mit Übelkeit, Erbrechen, Bradykardie, Schweißausbruch;
- Zeichen der Linksinsuffizienz mit Atemnot, Lungenödem oder Synkope;
- Rhythmusstörungen;
- anhaltende Beschwerden (> 30 min), lageunabhängig, durch Nitroglyzerin keine Verbesserung.

Differentialdiagnose des akuten Myokardinfarktes:

- *Perikarditis:* meist stechend, lage- und atmungsabhängig;
- *Aortendissektion:* Ausstrahlung in den Rücken, selten neurologische Ausfälle oder fehlende Pulse, meist unauffälliges EKG;
- *orthopädische Probleme:* (kostochondrale Schmerzen, Arthrosis humeroscapularis, vertebragene Schmerzen): meist bewegungs- oder lageabhängig.

Primärversorgung

Bei gesicherter Diagnose oder bei hinreichendem Verdacht auf einen akuten Myokardinfarkt sollten folgende Regeln strikt eingehalten werden:

- *Ärztliche Aufsicht:* Der Patient darf zu keinem Zeitpunkt ohne ärztliche Begleitung bleiben. Der Notarzt hat die Verpflichtung, den Patienten entweder selbst bis zur Klinik zu begleiten und dort zu übergeben, oder eine Transportbegleitung durch einen anderen Arzt zu organisieren.
- *Venöser Zugang:* Jeder Patient erhält einen venösen Zugang mit einer dicklumigen Verweilkanüle, vorzugsweise am Unterarm. Die Ellenbeuge oder der Handrücken sollten nur im Ausnahmefall benutzt werden. Zu einem zentralen Zugang sollten man sich nur nach Ausschöpfung aller anderen Möglichkeiten entschließen. Begründung: Pneugefahr, versehentliche arterielle Punktion, geringe Flußgeschwindigkeit durch den langen Weg.
- *Schmerzbekämpfung:* Jeder Patient mit Beschwerden sollte mit einem potenten Analgetikum versorgt werden, vorzugsweise Morphin 5–20 mg i.v.; Morphin wirkt außerdem sedierend, senkt den Pulmonalarteriendruck (wichtig bei Lungenödem) und ist hämodynamisch weitgehend neutral. Prinzip: „keine Vollnarkose, jedoch weitgehende Beschwerdefreiheit".
- *Blutdrucksenkung:* Viele Patienten haben infolge der Begleitumstände erhöhte Blutdruckwerte, diese sollten mit einem kurzwirksamen Medikament gesenkt werden, z.B. Nifedipin 10–20 mg p.o., Nitroglyzerin. Eine β-Blockade (z.B. 5–20 mg Metoprolol fraktioniert i.v.) ist in diesen Fällen besonders wirkungsvoll; da jedoch mit bradykarden Rhythmusstörungen gerechnet werden muß, sollte die Möglichkeit zur Schrittmacherbehandlung bestehen, weshalb ein Einsatz im Rettungswagen gegenwärtig nicht empfohlen werden kann.

– *Beatmung:* Bei Patienten ohne Lungenstauung ist eine zusätzliche O_2-Gabe nicht erforderlich (Madias u. Hood 1976). Bei Zeichen der Linksherzinsuffizienz mit feuchten RG sollte über eine Maske O_2 zugeführt werden. Spricht ein Lungenödem nicht innerhalb kurzer Zeit auf Morphin, Diuretika und ggf. Blutdrucksenkung an, sollte mit einer Intubation und kontrollierter Beatmung nicht gezögert werden.

Komplikationen

Rhythmusstörungen

Bei sorgfältiger Untersuchung lassen sich Herzrhythmusstörungen bei nahezu 100% aller Patienten mit transmuralem Myokardinfarkt feststellen. Um die prognostische Bedeutung der einzelnen Rhythmusstörungen einzuschätzen, ist man gezwungen auf historische Daten zurückzugreifen, da heute die antiarrhythmische Therapie zum Repertoir jeder Intensivstation gehört. Es ist zu beachten, daß die Mortalität beim akuten Myokardinfarkt heute nicht mehr bei 18%, sondern eher bei 10–11% liegt (Tabelle 2).

Die effektive Behandlung von Arrhythmien bereitet oft auch auf der Intensivstation beträchtliche Probleme; in unterschiedlichem Ausmaß findet sich bei allen Antiarrhythmika ein proarrhythmischer Effekt. Bei den beschränkten Möglich-

Tabelle 2. Häufigkeit von Rhythmusstörungen ohne antiarrhythmische Behandlung 1967–1971. (Nach Norris 1982)

Arrhythmie	Häufigkeit [%]	Mortalität [%]	Assoziation mit Kammerflimmern [%]
Alle VES	57	19	14
– Salven	17	35	26
– Bigemini	7	36	22
– R auf T	6	41	40
– sonstige VES	36	15	8
VT 10	55	52	
Kammerflimmern	8	61	
Akzelerierter idioventrikulärer Rhythmus	9	19	12
Vorhofflimmern	11	28	
Vorhofflattern	3	24	
Vorhoftachykardie	3	37	
Sinustachykardie	41	26	11
Sinusbradykardie	25	9	8
Gesamt		18	8

keiten in der Prähospitalphase sollten deshalb nur bedrohliche Rhythmusstörungen angegangen werden.

Folgende Rhythmusstörungen bedürfen auch im Rettungswagen einer sofortigen Behandlung:

– VES in Salven, R-auf-T-Phänomen,
– ventrikuläre Tachykardie (VT),
– Kammerflimmern,
– extreme Bradykardie (< 30 min^{-1}) bei AV-Block oder Sinusarrest.

Alle übrigen Rhythmusstörungen sind weniger dringlich (z.B. Vorhofflimmern, Sinustachykardie, Bigeminus) oder bedürfen gar keiner Behandlung (akzelerierter idioventrikulärer Rhythmus, Sinusbradykardie, ventrikuläre Extrasystolen < Lown IV a).

Es empfiehlt sich, in der Prähospitalphase nur solche Antiarrhythmika anzuwenden, die eine große therapeutische Breite und wenig gefährliche Nebenwirkungen haben. Diese Kriterien werden nur von Lidocain erfüllt; Lidocain kann bei ventrikulären Rhythmusstörungen 2–3mal in einem Bolus von 100 mg i.v. appliziert werden.

Kammerflattern, Kammerflimmern

Diese Rhythmusstörungen sollten ohne Zögern sofort durch Defibrillation beendet werden, da sich meist die hämodynamischen und metabolischen Bedingungen innerhalb von wenigen Sekunden soweit verschlechtern, daß die Beseitigung der Rhythmusstörung zunehmend schwieriger wird. Nur bei sehr wenigen Patienten wird auch bei einer ventrikulären Tachykardie ein ausreichender Kreislauf aufrechterhalten. Im Stadium des akuten Infarktes degeneriert die ventrikuläre Tachykardie häufig schnell in Kammerflimmern.

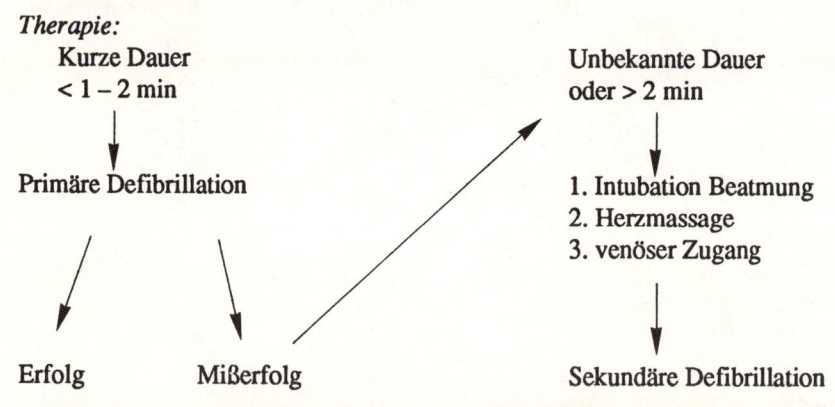

Therapie:

Kurze Dauer
< 1 – 2 min
↓
Primäre Defibrillation
↙ ↘
Erfolg   Mißerfolg

Unbekannte Dauer
oder > 2 min
↓
1. Intubation Beatmung
2. Herzmassage
3. venöser Zugang
↓
Sekundäre Defibrillation

Bei beobachtetem Herzstillstand, z.B. während des Transportes, kann ohne weitere Maßnahmen sofort defibrilliert werden, da bei sehr kurzer Dauer die Aussichten auf primären Erfolg sehr gut sind. Kann die Rhythmusstörung jedoch nicht sofort beseitigt werden, oder ist die Dauer der Rhythmusstörung unbekannt (Patient wird ohne Kreislauf aufgefunden), sollte nach dem ABC der Reanimation vorgegangen werden, da bei den herrschenden metabolischen Bedingungen keine reale Aussicht auf erfolgreiche Elektrokonversion besteht. Erst nach ausreichender Beatmung und Herzmassage sollte die Defibrillation versucht werden.

Bradykardie oder Asystolie

Bradykardien (> 40 min^{-1}) beim kreislaufstabilen Patienten sind nicht behandlungsbedürftig. Bei Werten < 40 min^{-1} sollte bei der Wahl der Behandlung immer die Kreislaufsituation mit in Betracht gezogen werden. Bei noch meßbaren Blutdruckwerten kann zuerst Atropin (1 mg i.v.) versucht werden; erfolgt hierauf kein Frequenzanstieg, wird Adrenalin (verdünnt auf 10 ml) in kleineren Portionen (1–2 ml) appliziert. Bleibt dies auch ohne Erfolg, so muß beim hämodynamisch instabilen Patienten mit der externen Stimulation oder Reanimation begonnen werden.

Therapie:
– Atropin 0,5–1 mg i.v.,
– Adrenalin (1:10 verdünnt) 1–2 ml,
– externer Schrittmacher,
– Reanimation.

Literatur

Bertolasi CA, Tronge JE, Mon GA et al. (1979) Clinical spectrum of unstable angina pectoris. Clin Cardiol 2:113–118
Conti CR, Brawley RK, Griffith LSC, Pitt B, Humphries JO, Gott VL, Ross RS (1973) Unstable angina pectoris: Morbidity and mortality in 57 consecutive patients evaluated angiographically. Am J Cardiol 32:745–750
Little WC, Constantinescu M, Applegate RJ, Kutcher MA, Burrows MT, Kahl FR, Santamore WP (1988) Can coronary angiography predict the site of subsequent myocardial infarction in patients with mild-to-moderate coronary artery disease? Circulation 78:1157–1166
Madias JE, Hood WB (1976) Reduction of precordial ST-segment elevation in patients with anterior myocardial infarction by oxygen breathing. Circulation [Suppl I]:198–204
Moise A, Théroux P, Taeymans Y, Descoings B, Lespérance J, Waters DD, Pelletier GP, Bourassa MG (1983) Unstable angina and progression of coronary atherosclerosis. N Engl J Med 309:685–698
Norris RM, Singh BN (1982) Arrhythmias in acute myocardial infarction. In: Norris RM (ed) Myocardial infarction. Churchill Livingstone, Edinburgh, p 55
Phipps C (1936) Contributory causes of coronary thrombosis. JAMA 106:761–769
Roberts KB, Califf RM, Harrell FE, Lee KL, Pryor DB, Rosati RA (1983) The prognosis for patients with new-onset angina who have undergone cardiac catheterization. Circulation 68:970–978

Schock: Formen, Ursachen und Therapiemöglichkeiten

R. Schönstedt

Beim Kreislaufschock besteht ein *Mißverhältnis* zwischen dem zirkulierenden Blut und dem peripheren Bedarf, so daß bei *peripher vermindertem O_2-Angebot* eine unzureichende O_2-Versorgung des Gewebes resultiert. Die Folgen des verminderten Angebotes nutritiver Substanzen und des Abtransportes der Metaboliten sind *Mikrozirkulationsstörungen*, die eine metabolische Azidose, Kapillarendothelveränderungen und Organfunktionsstörungen nach sich ziehen.

Die Ursachen des Kreislaufschocks sind vielfältig. Häufige Ereignisse sind hämorrhagische Zustandsbilder, Hypovolämie aufgrund von Flüssigkeitsverlusten, kardiales Versagen, Sepsis, neurogene Störungen und allergische Reaktionen. Trotz dieses multifaktoriellen Geschehens führen alle Schockformen zu einer gemeinsamen Endstrecke, die sich bei schicksalhaftem Verlauf oder nichtadäquater Versorgung in Mikrozirkulationsstörungen und Polyorganversagen auswirkt. Da im Schock der Zeitfaktor eine entscheidende Rolle spielt, ist es für die Erstversorgung eines Schockpatienten von großer Bedeutung, daß eine adäquate Therapie sofort am Unfallort einsetzt und nicht erst Stunden später im Bereich der Intensivstation oder des Operationssaales. Die metabolischen Entgleisungen führen zu einem Circulus vitiosus, bei dem ab einem „point of no return" ein irreversibler Zustand erreicht wird.

Ursachen nach hämodynamischen Gesichtspunkten

1. Hypovolämische Form:

Verluste von
- Blut,
- Plasma,
- Flüssigkeit,
- Elektrolyten.

Hierzu zählen nicht nur hämorrhagische Zustandsbilder, die mit und ohne Trauma zu internen und externen Blutverlusten geführt haben, sondern außerdem auch Flüssigkeitsverluste, bedingt durch Ileus, Diabetes insipidus und mellitus, gastrointestinale Erkrankungen, hohe Temperaturen, Erbrechen und Durchfall.

2. Kardiogene Form:

- Störung der Kontraktilität,
- Störung des Rhythmus,
- Störung der Frequenz,
- Klappendysfunktion.

Bei der kardiogenen Form (häufigste Ursache: Herzinfarkt) resultiert als Folge von Kontraktilitätsverlust, Klappendysfunktion oder bei bradykarden und tachykarden Rhythmusstörungen eine verminderte und nicht mehr ausreichende Pumpleistung mit einem verminderten peripheren Angebot und einem Rückstau in den kleinen und großen Kreislauf.

3. Obstruktive Form:

Obstruktion der zentralen Gefäße (Lungenembolie, Tamponade, Mediastinalverlagerung, Tumoren).

Bei dieser Schockform kommt es zur Verlegung der Ein- oder Ausflußbahn in zentralen Gefäßabschnitten mit den Folgen des sekundären kardialen Versagens.

4. Periphere Form:

- Septischer Schock,
- anaphylaktischer Schock,
- neurogener Schock,
- endokriner Schock,
- Überdosierung von Anästhetika.

Bei der peripheren Form liegt eine Gefäßdilatation als Folge einer Störung der Gefäßinnervation vor. Es besteht ein relativer Volumenmangel.

Pathophysiologische Vorgänge

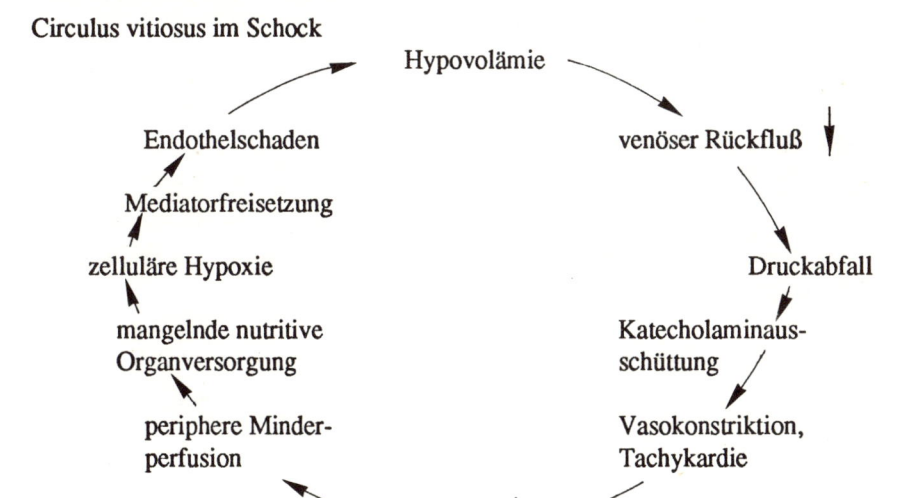

Circulus vitiosus im Schock

Hypovolämie → venöser Rückfluß ↓ → Druckabfall → Katecholaminausschüttung → Vasokonstriktion, Tachykardie → HZV ↓ → periphere Minderperfusion → mangelnde nutritive Organversorgung → zelluläre Hypoxie → Mediatorfreisetzung → Endothelschaden → Hypovolämie

Bei Volumenverlusten oder verminderter Pumpleistung kommt es bei Beginn der Kreislaufdekompensation zu einer sympathikotonen adrenergen Gegenregulation durch Freisetzung von Katecholaminen. Hierdurch wird durch Umverteilung des intravasalen Volumens ein Minimalkreislauf aufrecht erhalten (Notfallreaktion); der jedoch zu weiteren pathologischen Veränderungen in der peripheren Strombahn führt.

Folgen der metabolischen Azidose:

- Dämpfung des ZNS,
- hämodynamische Depression,
- weitere Stimulation des Nebennierenmarks,
- Endothelläsionen,
- Permeabilitätsstörungen mit den Folgen eines Endothelödems,
- Erhöhung des peripher vaskulären Widerstands,
- Freisetzung von gerinnungsaktiven Substanzen mit den Folgen der
  a) Hyperkoagulopathie,
  b) Verbrauchskoagulopathie.

Leitsymptome im Schock

- Anamnese, Unfallhergang,
- Aspekt des Patienten,
- hämodynamische Parameter,
- Ateminsuffizienz,
- Bewußtseinslage,
- Schmerzsymptomatik,
- Diurese.

Anamnese

Durch Anamnese, durch Fremdanamnese bzw. durch den Unfallhergang lassen sich die Ursachen des Schockzustandes feststellen bzw. das Ausmaß des Blutverlustes möglicherweise abschätzen.

Aspekte des Patienten:

Die Hautfarbe, kaltschweißige Haut, schlechte Kapillardurchblutung, fehlende Füllung der Halsvenen lassen ebenfalls auf Schockursachen und auf den Zustand des Patienten schließen.

Hämodynamische Parameter bei der Beurteilung des Schocks

- Frequenz,
- Rhythmus,
- Blutdruck,
- Blutdruckamplitude.

Bei der Diagnose Schock stützen wir uns in erster Linie auf die meßbaren Kreislaufgrößen Blutdruck und Herzfrequenz, obwohl diese beiden Parameter keinerlei Aussage über die Perfusion des Gewebes zulassen.

Herzfrequenz:

Eine Hypovolämie zeigt sich zunächst in Form einer Sinustachykardie; bei weiteren Volumenverlusten kommt es zur kardialen Dekompensation mit Rhythmusstörungen (absolute Arrhythmie, Bradykardie und Knotenrhythmus). Dagegen zeigt sich beim kardiogenen Schock ein sehr vielfältiges Bild von Rhythmusstörungen (Bradykardie bis Tachykardie).

Blutdruck:

Beim ausgeprägten fortgeschrittenen Schock ist der systolische Blutdruck meistens deutlich erniedrigt und beträgt weniger als 100 mm Hg (Mitteldruck < als 50 mm Hg). Häufig findet man bei jungen polytraumatisierten Patienten trotz großer Blutverluste eine relativ stabile Kreislaufsituation vor, die dann aber aus einem scheinbar noch kompensierten Schockzustand zum plötzlichen Kreislaufzusammenbruch führt. Der Blutdruck läßt keine Aussagen über die Gewebsperfusion zu und kann noch lange „normale" Werte betragen, obwohl bereits durch die Zentralisation des Kreislaufs eine periphere Perfusion nicht mehr stattfindet.

ZVD:

Der zentrale Venendruck ist, falls er gemessen werden kann, sehr niedrig beim hypovolämischen Schock, dagegen erhöht bei der kardiogenen und der obstruktiven Form.

Schmerz:

Auch die Schmerzsymptomatik kann Hinweise auf die Schockursache und das Ausmaß bei Verletzungen geben (kardialer Schmerz, reißender Schmerz bei Aortenaneurysma, gastrointestinale Blutung).

Bewußtseinslage:

Auch ohne primäre zerebrale Schädigung kommt es beim fortgeschrittenen Schock aufgrund einer verminderten Perfusion zu Bewußtseinsveränderungen, die sich zunächst in Unruhe und Eintrübung bis hin zur Bewußtlosigkeit zeigen. Das gesunde Gehirn unterliegt den Gesetzen der Autoregulation; dies bedeutet, daß bei arteriellen Mitteldruckwerten zwischen 50 und 150 mm Hg die Hirnperfusion konstant bleibt. Wenn im ausgeprägten Schockzustand dieser untere Grenzwert unterschritten wird, kommt es zu den angesprochenen Bewußtseinsveränderungen und zu Pupillendifferenzen (Abb. 1). Beim Hypertoniker sind diese Autoregulationsbereiche nach rechts verschoben.

Hirnprotektive Maßnahmen beim Schockpatienten sind einerseits ausreichende Ventilation und Oxygenierung, andererseits Kreislaufstabilisierung durch Volumenersatz und Katecholamine, so daß es zu keinem Abfall der Hirnperfusion

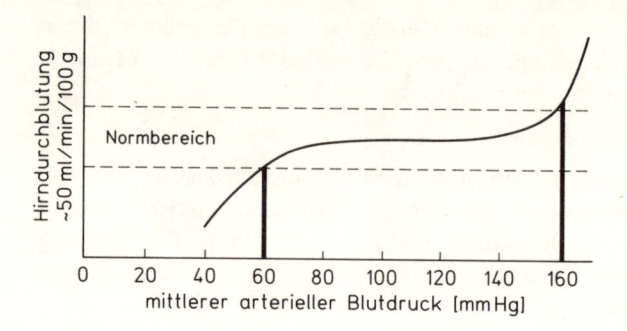

Abb. 1. Bewußtseinsveränderungen

kommt. Eine medikamentöse Protektion des Gehirns, wie sie früher noch häufig durchgeführt wurde, ist kontraindiziert (Thiopental hochdosiert) bzw. wird kontrovers diskutiert (Dexamethason hochdosiert).

Ateminsuffizienz:

Von großer Bedeutung sowohl für die Beurteilung des Schockzustandes als auch für die daraus resultierenden Konsequenzen bei den Sofortmaßnahmen ist die Ateminsuffizienz beim Schock. Die Prognose des Patienten verschlechtert sich dramatisch bei gleichzeitigem Auftreten von Volumenmangel und Hypoxie. Die beim Schock auftretende Ateminsuffizienz muß unterschieden werden von der Ateminsuffizienz nach einem Schockereignis, die zur Entwicklung der sog. Schocklunge (ARDS) führt.

Zeichen der Ateminsuffizienz im Schock

– Atemfrequenz,
– Atemtiefe,
– gestörte Atemmechanik
   (paradoxe Atmung, Schaukelatmung),
– Schnappatmung,
– Zyanose.

Nur auf wenigen Rettungswagen stehen Pulsoxymeter zur Verfügung, die jedoch bei Zentralisation des Kreislaufes auch keine verläßlichen Werte mehr anzeigen. Die Ateminsuffizienz muß klinisch erkannt werden, da eine Blutgasanalyse zur Zeit auf dem Rettungswagen ebenfalls nicht möglich ist.

Die Ursachen der Ateminsuffizienz beim Schock sind ein vermindertes Herzzeitvolumen, so daß über den Pulmonalkreislauf nur ein verminderter Austausch von O_2 und CO_2 stattfinden kann, weiterhin eine Bewußtlosigkeit durch verminderte Hirnperfusion, die zu zentraler Atemstörung und Zungenrückfall führt. Beim kardiogenen und anaphylaktischen Schock wird durch ein Lungenödem die O_2-Aufnahme erschwert.

Die Schocklunge („adult respiratory distress syndrom", ARDS) hingegen ist eine respiratorische Insuffizienz, die ca. 1–3 Tage nach einem Schockereignis auftritt und deren Ursachen und Triggerfaktoren sehr vielfältig sein können.

Schock

ARDS-auslösende Faktoren

- Schock,
- Hypoxie,
- Schädel-Hirn-Verletzung,
- Crush-/Tourniquetsyndrom.

ARDS-fördernde Traumabegleitstörungen

- Sympathikoadrenerge Stimulation (Schmerz),
- Azidose,
- Fettembolie,
- Gerinnungsstörungen,
- Massivtransfusion,
- Operation/Narkose.

ARDS-begünstigende Vor- und Sekundärerkrankungen

- Aspiration,
- Lungenparenchymläsion,
- stumpfes Thoraxtrauma,
- präexistente Lungenerkrankung,
- Linksherzinsuffizienz,
- Fettleibigkeit,
- Hyperhydratation,
- hohes Alter (über 65 Jahre),
- septische Infektion.

Volumenmangelschock

Zeichen des Volumenmangelschocks:

- Anamnese, Unfallhergang,
- Haut/Temperatur (Blässe, Kaltschweißigkeit),
- Ateminsuffizienz,
- Hämodynamik:
  - Sinustachykardie,
  - Blutdruck erniedrigt → normal,
  - Puls peripher nicht tastbar,
  - kleine Blutdruckamplitude,
  - schlechte Venenfüllung;
- Bewußtsein: Unruhe → Somnolenz → Koma,
- Diurese: Oligurie, Anurie.

Anhand einer Kasuistik soll gezeigt werden, daß die Bewußtlosigkeit, die Ateminsuffizienz und der Atemstillstand durch ein Verletzungsmuster bedingt sein kann, das zunächst keinen Einfluß auf die Atmung und auf die Vigilanz hat. Die respiratorische Insuffizienz kommt innerhalb weniger Minuten trotz Massivinfusion allein durch den Volumenverlust zustande.

Sofortmaßnahmen beim Volumenmangelschock:

1) – Lagerung (Autotransfusion),
   – Blutstillung,
   – großlumige venöse Zugänge,
   – kolloidale und kristalloide Lösungen;
2) – O_2-Gabe,
   – Intubation, Beatmung mit $F_IO_2 = 1,0$;
3) – Analgosedierung → Narkose;
4) – Katecholamine bei Kreislaufzusammenbruch.

Volumentherapie

Es sollten mindestens 2–3 großlumige venöse Zugänge geschaffen werden. Ein zentraler Venenkatheter ist nur in Ausnahmesituationen indiziert. An Infusionen müssen sowohl Plasmaexpander als auch kristalloide Lösungen im Verhältnis 1:1 bis 1:2 schnell und unter Druck infundiert werden. Eine Überinfusion mit nachfolgendem Lungenödem aufgrund kardialer Belastung ist in der Erstphase nur in Ausnahmefällen (älterer herzinsuffizienter Patient) zu befürchten.

Vorteile kolloidaler Lösungen:

– schnelle Kreislaufstabilisierung,
– deutlicher HZV-Anstieg,
– Verbesserung der Mikrozirkulation,
– günstiger Einfluß auf ARDS.

Vergleich der Plasmaexpander

	Dextran 60	Gelatine	HAES 450
Halbwertszeit	6–8 h	2–3 h	8–12 h
Pharmakokinetik	40% renal	90% renal	Enzymatische Spaltung
Allergische Reaktion	Anaphylaktisch, dosisunabhängige AE-HK-Reaktion	Anaphylaktoid durch Histaminfreisetzung	Anaphylaktoid, Komplementaktivierung
Nebenwirkung	Gerinnung herabgesetzt, falsche Blutgruppenbestimmung	Hohe Ca^{2+}-Konzentration	Lange Speicherzeit
Dosisbeschränkung	1–1,5 g/kg KG	Keine	10–20 ml/kg KG

Schock

Bei Dextranen ist eine Beschränkung auf 1,5 l notwendig, da ansonsten eine negative Beeinflussung der Gerinnung resultiert. Bei den Dextranen ist weiterhin die anaphylaktische Reaktion gefürchtet. Die dextraninduzierte anaphylaktische Reaktion (DIAR) wird durch Vorgabe eines Haptens (Promit) verhindert bzw. abgemildert. Gelatinepräparate haben eine kürzere, aber ausreichende Halbwertszeit und einen kleineren Volumeneffekt. Ein Wechsel von einem Expander auf ein anderes Kolloid ist nicht mit Nachteilen verbunden. Es müssen gleichzeitig kristalloide Lösungen mitinfundiert werden, damit ein intrazellulärer Wasserentzug vermieden wird. Bei der Infusionstherapie sind Halbelektrolytlösungen und Zuckerlösungen kontraindiziert. Ziel der Infusionsbehandlung ist eine Normalisierung der Pulsfrequenz auf Werte von ca. 100/min.

Über die Infusion mit hypertonen Kochsalzlösungen liegen in Deutschland keine Patientenerfahrungen vor („small volume resuscitation").

Sicherung der O_2-Zufuhr:
Bei schwerem Schock auch ohne Bewußtlosigkeit und ohne Thoraxtrauma ist die Intubation und nachfolgende Beatmung mit reinem O_2 dringend zu empfehlen, da eine latent auftretende Hypoxie oft nicht erkannt wird und eine Zyanose beim hämorrhagischen Patienten nicht sichtbar wird. Die Notintubation im Schockraum sollte die Ausnahme sein. Zur Prophylaxe einer schweren Schocklunge wird ein geringer PEEP mit ca. 5 mbar (500 Pa) empfohlen, der allerdings einen entsprechenden Respirator auf dem Rettungswagen voraussetzt.

Anästhesie zur Intubation beim wachen Patienten im Schock:
1) Hypnotikum
   – Etomidat;
2) Analgetikum
   – Fentanyl,
   – Morphin,
   – Ketamin;
3) Relaxanzien
   – Succinylcholin,
   – Vecuronium,
   – Atracurium;
4) Sedativum
   – Repetitionsdosen von Hypnotika,
   – Benzodiazepine (Diazepam, Flunitrazepam, Midazolam).

Dosierung nach Wirkung; um ca. 50% reduzieren!

Vorteile der frühzeitigen (prophylaktischen) Intubation
- Verhinderung der Aspiration,
- Vermeidung einer latenten Hypoxie,
- keine Atemarbeit erforderlich (O_2-Einsparung),
- ausreichende Analgosedierung möglich,
- Kreislaufstabilisierung,
- günstiger Einfluß auf Intensivverlauf (ARDS).

Komplikationen bei Intubation eines Patienten im Schock
- Aspirationsgefahr wegen Nichtnüchternheit,
- Kreislaufdepression bei „üblicher" Anästhesiedosis,
- Herz-Kreislauf-Stillstand durch Medikamentennebenwirkung und Hypoxie,
- Katecholaminausschüttung bei zu flacher Anästhesie.

Analgosedierung:

Nicht nur zur Intubation sollen und müssen Analgetika und Sedativa (Hypnotika) intravenös injiziert werden, sondern auch, um eine ausreichende Schmerztherapie während des weiteren Transportes zu ermöglichen und um Streß und Angst vom Patienten zu nehmen. Man muß sich allerdings im klaren sein, daß der Übergang von der Analgosedierung zur Narkose fließend ist und die oben genannten Substanzen eine zusätzliche Atemdepression schaffen können, die wiederum eine Beatmung unumgänglich macht. Nach Intubation und Abklingen der Wirkung der Anästhetika müssen beatmete Patienten mit Sedativa (Benzodiazepine), Analgetika (Ketamin, Fentanyl) und teilweise auch mit Relaxanzien ruhiggestellt werden. Die früher gängige Meinung, ein anästhesierter Patient sei chirurgisch und neurologisch nicht beurteilbar, muß dahingehend revidiert werden, daß die Halbwertszeit der genannten Substanzen kurz ist und einfache nichtinvasive diagnostische Möglichkeiten zur Verfügung stehen, die allerdings ebenfalls eine Ruhigstellung erforderlich machen (Narkose für CT).

Positiv-inotrope Substanzen:

Zur Primärtherapie des Volumenmangelschocks sind positiv-inotrope Substanzen nicht indiziert. Sie müssen jedoch gegeben werden, wenn ein Kreislaufzusammenbruch (Bradykardie, kein Blutdruck meßbar und tastbar) trotz Massivinfusion und Beatmung droht.

Kardiogener Schock

Beim kardiogenen Schock besteht ein Versagen des kardiozirkulatorischen Pumpsystems aufgrund von koronarer Herzkrankheit, Infarkt, dekompensierter Herzinsuffizienz, Rhythmusstörungen oder Klappendysfunktionen. Diese hieraus resultierende Verminderung des Herzzeitvolumens führt zu peripheren Mikrozirkulationsstörungen und durch Rückstau in den zentralen Gefäßen zum Lungenödem.

Trotz aller Notarztmaßnahmen und der intensivmedizinischen Erfolge ist die Letalität des kardiogenen Schocks weiterhin sehr hoch bei ca. 80%.

Anamnese:	Herzinsuffizienz, Angina pectoris, Hypertonus.
Aspekt:	Erregung, Angst, Vernichtungsgefühl; kalte, blasse bis zyanotische Haut.
Schmerz:	Brustschmerz, Ausstrahlungen.
Hämodynamik:	Frequenz- und Rhythmusstörungen, Blutdruck erniedrigt, kaum meßbar (hoher Gefäßwiderstand), ZVD: erhöht.
Bewußtsein:	Unruhe → komatös.
Atmung:	oft nur in sitzender Position möglich, Orthopnoe, Lungenödem.

Sofortmaßnahmen beim kardiogenen Schock
- Lagerung (Oberkörper hoch),
- Analgosedierung (Morphin),
- Ventilation sichern, Intubation (Abnahme der Atemarbeit),
- Ketecholamine,
- Antiarrhythmika,
- Vasodilatatoren,
- übliche Maßnahmen der Reanimation!

Kardiogener Schock durch Lungenembolie

→ mehr als 60% der pulmonalen Strombahn verlegt.

1) *Kardiale Symptome:*
   - Akute Rechtsbelastung;
   - Rhythmusstörungen, Sinustachykardie,
   - Halsvenenstauung,
   - Blutdruckabfall.

2) *Pulmonale Symptome:*
   - Orthopnoe,
   - Zyanose,
   - Bronchospasmus.

3) *Zusätzliche Befunde:*
   - Angst, Unruhe, Brustschmerz.

Sofortmaßnahmen:
- O_2-Gabe, ggf. Intubation,
- Analgosedierung,
- Katecholamine,
- [Heparinisierung, Lyse umstritten]
- Reanimation.

Anaphylaktischer Schock

Der anaphylaktische Schock beruht auf der Freisetzung vasoaktiver Substanzen (Histamin, Bradykinin, Serotonin) bei Antigen-Antikörper-Reaktionen. Ursache sind häufig Fremdeiweiße, Polysaccharide, Antibiotika, Jod usw.

Zeichen des anaphylaktischen Schocks

- Juckreiz,
- Urtikaria,
- Gesichtsödeme,
- Dyspnoe,
- Bronchospasmus,
- Kreislaufdekompensation
  (Blutdruckabfall, Tachykardie, Bradykardie).

Histaminwirkung im anaphylaktischen Schock

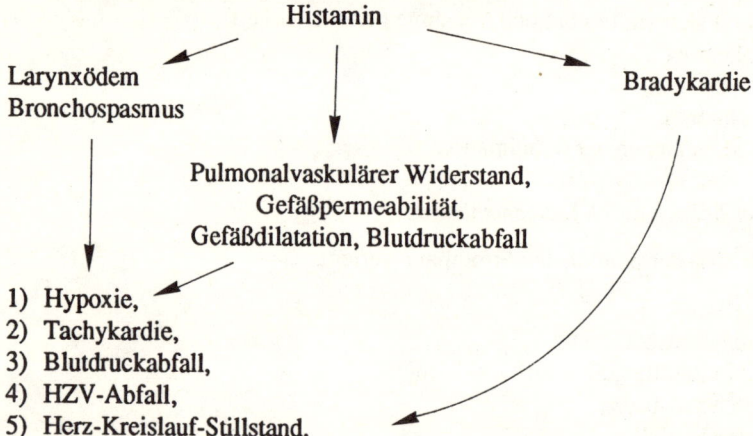

Histamin

Larynxödem
Bronchospasmus

Bradykardie

Pulmonalvaskulärer Widerstand,
Gefäßpermeabilität,
Gefäßdilatation, Blutdruckabfall

1) Hypoxie,
2) Tachykardie,
3) Blutdruckabfall,
4) HZV-Abfall,
5) Herz-Kreislauf-Stillstand.

Sofortmaßnahmen beim anaphylaktischen Schock

- Volumengabe (mindestens 1000 ml in den ersten 10 min),
- Lagerung (Autotransfusion),
- O_2-Zufuhr, Intubation und Beatmung,
- Adrenalin (0,1–1 mg),
- Kortison hochdosiert (z.B. Dexamethason 100 mg),
- H_1- und H_2-Blocker (Dimetindenmaleat, Cimetidin).

Septischer Schock

Der septische Schock ist für den Notarzt ein seltenes Ereignis, da dieser Schockform kein akutes Krankheitsgeschehen (Trauma, Operation, Ulkusperforation) vorausgeht, so daß dieses Bild erst im Verlauf des Krankenhausaufenthaltes nach ca. 1 Woche auftritt. Man unterscheidet beim septischen Schock die hyperdyname von der hypodynamen Form, wobei die hyperdyname Form mit einer Tachykardie, normalem bis erhöhtem Blutdruck, einer hohen Blutdruckamplitude und einer Erhöhung des Herzzeitvolumens um das 2- bis 3fache einhergeht. Aufgrund der kapillären Shunts bei einer O_2-Verwertungsstörung sehen die Patienten trotz respiratorischer Insuffizienz oft rosig und gesund aus.

Sofortmaßnahmen beim septischen Schock
- Venöser Zugang,
- Infusion von Expandern und kristalloiden Lösungen,
- Katecholamine (Dopamin, Dobutrex),
- O_2-Zufuhr, Intubation und Beatmung.

Andere, selten vorkommende Schockformen wie vasovagale Synkope, andere neurogene Schockformen oder eine hormonell bedingte Kreislaufdekompensation erfordern als Erstmaßnahme für den Notarzt eine symptomatische Kreislauftherapie mit Volumengabe, Kreislaufstützung durch Vagolytika, Sympathomimetika und Vasokonstriktoren und die Sicherstellung der O_2-Zufuhr durch Intubation und Beatmung.

Literatur

Ahnefeld FW, Merkens H (1985) Notfallmedizin. Kohlhammer, Stuttgart
Engelhardt GH (Hrsg) (1990) Unfallheilkunde für die Praxis. de Gruyter, Berlin
Larsen R (1990) Anästhesie. Urban & Schwarzenberg, München
Lawin P (1989) Praxis der Intensivbehandlung. Thieme, Stuttgart
Lutz H, Rother K (1985) Indikationen zur Behandlung mit Plasmaproteinen. Medizinische Verlagsgesellschaft, Marburg

Zerebrale Notfälle: Neurochirurgische Probleme

J. Hampl

Pathophysiologische Grundlagen

Hirndurchblutung

Die zerebrale Durchblutung wird durch verschiedenste Faktoren beeinflußt:
- arterieller Mitteldruck,
- Strömungswiderstand,
- intrakranieller Druck,
- CO_2-Gehalt des Blutes,
- Viskosität des Blutes,
- Hämatokrit,
- Temperatur,
- nervale Erregung,
- Lebensalter.

Über den Mechanismus der Autoregulation wird jedoch die zerebrale Durchblutung über einen weiten Bereich konstant gehalten.

Durch ein schweres Schädel-Hirn-Trauma (SHT) wird dieser Autoregulationsmechanismus zerstört. Der *zerebrale Perfusionsdruck ($\bar{p}$)* ist nun ausschließlich für die Hirndurchblutung verantwortlich.

Dieser ist definiert durch

$$\bar{p} = \frac{p_{sys} + 2\, p_{dia}}{3} - ICP$$

$\bar{p}$ mittlerer zerebraler Perfusionsdruck
p_{sys} systolischer Druck
p_{dia} diastolischer Druck
ICP intrazerebraler Druck

Veränderungen des systemischen Blutdrucks wie auch des intrakraniellen Drucks führen deshalb zu einer direkten Beeinträchtigung der zerebralen Durchblutung. *Bei einem Perfusionsdruck unter 50 mm Hg ist eine ausreichende Perfusion des Hirngewebes nicht mehr gewährleistet.*

Ziel ist die Aufrechterhaltung eines ausreichenden Perfusionsdrucks, d. h.
- guter arterieller Mitteldruck → Schockprophylaxe und
- niedriger Hirndruck → (s. unten).

Bei starken intrakraniellen Drucksteigerungen findet sich ein Anstieg des systemischen Blutdrucks. Dieser als Cushing-Reflex bekannte Mechanismus soll eine ausreichende Durchblutung des zerebralen Gewebes gewährleisten. Da er jedoch erst bei einem Druckgefälle, das nahe dem Kapillarverschlußdruck liegt, eintritt, ist er nicht in der Lage, eine annähernd normale Hirndurchblutung zu erzeugen.

Hirndruck

Eine Massenausdehnung des Gehirns ist wegen seiner knöchernen Kapsel nur in sehr begrenztem Umfang möglich. Lediglich durch eine Verringerung der Liquor- und zirkulierenden Blutmenge kann zu Beginn eine Zunahme des intrakraniellen Volumens ohne Zunahme des intrakraniellen Drucks abgefangen werden. Dieser Reserveraum beträgt ca. 6% des intrakraniellen Volumens.

Ist der Reserveraum aufgebraucht, folgt einer weiteren intrakraniellen Volumenzunahme eine deutliche Zunahme des intrakraniellen Drucks. Wie aus Abb. 1 zu entnehmen ist, hat eine kontinuierliche Volumenzunahme nicht eine lineare, sondern eine exponentielle Zunahme des intrakraniellen Drucks zur Folge. Kleinste zusätzliche Volumina führen zu massiven Druckanstiegen.

Ursachen einer Zunahme des Hirndrucks:
- Epidural-, Subdural- und intrazerebrales Hämatom,
- Ventrikeltamponade,
- multiple Kontusionsherde,
- Hypoxie oder Ischämie mit generalisiertem Hirnödem.

Das Hirnödem ist die häufigste und gefährlichste Komplikation nach mittelschweren bis schweren Schädel-Hirn-Traumen (SHT). Es ist häufiger als das intrakra-

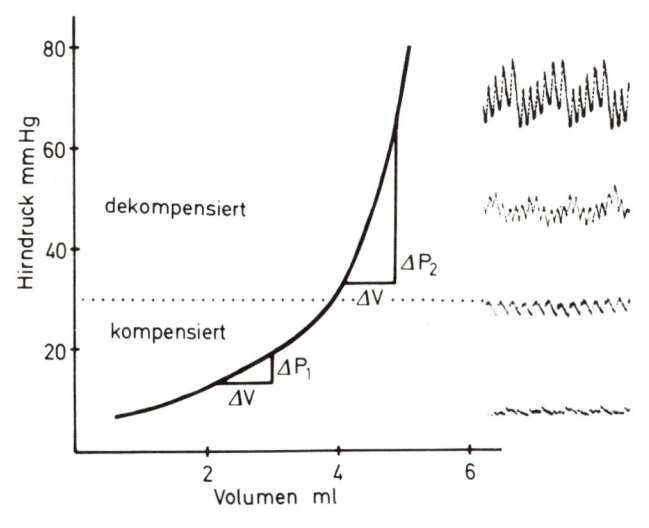

Abb. 1. Volumen-Druck-Diagramm des intrakraniellen Raums

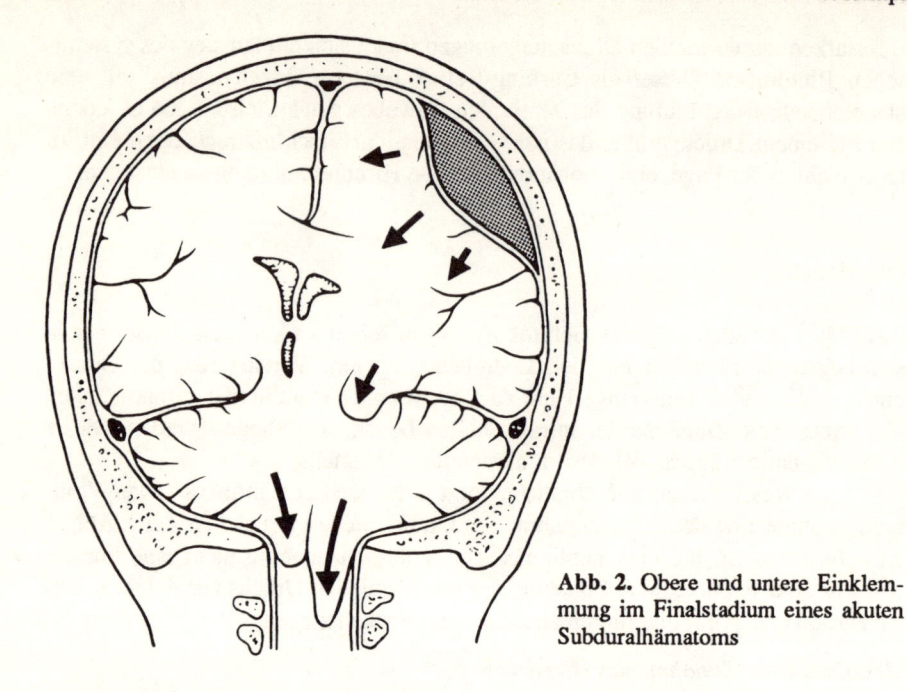

Abb. 2. Obere und untere Einklemmung im Finalstadium eines akuten Subduralhämatoms

nielle Hämatom. *Die wichtigste Hirnödemprophylaxe ist die Gabe von O_2*. Weiterhin sollten venöse Abflußstörungen und externe Stimuli (Schmerz) vermieden, sowie der venöse Abfluß begünstigt werden. Die Hyperventilation führt ebenfalls zu einer wirksamen Senkung des Hirndrucks.

Bei einer kontinuierlichen Zunahme des Hirndrucks aufgrund eines raumfordernden Prozesses kommt es zunächst zu einer oberen, im weiteren Verlauf zu einer unteren Einklemmung (Abb. 2).

Die klinischen Syndrome dieser anatomischen Veränderungen werden im folgenden aufgezeigt.

Klinische Syndrome

Die im folgenden beschriebenen klinischen Syndrome sollen kurz und prägnant die Zustandsbilder einer fortschreitenden Hirnstammläsion nach einem SHT aufzeigen.

Eine Verschlechterung des Patientenzustandes ist dabei leicht anhand von wenigen Kriterien zu erkennen.

Die Verwendung der im folgenden beschriebenen Begriffe bei der Übergabe an den weiterbehandelnden Kollegen ermöglicht diesem, rasch ein exaktes Bild über den Patientenzustand zu erhalten.

Bei *unklarer Klinik* in bezug auf die Höhenlokalisation der Hirnstammschädigung muß an eine *toxische oder metabolische Ursache* gedacht werden.

Zunächst soll der Begriff des *Puppenkopfphänomens* erläutert werden:
Im Mittelhirn ist die Koordination der Bulbusbewegungen verschaltet. Eine Schädigung führt zu starren, nichtbeweglichen Bulbi.

Mit dem Puppenkopfphänomen wird diese Bulbusbeweglichkeit geprüft. Der Kopf wird dabei rasch zur Seite gedreht (**cave:** HWS-Trauma), während die Augen offengehalten werden. Infolge der Trägheitskraft folgen die Bulbi zunächst der Kopfwendung. Bei erhaltener Mittelhirnfunktion kommt es dann zu einer langsamen Drehung der Bulbi in Richtung der Ausgangsstellung, das Puppenaugenphänomen ist somit auslösbar oder positiv. Bei geschädigter Mittelhirnfunktion sind keine Bulbusbewegungen zu beobachten.

Initiale neurale Paralyse

Cave: Nicht verwechseln mit dem Bulbärhirnsyndrom (s. unten).

Unmittelbar nach einem akuten Schädel-Hirn-Trauma kommt es für wenige Sekunden bis Minuten zu einer Funktionshemmung der zerebralen Strukturen. Die Klinik ähnelt der eines Bulbärhirnsyndroms, darf aber auf keinen Fall damit verwechselt werden.

Klinik:

- tiefe Bewußtlosigkeit,
- Puppenkopfphänomen nicht auslösbar,
- Pupillen sind erweitert und lichtstarr,
- Tonus der Muskulatur deutlich abgeschwächt bis aufgehoben,
- keine spontanen Bewegungen,
- keine Reaktion auf Schmerzreiz,
- Puls unregelmäßig, weich und langsam,
- Blutdruck niedrig,
- Atmung schnappend und ungleichmäßig, verminderte Frequenz.

Aus der Schwere der initialen neuralen Paralyse kann nicht auf die Schwere des SHT geschlossen werden. Selbst ein leichtes SHT kann mit diesen Symptomen einhergehen. Bei Fortbestehen der oben beschriebenen Klinik ist von einer primären Hirnstammschädigung mit in der Regel schlechter Prognose auszugehen.

Merke: Eine sekundär auftretende Bewußtlosigkeit ist als Alarmzeichen im Sinne einer zunehmenden Hirnstammschädigung zu beurteilen.

Das *frühe Zwischenhirnsyndrom* ist gekennzeichnet durch einen unruhigen, instabilen Patienten (Puls und Blutdruck) mit wechselnder Bewußtseinslage (Abb. 3).

Bei entsprechenden Maßnahmen, die ein Fortschreiten der Hirnstammläsion verhindern, ist eine Restitutio ad integrum zu erreichen.

Als nächstes Stadium wird das *späte Zwischenhirnsyndrom* erreicht (Abb. 4).

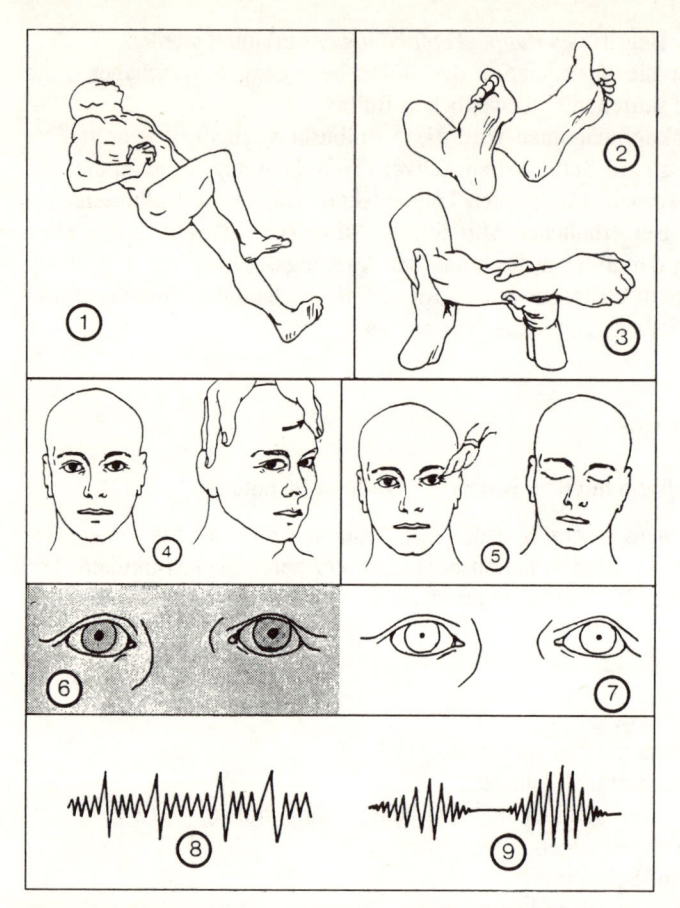

Abb. 3. Frühes Zwischenhirnsyndrom. ① Zunehmende Bewußtseinstrübung, Übergehen von gezielten Willkürbewegungen in ungezielte Abwehrbewegungen; ② positives Babinski-Zeichen und ③ Widerstand bei passiver Bewegung der Glieder – „Gegenhalten"; ④ Puppenkopfphänomen lebhaft auslösbar; ⑤ Kornealreflex beiderseits positiv; ⑥ enge Pupillen beiderseits ⑦ mit erhaltener Lichtreaktion; ⑧ Eupnoe, Atmung „wie im Schlaf", später ⑨ Cheyne-Stokes-Atmung. (Mod. nach Todorow u. Oldenkott 1984)

Das späte Zwischenhirnsyndrom stellt einen *klinischen Scheidepunkt* dar. Kommt es zu einem weiteren Fortschreiten der Hirnstammschädigung, so verschlechtert sich die Prognose hinsichtlich völliger neurologischer Wiederherstellung erheblich.

Bei Überschreiten des dienzephalen Niveaus finden sich die Zeichen des akuten traumatischen *Mittelhirnsyndroms* (Abb. 5).

Typisch sind vielfältige und ausgeprägte Entgleisungen der autonomen vegetativen Funktionen, wie Hyperpnoe, Hypertension, Tachykardie, Hyperthermie, Hyperhidrosis, Hypersalivation, bronchiale Hypersekretion, Diabetes insipidus, Hyperglykämie und Elektrolytstörungen.

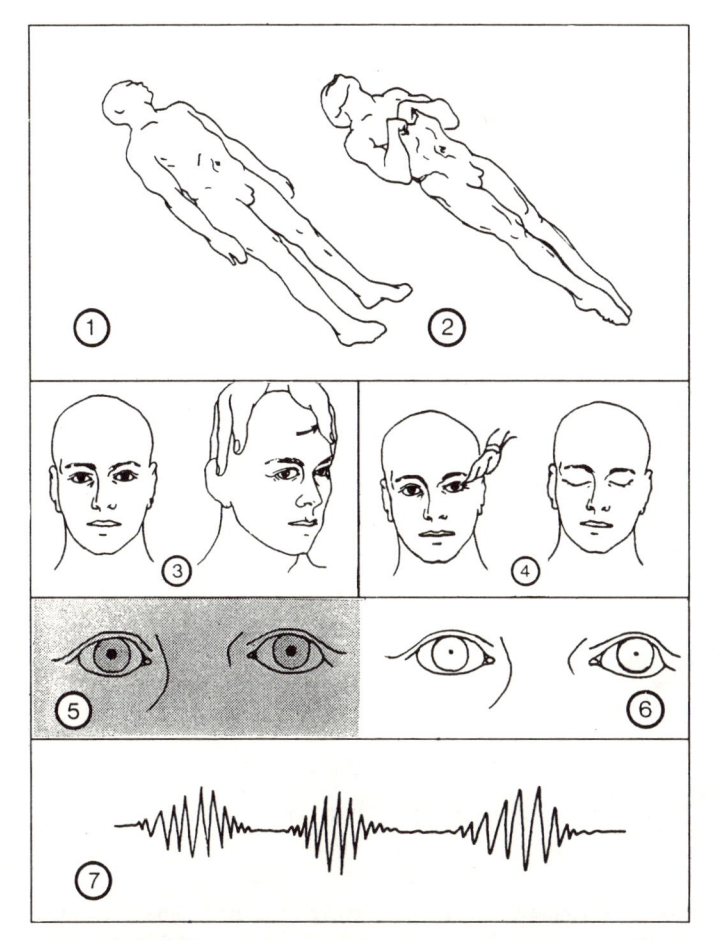

Abb. 4. Spätes Zwischenhirnsyndrom. ① Koma, keine willkürlichen Bewegungen; ② Beuge-Streck-Synergismen auf Schmerzreiz, die später auch spontan auftreten können – *"Dekortikationsstellung"*; ③ Puppenkopfphänomen auslösbar; ④ Kornealreflex beiderseits noch vorhanden; ⑤ enge Pupillen beiderseits ⑥ mit erhaltener Lichtreaktion; ⑦ Cheyne-Stokes-Atmung. (Mod. nach Todorow u. Oldenkott 1984)

Das Vollbild einer kompletten Hirnstammdysfunktion stellt das *Bulbärhirnsyndrom* dar, welches immer zum Tode oder schweren Defektheilungen führt (Abb. 6).

Ein Sonderfall ist das *laterale Einklemmungssyndrom* (Abb. 7). Ursache ist oft ein Epiduralhämatom mit potentiell raschem Verlauf. Bei einer sich dahingehend entwickelnden Klinik ist unverzüglich ein Krankenhaus mit CT- und Trepanationsmöglichkeit aufzusuchen.

Abschließend einige Merksätze zum Thema *Pupillenstörungen:*
1) Eine direkt am Unfallort einseitige weite lichtstarre Pupille ist meist Ausdruck eines primären Schadens des N. occulomotorius.

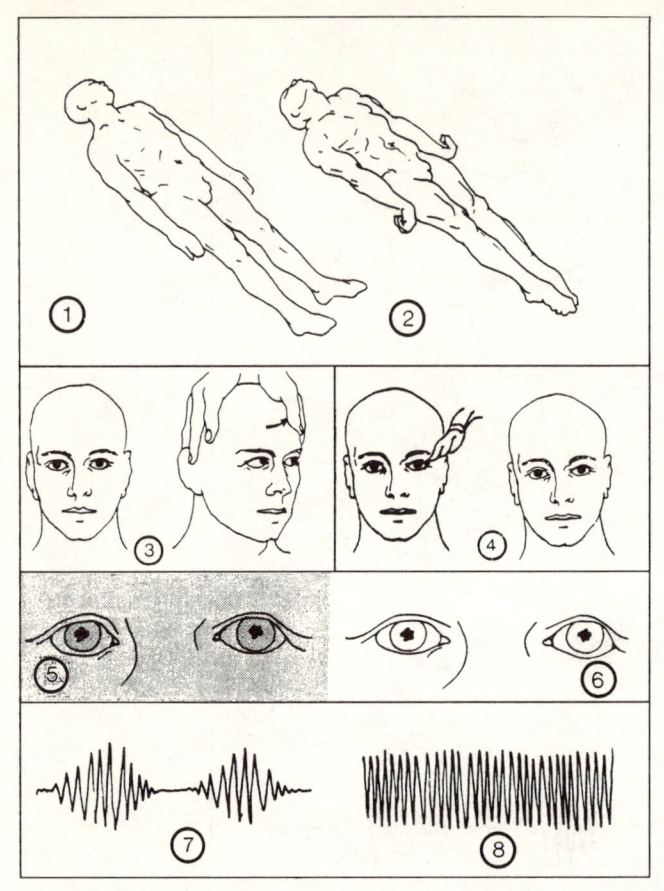

Abb. 5. Mittelhirnsyndrom. ① Tiefes Koma; ② Strecksynergismen auf Schmerzreiz, später auch spontaner Opisthotonus – *„Dezerebrationshaltung"*; ③ Puppenkopfphänomen nicht auslösbar; ④ Kornealreflex zu Beginn noch vorhanden, aber abgeschwächt, später nicht auslösbar; ⑤ mittelweite, oft entrundete Pupillen ⑥ ohne auf Reaktion auf Licht; ⑦ zunächst noch Cheyne-Stokes-Atmung; ⑧ bei voll ausgeprägtem Mittelhirnsyndrom stark beschleunigte tiefe Atmung, sog. „Maschinenatmung". (Mod. nach Todorow u. Oldenkott 1984)

2) *Eine sekundäre einseitige Pupillenerweiterung ist ein akutes Alarmzeichen.* Eine intrakranielle Raumforderung ist unverzüglich auszuschließen.
3) Primär weite und reaktionslose Pupillen, die sich im Verlauf nicht ändern, weisen in der Regel auf einen schweren primären Hirnstammschaden hin.
4) Pupillenstörungen bei wachen, adäquat reagierenden Patienten sind hinsichtlich intrakranieller Raumforderungen von untergeordneter Relevanz.

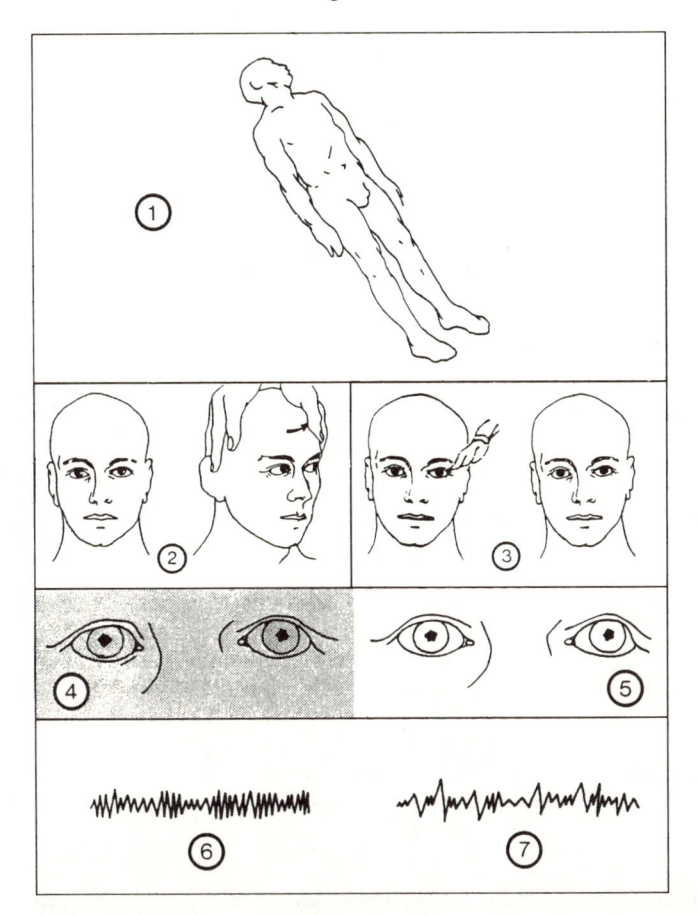

Zerebrale Notfälle: Neurochirurgische Probleme

Abb. 6. Bulbärhirnsyndrom. ① Tiefstes Koma mit herabgesetztem Muskeltonus und Fehlen jeder motorischen Reaktion auf Schmerzreize; ② fixierte Bulbi, bewegungslos bei Prüfung des okulozephalen Reflexes; ③ Kornealreflex beiderseits nicht auslösbar; ④ mittelweite bis weite, entrundete Pupillen ⑤ mit fehlender Lichtreaktion; ⑥ zunehmende Atemdepression bis zum Eintritt des Atemstillstandes – oberflächliche, rasche Atmung; ⑦ unregelmäßige, „ataktische" Atmung oder „Clusteratmung". (Mod. nach Todorow u. Oldenkott 1984)

Erstmaßnahmen

Anamnese

- Inspektion des Unfallortes (Helm getragen, Gurt angeschnallt, etc.);
- möglicher Unfallmechanismus (Aufprall mit Schädel oder Wirbelsäule);
- Lage des Patienten (an einer scharfen Kante, auf einem spitzen Gegenstand usw.);

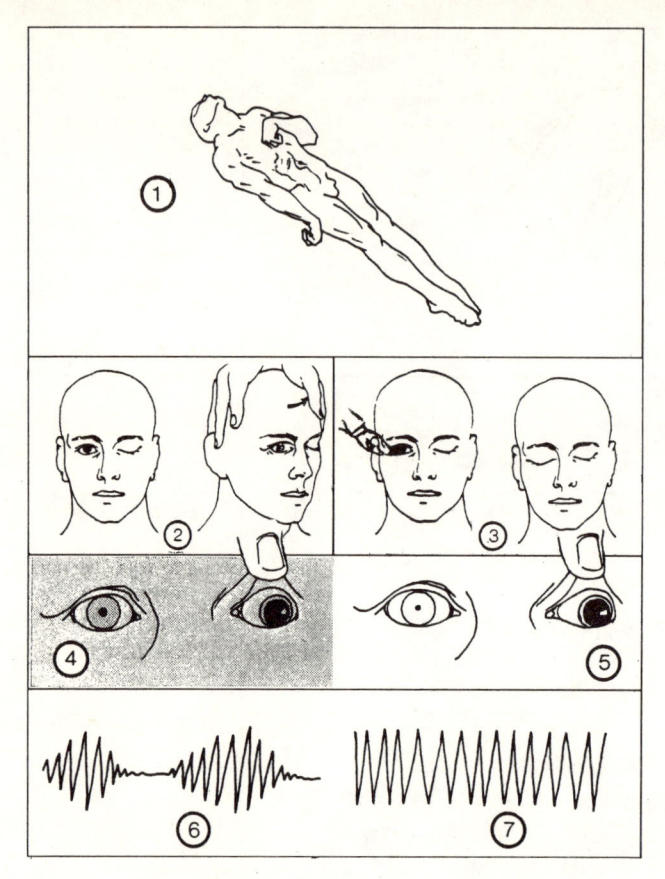

Abb. 7. Laterales Einklemmungssyndrom. ① Hemiparese (kontralateral zum raumfordernden Prozeß) mit Auftreten von Strecksynergismen zuerst auf der gelähmten Seite; ② + ③ ipsilaterale Okulomotoriusparese, Puppenkopfphänomen und Kornealreflex auf der Seite des nicht geschädigten Auges auslösbar; ④ maximale Erweiterung der homolateralen und mittelweite kontralaterale Pupille; ⑤ kontralateral mit erhaltender Lichtreaktion, ipsilateral keine Lichtreaktion; ⑥ zuerst Cheyne-Stokes-Atmung; ⑦ mit Fortschreiten der Mittelhirneinklemmung zentrale Hyperpnoe, „Maschinenatmung". (Mod. nach Todorow u. Oldenkott 1984)

- Passantenangaben über den Zustand des Patienten bis zum Eintreffen des Notarztes (Bewußtseinszustand);
- Vorerkrankungen (z. B. Epilepsie)?
- Allergie- bzw. Medikamentenausweis?

Zerebrale Notfälle: Neurochirurgische Probleme

Befund

Bei jedem Verletzten mit einem Schädel-Hirn- oder Wirbelsäulentrauma muß ein kurzer Status des gesamten Körpers vorgenommen werden. Weitere Verletzungen sind auszuschließen.

Ein Schutzhelm ist mit der Zweihelfermethode (ein Helfer stabilisiert die Halswirbelsäule, der zweite Helfer zieht den Helm nach vorn über den Kopf) immer zu entfernen. Platzwunden am Schädel sollten mit einem sterilen Handschuh auspalpiert werden (Impressionsfraktur, offenes SHT).

Schmerzen an der Wirbelsäule ist gezielt nachzugehen. *Im Zweifelsfall ist immer von einer Wirbelsäulenverletzung auszugehen.*

Der neurologische Status sollte die folgenden Punkte abdecken. Mit etwas Übung kann er in 2 min erhoben werden.

Bewußtseinslage:
– bewußtseinsklar,
– bewußtseinsgetrübt,
– bewußtlos (Tiefe?).

Atemmuster:
– Cheyne-Stokes Atmung (Dienzephalon),
– Maschinenatmung (Hypothalamus-Mittelhirn),
– lange apnoische Pausen (Pons-Tegmentum),
– Clusteratmung (Pons Tegmentum),
– ataktische Atmung (medulläre Läsion).

Pupillenstatus:
– Lichtreaktion positiv,
– Lichtreaktion negativ,
– isokor,
– anisikor,
– rund,
– entrundet,
– Größe der Pupillen.

Korneareflex:
– vorhanden,
– nicht vorhanden.

Puppenkopfphänomen:
– auslösbar,
– nicht auslösbar.

Willkürmotorik:
– kommt Aufforderungen nach.

Reaktion auf Schmerzreiz:
– Beugen,
– Strecken.

Obsolet:
– Reflexstatus.

Wichtig: *Während des Transportes ist der neurologische Status* **mehrfach** *zu erheben. Nur aus einer Verlaufskontrolle lassen sich Rückschlüsse auf den Zustand, die Schwere der Verletzung und deren Progredienz ableiten.*

Therapie

Erstmaßnahme ist die *Sicherstellung bzw. Wiederherstellung der Vitalfunktionen* (Atmung, Herz und Kreislauf).

Schädel-Hirn-Trauma

Ziel der Erstversorgung ist eine wirksame Hirndruckprophylaxe bzw. -therapie, sowie Aufrechterhaltung einer ausreichenden Hirndurchblutung.

Sofort:
- Dexamethason (z. B. Fortecortin) 500 mg als Bolus in 50 ml Kurzinfusion (z. B. NaCl, Ringer);
- frühzeitige Intubation und Hyperventilation, Ketamin (Ketanest) bei gleichzeitiger Hyperventilation erlaubt;
- O_2-Gabe (wirksamste Hirndruckprophylaxe);
- 2–3 großlumige venöse Zugänge;
- Infusionen zur Schockbehandlung;
- Blutstillung (z. B. Klemme, **cave:** kein Druckverband);
- Sedierung bei hypertonem Syndrom [z. B. Midazolam (Dormicum)];
- Vermeidung von Husten- und Schmerzreizen → großzügige Indikation zur Analgosedierung;
- Kopf gerade – keine venöse Abflußstörung;
- starke Kopfbewegungen vermeiden;
- Oberkörper 30° hochlagern;
- Magenschlauch (**cave:** *nur oral* wegen möglicher Verletzung der Schädelbasis).

Obsolet:
- langwirksame Sedativa;
- hochdosierte Barbiturate zur Hirndruckprophylaxe;
- Osmotherapie.

Kein Druckverband bei einem offenen Schädel-Hirn-Trauma mit oder ohne Austritt von Hirndetritus. Austretendes Hirngewebe wird mit einem Ring umpolstert, steril abgedeckt und locker verbunden. Blutende Gefäße werden mit einer Klemme versorgt.

Wirbelsäulentrauma

- Sofort Dexamethason (z. B. Fortecortin) 500 mg als Bolus in 50 ml Kurzinfusion (z. B. NaCl, Ringer);

- Halskrawatte;
- Vakuummatratze.

Der Verletzte wird unter leichtem Zug an Kopf und Beinen auf die Vakuummatratze gehoben, diese anmodelliert und in dieser Position evakuiert.

Transport

Es ist praktisch nahezu unmöglich, am Unfallort ein isoliertes Schädel-Hirn- bzw. Wirbelsäulentrauma (Ausnahme: Kopfschußverletzung, isolierte Fremdkörperverletzung am Schädel) zu diagnostizieren. Ein verunfallter Patient hat deshalb generell bis zum Ausschluß des Gegenteils als polytraumatisierter Patient mit möglichen intrakavitären Verletzungen zu gelten.

Eine bei Unfallopfern auftretende Schocksymptomatik ist häufig ein Zeichen intrathorakaler oder intraabdomineller Verletzungen. Auch Lazerationen des Skalps können wegen des großen Blutverlustes rasch zu einer Schocksymptomatik führen. Es ist die Ausnahme (nur bei ausgeprägten Hirnstammschädigungen und Kleinkindern), daß ein Schädel-Hirn- oder Wirbelsäulentrauma eine anhaltende Hypotension verursacht.

Die wichtigste Maßnahme beim schädel-hirn-verletzten Patienten ist die Aufrechterhaltung bzw. Wiederherstellung normaler Kreislaufverhältnisse, ohne die eine ausreichende Hirndurchblutung nicht gewährleistet ist. Eine Spezialklinik ist zur Durchführung dieser Erstmaßnahmen sicherlich nicht erforderlich. Die Indikation zu einer neurotraumatologischen Sofortoperation gibt es praktisch nicht. Bei perakut sich entwickelnden intrakraniellen Hämatomen innerhalb der ersten Stunde kommt in der Regel auch die schnellste Hilfe zu spät.

Aus diesen Gründen ist ein verunfallter Patient grundsätzlich in das nächste Krankenhaus zur Primärversorgung zu verbringen. Ein Sekundärtransport kann nach Stabilisierung der Kreislaufverhältnisse erfolgen.

Ausnahme:

Eine Ausnahme stellt der Patient mit *stabilen Kreislaufverhältnissen und* einem im Laufe des Transportes sich entwickelnden *lateralen Einklemmungssyndrom* dar. Da in diesen Fällen häufig mit einem rasch fortschreitenden Epiduralhämatom zu rechnen ist, sollte ein Krankenhaus mit der Möglichkeit zur CT-Diagnostik und Nottrepanation unverzüglich angefahren werden. Dies muß nicht ausschließlich eine neurochirurgische Klinik sein.

Literatur

Ahnefeld FW, Hartel W, Herfarth C (1983) Polytrauma. perimed, Erlangen
Bakay L, Glasauer FE (1980) Head injury. Little, Brown, Boston

Bushe KA; Weis KH (Hrsg) (1982) Schädel-Hirntrauma. Bibliomed, Melsungen (Melsunger Medizinische Mitteilungen, Bd 54)
Dacey RG Jr, Winn HR, Rimel RW, Jane JA (1985) Trauma of the central nervous system. Raven, New York
Hayward R (1980) Management of acute head injuries. Blackwell, Oxford London Edinburgh Melbourne
Jennett B, Teasdale G (1981) Management of head injuries. Davis, Philadelphia
Kretschmer H (1978) Neurotraumatologie. Thieme, Stuttgart
Kretschmer H (1985) Akutbehandlung des Schädel-Hirn-Traumas. Springer, Berlin Heidelberg New York
Peter K, Lawin P, Jensch F (1982) Der polytraumatisierte Patient. Intensivmedizin. Thieme, Stuttgart New York (Notfallmedizin, Anästhesiologie, Bd 32)
Pitts LH, Wagner FC Jr (1990) Craniospinal trauma. Thieme, Stuttgart New York
Plum F, Posner HB (1980) The diagnosis of stupor and coma, 3rd edn. Davis, Philadelphia
Todorow S, Oldenkott P (1984) Praktische Hirntraumatologie. Deutscher Ärzte-Verlag, Köln

Zerebrale Notfälle:
Neurologische Probleme, Ursachen, Leitsymptome, Diagnostik und Therapie häufiger und wichtiger Krankheitsbilder

M. Rittmann und J. R. Bayerl

Bei der Behandlung eines neurologischen Notfallpatienten ist es zwar hilfreich, spezifische Notfälle zu kennen, viel wichtiger aber ist es, eine klare und rasche Beurteilung des neurologischen Zustandes allgemein zu beherrschen. Denn mit dieser Fähigkeit wird man neurologische Notfälle einordnen und behandeln können, auch wenn man die spezifischen Ätiologie des Krankheitsbildes nicht kennt.

Im nachfolgenden Beitrag wird deshalb in Teil 1 den unspezifischen Hinweisen und Befunden eines neurologischen Notfalls gebührend großer Raum gegeben. In Teil 2 werden dann einige wenige konkrete neurologische Notfälle exemplarisch dargestellt. Dabei wird folgende Auswahl neurologischer Notfälle besprochen:

1) Grand-mal-Anfall,
2) Status epilepticus,
3) Subarachnoidalblutung (SAB),
4) Hirninfarkt und Hirnblutung,
5) Wernicke-Enzephalopathie,
6) exogene Psychosen.

Neurologische Notfälle – allgemeine Hinweise

Ein wichtiges Symptom neurologischer Notfälle ist die *Störung des Bewußtseins* bzw. die *Eintrübung des Bewußtseins*. Zwar gibt es durchaus neurologische Notfälle ohne Bewußtseinsstörung; da diese aber selten den Notarzt erfordern, können sie hier weitgehend übergangen werden.

Fragen bei Leitsymptom Bewußtseinstrübung

1) Primäre zerebrale Ursache?
2) Sekundäre zerebrale Reaktion?

Beispiele sekundärer zerebraler Reaktionen sind Bewußtseinstrübungen bei Intoxikationen oder endokrinen Komata. Diese werden im folgenden nicht behandelt; ebensowenig Störungen des Bewußtseins durch neurotraumatologische Schäden oder psychiatrische Erkrankungen, da diese in eigenen Beiträgen besprochen werden (innere Medizin, Neurochirurgie und Psychiatrie). Nachfolgend geht es also um *primär zerebral bedingte Bewußtseinsstörungen*, wobei eine *Auswahl* nach

Häufigkeit und Wichtigkeit getroffen wird und seltene Ursachen (z. B. Sinusthrombosen) bewußt ausgelassen werden, was – wie wir hoffen – der Übersichtlichkeit dient.

Vor der Behandlung der *einzelnen* Notfälle wollen wir ein *diagnostisches* Raster besprechen, das gleichförmig für alle Patienten und Bewußtseinsstörungen gilt. Diese diagnostischen Überlegungen laufen entweder *vor* unserer Therapie ab, oder – wenn Vitalparameter ein sofortiges therapeutisches Einschreiten erfordern – *neben* bzw. *nach* diesen Maßnahmen. Dabei können Antworten auf folgende Fragen wegweisend und bereits diagnostisch entscheidend sein:

Anamnestische oder fremdanamnestische Angaben

1) Eintrübung akut oder schleichend?
2) Epilepsie bekannt?
3) Jüngeres Kopftrauma bekannt?
4) Alte Lähmungen bekannt?
5) Ging Fieber oder Kopfschmerz voraus?
6) Diabetes bekannt?
7) Sucht bekannt?
8) Depression bekannt?
9) Tabletten oder Spritzen oder leere Tablettendosen zu finden?

Man sollte sich diese Fragen einprägen und mögliche differentialdiagnostische Konsequenzen der Antworten überlegen. Einzelheiten werden später bei den einzelnen Krankheitsbildern erwähnt.

Nach Erfassung der anamnestischen Hinweise wird man eine *neurologische Erstinspektion* vornehmen, vielleicht gleichzeitig neben therapeutischen Erstmaßnahmen.

Erstinspektion bei neurologischen Notfällen

1) Atemmuster?
2) Augen offen oder zu?
3) Sichtbare Verletzungen?
4) Streck- oder Beugesynergismen?
5) Bewegungsasymmetrie (Seitenzeichen)?
6) Urinabgang?
7) Zungenbiß?
8) Foetor?

Man sollte sich die einzelnen Komponenten dieser Erstinspektion einprägen und über Beispiele nachdenken.

Gleichzeitig mit der neurologischen Erstinspektion führt man eine *neurologische Befunderhebung* bei bewußtseinsgestörten Patienten durch:

Neurologische Befunderhebung bei bewußtseinsgestörten Patienten

1) Reaktion auf Anrufen?
2) Reaktion auf Schmerzreize?
3) Meningismus?
4) Pupillen?

5) Bulbi (sog. Hirnstammreflex)?
6) Okulozephaler Reflex?
7) Schutzreflexe?
8) Muskeltonus und periphere Reflexe?

Diese Punkte sind teilweise selbstverständlich und dürften routinemäßig geprüft werden. Andere sind vielleicht weniger geläufig, deshalb werden alle einzeln besprochen.

Reaktion auf Anrufen
– Öffnet der Patient die Augen?
– Fixiert er dann mit den Augen?
– Wie spricht er? Adäquat? Verlangsamt? Verwirrt?
– Wie befolgt er Aufforderungen? Prompt? Verlangsamt? Falsch (wie?)?

Man sollte sich diese Fragen einprägen und die gängige Beschreibung der Reaktionen des Patienten mit den üblichen Formulierungen üben. Man gewinnt dadurch Sicherheit in der Beurteilung und Einordnung eines Patienten bezüglich seiner Bewußtseinstrübung und wird einen eindeutigen und plastischen Befund dort übermitteln können, wo man den Patienten einliefert.

Ebenso schematisch wird bei der Beschreibung der *Reaktion auf Schmerzreize* vorgegangen. Kräftige Schmerzreize löst man z.B. durch festes Kneifen am Nasenseptum, am Trapeziusrand, in der Achselhöhle oder Kniekehle aus. Dann beobachtet und beschreibt man die Reaktion des Patienten:

Reaktion auf Schmerzreize
– Gezielt oder ungezielt?
– Seitendifferent?
– Beuge- oder Strecksynergien?
– Keine Reaktion?

Die Tiefe der Bewußtseinsstörung bzw. Bewußtlosigkeit wird also mit *2 einfachen* Reaktionen beschrieben: der Reaktion auf Ansprache und auf Schmerzreize. Man sollte tunlichst uneinheitlich gebrauchte Begriffe wie Somnolenz, Sopor oder Koma meiden.

Die Prüfung auf Meningismus bedarf keiner praktischen Erläuterung. Man sollte daran denken, daß bei tief bewußtlosen Patienten die Nackensteifigkeit wieder verschwunden sein kann.

Gehen wir weiter zu den Hirnstammreflexen und dabei zur Beschreibung der Pupillen. Man beschreibt die Form der Pupillen und deren Lichtreaktion:

Pupillen	Form	Lichtreaktion
● ●	Isokor, Unter Mittel Weit	Prompt
· ·	Eng	Verzögert
● ●	Anisokorie links, Mydriasis rechts	Keine
● ●	Beide maximal weit	Keine
● ●	Weit und entrundet	Keine

Neben der Erfassung und Beschreibung der Pupillen wird man dabei auch Überlegungen anstellen bezüglich „sekundärer" Pupillenreaktionen, z. B. enge Pupillen durch Opiate und Pilocarpintropfen oder weite Pupillen durch halluzinogene Stoffe oder anticholinerge Reaktionen.

Weiterhin beschreibt man die Bulbusstellungen und Bulbusbewegungen. Stehen die Bulbi achsengerecht, divergent, in Blickwendung (nach rechts oder links), sieht man einen Nystagmus, „schwimmen" die Bulbi?

Den okulozephalen Reflex, das Puppenkopfphänomen, prüfen wir durch Drehen des Kopfes des Patienten. Das Manöver ist nur bei einem bewußtlosen Patienten sinnvoll: Ein *positiver* okulozephaler Reflex liegt vor, wenn die Augen eine schnelle Bewegung entgegen der Kopfdrehung mit langsamer Rückstellung zeigen. Ein *negativer* okulozephaler Reflex liegt vor, wenn die Augen in Ausgangslage mit der Kopfdrehung gleichbleibend mitdrehen. Der negative okulozephale Reflex ist pathologisch und prognostisch ungünstig.

Schutzreflexe

a) Kornealreflex: Beidseits vorhanden? Beidseits erloschen? Nur einseitig auslösbar?
b) Trigeminusschmerzreiz (z. B. Kneifen des Nasenseptums); Reaktion der Gesichtsmuskulatur?
c) Würgereflex (Spatel, Intubation, Absaugen); vorhanden oder erloschen?

Die Reaktion bzw. das Fehlen der Schutzreflexe sagt viel über die Tiefe der Bewußtseinsstörung aus.

Der letzte Punkt betrifft den Muskeltonus und die peripheren Reflexe. Man prüft und beschreibt den *Muskeltonus* als schlaff, erhöht oder seitendifferent. Den Babinski-Reflex prüft man beidseits und beschreibt die Reaktion.

Bevor man einen Patienten intubiert, hat man die Art der *Atemstörung* erfaßt, z. B. Atempausen (Cheyne-Stokes-Anfall), Maschinenatmung (obere Einklemmung) oder völlig unregelmäßige Atmung (bulbäre Störung).

Zerebrale Notfälle: Neurologische Probleme

Besonders hilfreich und wichtig ist es, nach sog. *Seitenzeichen* zu fahnden. Vorhandene Seitenzeichen deuten auf eine primäre zerebrale (neurologische) Schädigung.

Seitenzeichen

- einseitige Pupillenerweiterung,
- einseitig verminderte Spontanbewegung,
- einseitig verminderte Schmerzreaktion,
- einseitig ausgefallener okulozephaler Reflex,
- einseitige Pyramidenbahnzeichen (Babinski-Reflex),
- seitendifferenter Muskeltonus,
- seitendifferente Muskeleigenreflexe.

Man hat jetzt (neben der Therapie der Vitalfunktionen) folgende *diagnostische* Schritte unternommen:

- Erfassung der anamnestischen Angaben,
- neurologische Erstinspektion,
- primäre neurologische Befunderhebung.

Man kann damit nicht nur die Tiefe und Schwere der Bewußtseinsstörung erfassen und beschreiben, sondern auch differenzieren, ob eine primäre zerebrale oder vermutlich eine sekundäre zerebrale Ursache der Bewußtseinsstörung vorliegt. Diese Frage und die Antwort hierauf haben große praktische Bedeutung:

Welche Entscheidungen sind zu treffen?
a) Was ist die Ursache der Bewußtseinsstörung?
b) In welche Klinik soll der Patient transportiert werden?

Man soll sich Beispiele und Handlungsstrategien überlegen.

Einzelne neurologische Notfälle:

1) Grand-mal-Anfall

Ein Grand-mal-Anfall erscheint nach außen hin sehr dramatisch, weshalb häufig der Notarzt zum Einsatz gelangt.

Symptomologie eines Grand-mal-Anfalls
a) Tonische Phase mit Sturz (Verletzungen möglich!),
b) klonische Phase mit rhythmischen Zuckungen der Gliedmaßen (**beachte:** Augen offen, Pupillen weit und lichtstarr),
c) postiktale Schläfrigkeit.

Da das eigentliche Anfallsgeschehen (Punkte a), b)) nur 2–3 min dauert, wird der Notarzt den Patienten fast immer erst in der postiktalen Phase auffinden. Die primäre Diagnostik ist vor Ort einfach:

Primäre Diagnostik
a) Sind die Vitalparameter in Ordnung?
b) Glukosebestimmung,
c) neurologischer Befund (Zungenbiß, Urinabgang),
d) Verletzungen.

Die primäre Therapie nach einem *singulären* Grand-mal-Anfall ist einfach und beschränkt: möglichst keine sedierenden oder antiepileptischen Medikamente, allenfalls Glukose i.v. (schadet nicht, hilft evtl. bei ursächlicher Hypoglykämie). Dennoch muß der Notarzt Überlegungen zur Ätiologie des Grand-mal-Anfalls anstellen, um die Indikation zur Einweisung in eine Spezialabteilung zu stellen.

Mögliche Ätiologie eines Grand-mal-Anfalls

- Prädelir (Alkohol),
- bekannte Epilepsie,
- Erstmanifestation eines Anfallsleidens,
- Hypoglykämie,
- Enzephalitis,
- Tumor,
- Blutung,
- Sinusthrombose,
- sonstige.

Man sollte Überlegungen anstellen, bei welcher Ätiologie eine Einweisung unumgänglich notwendig ist bzw. wann diese evtl. unterlassen werden kann.

2) Status epilepticus (Grand-mal-Status)

Der Status epilepticus ist im Gegensatz zum singulären Grand-mal-Anfall ein tatsächlich lebensbedrohlicher Notfall. Er ist wie folgt definiert:

Definition: Serie von Grand-mal-Anfällen, ohne daß zwischendurch das Bewußtsein wieder erlangt wird.
Komplikationen: persistierende Apnoe, Tachykardie, Blutdruckanstieg und Hirnödem.

Ein Grand-mal-Status soll rasch unterbrochen werden. Folgende Medikamente können dabei eingesetzt werden:

Medikamente beim Status epilepticus

- Diazepam   (z. B. Valium, Diazepam Desitin rectal tube)   10–20 mg
- Clonazepam   (Rivotril)   1–2 mg
- Midazolam   (Dormicum)   5–10–15 mg
- Phenytoin   (Phenhydan)   250–500 mg
- Phenobarbital (Luminal)   200–400 mg

Faustregel: Kinder 1/2 Dosis, Kleinkinder 1/4 Dosis.

Zerebrale Notfälle: Neurologische Probleme

Behandlungsabfolge des Status epilepticus beim Erwachsenen

a) Hypoglykämie ausschließen oder Gabe hochprozentiger Glukose,
b) 1 Amp. Valium i.v.,
c) 1 Amp. Phenhydan i.v. (über 5 min),
d) evtl. erneut 1 Amp. Valium i.v.,
e) im Zweifelsfall: Intubation in Thiopentalnarkose,
f) bei Fieber: Temperatur senken,
g) gegebene Medikamente gut dokumentieren,
h) Patienten (auch nach scheinbarem Sistieren des Status) in Klinik begleiten.

3) Subarachnoidalblutung (SAB)

Am häufigsten sind geplatzte Aneurysmen der Hirnbasisarterien die Ursache für diese akute Blutung in den Subarachnoidalraum. *Leitsymptome* sind akuter und heftigster Kopfschmerz, vegetative Symptome (z. B. Erbrechen), Bewußtseinsstörungen und ein Meningismus (kann initial fehlen). Die Vorschläge zu den Notfallmaßnahmen beginnen mit dem wichtigsten, nämlich: „daran denken!"

Notfallmaßnahmen bei Subarachnoidblutung

a) Daran denken!!
b) Analgetikum (z. B. Morphin).
c) Erhöhten Blutdruck senken (z. B. Nifedipin).
d) Evtl. Antiemetika (z. B. Dimenhydrinat).

Der Transport erfolgt unter Begleitung in ein Krankenhaus mit Neurologie oder Neurochirurgie bzw. mit Bereitschaft zu Computertomographie und Angiographie.

4) Apoplex (Hirninfarkt) und Hirnblutung

Der apoplektische Insult im engeren Sinne ist die zerebrovaskuläre Ischämie mit resultierendem Hirninfarkt. Die Stadieneinteilung in TIA, PRIND usw. ist von anamnestischen Daten und der Verlaufsbeobachtung abhängig und deshalb vor Ort weder möglich noch sinnvoll. Bedeutsamer ist die Frage, ob statt eines Hirninfarktes eine Hirnblutung vorliegen könnte.

Drei wichtige Beispiele zur Symptomatologie

a) Infarkt im Karotisstromgebiet:
   – anfangs klares Bewußtsein, Halbseitensymptome,
     evtl. Aphasie.
b) Infarkt im vertebrobasilären Stromgebiet:
   – heftiger systematischer Schwindel, Erbrechen,
     Störung der Pupillen, Störung der Augenmotilität.

c) Spontane intrazerebrale Blutung:
  - Bewußtseinstrübung, Blickwendung der Augen, Hirndruckzeichen, Halbseitensymptome.

Wichtigste Ursachen des Schlaganfalls

a) Hirninfarkt durch
  - zerebrale Mikroangiopathie,
  - Karotisstenose,
  - Vaskulitis,
  - kardiale Embolie.
b) Hirnblutung bei
  - Hypertonie,
  - Gefäßanomalie,
  - Gerinnungsstörung.

Eine spezifische Notfalltherapie des HIrninfarktes hat bisher keine nachgewiesene rationale Grundlage: Zur Anwendung gelangen z. Z. häufig folgende Maßnahmen oder Medikamente:

Spezifische Therapie des Hirninfarktes

- Aderlaß	?
- Plasmaexpander (z. B. Haes steril, Rheomacrodex)	??
- Pentoxiphyllin (z. B. Trental)	?
- Naftidrofuryl (z. B. Dusodril)	?
- Glukokortikoide	nein
- sofortiges Heparinisieren	nein
- Glyzerin (z. B. Glycerosteril 10%)	?
- Acetylsalicylsäure	?
- Nimodipin (z. B. Nimotop)	?

Die mit „nein" gekennzeichneten Maßnahmen sollte man unterlassen. Bei den mit „??" gekennzeichneten Maßnahmen sollte man sich gründlich überlegen, ob man damit nicht mehr Schaden anrichtet als nutzt – also besser unterlassen! Die mit „?" gekennzeichneten Maßnahmen warten noch auf ihren Wirkungsnachweis. Man begeht keinen Fehler, wenn man nichts aus diesem angeblich spezifischen Maßnahmenkatalog anwendet. Dagegen handelt man kritisch rational, wenn man sich auf allgemeine Maßnahmen beschränkt:

Allgemeine Therapie bei Schlaganfällen

- Erhöhten Blutdruck vorsichtig senken (systolisch nicht unter 160 mmHg).
- Erhöhten Blutzucker senken (Laktatazidose).
- Intubieren bei Bewußtseinstrübung bzw. Atemstörung.

Zerebrale Notfälle: Neurologische Probleme

5) Wernicke-Enzephalopathie

Die Wernicke-Enzephalopathie bei Alkoholikern beruht auf einem Vitamin-B_1-Mangel. Da die hohe Letalität durch die frühe Therapie gesenkt werden kann, sollte man sich die Symptomatologie einprägen.

Symptomatologie der Wernicke-Enzephalopathie
- Augenmotilitätsstörungen einschließlich Nystagmus,
- Ataxie beim Stehen und Gehen,
- Bewußtseinsstörung.

6) Exogene Psychosen

Wenn ein Patient produktiv-psychotisch, verwirrt und desorientiert erscheint, achte man auf folgende Begleitsymptome:
- Bewußtseinstrübung,
- Fieber,
- epileptische Anfälle,
- neurologische Herdzeichen!

Liegt eines dieser Begleitsymptome vor, muß man eine exogene Psychose annehmen. Neben den allgemein-therapeutischen Maßnahmen ist es hier wichtig, daß man den Patienten nicht in eine psychiatrische Abteilung, sondern zur adäquaten Diagnostik und Therapie in eine neurologische oder internistische Klinik transportiert.

Zusammenfassung

Wir haben in unserem Beitrag der neurologischen Befunderhebung bei Notfällen breiten Raum gegeben. Aus der Vielzahl neurologischer Notfälle haben wir nur 6 häufige Krankheitsbilder herausgegriffen. Diese Beschränkung geschah aus didaktischen Gründen. Die Erfahrung lehrt nämlich, daß die häufigsten Fehleinschätzungen wegen ungenügender allgemeiner Kenntnis neurologischer Befunderhebung vorkommen. Wenn man sich die allgemein-diagnostischen Hinweise und Untersuchungen im Fach Neurologie einprägt und die allgemeinen notärztlichen Maßnahmen anwendet, dann wird man durch die meisten neurologischen Notfälle nicht vor unlösbare Probleme gestellt werden.

Literatur

Delank HW, Gehlen W, Lausberg G, Müller E (1988) Checkliste Neurologische Notfälle. Thieme, Stuttgart New York
Hacke W (1986) Neurologische Intensivmedizin. perimed-Fachbuch, Erlangen
Schirmer M (1983) Der Spinale Notfall. perimed-Fachbuch, Erlangen

Notfälle im Kindesalter

F. Schindera

Respiratorische Notfälle mit Luftwegsobstruktion

Häufigster Notfall im Kindesalter ist die akute Atemnot, die überwiegend durch obstruktive Ventilationsstörungen verursacht wird. Entsprechend dem Sitz der Obstruktion im Bereich der oberen Atemwege wird unterschieden zwischen supraglottischer und subglottischer Obstruktion:

Supraglottische Obstruktion

- Epiglottitis,
- Retropharyngealabszeß,
- Peritonsillarabszeß,
- Tonsillitis,
- Fremdkörper,
- Papillom,
- Glottisödem.

Subglottische Obstruktion

- Pseudokrupp (stenosierende Laryngotracheitis),
- bakterielle Laryngotracheitis,
- Fremdkörper,
- Papillom,
- Trauma,
- Mißbildungen.

Häufigste Krankheit mit Obstruktion der oberen Luftwege im Säuglings- und Kleinkindesalter ist der Pseudokrupp, der vom Notarzt sicher von der lebensbedrohlichen *Epiglottis* und von der *Fremdkörperaspiration* abgegrenzt werden muß.

Pseudokrupp und Epiglottitis

Der Pseudokrupp ist eine virale Infektion (RS-, Adeno-, Parainfluenzaviren), die zur entzündlichen Einengung des subglottischen Raumes mit Laryngotracheitis führt, häufig kombiniert mit Bronchitis und/oder Rhinitis. Die Epiglottitis ist eine perakut verlaufende Infektion und Sepsis, fast ausschließlich durch Haemophilus influenzae Typ B verursacht, mit einer phlegmonösen Schwellung von Zungengrund, Epiglottis, aryepiglottischen Falten und Taschenbändern. Die üblicherweise 2–3 mm dicke, löffelförmige Epiglottis schwillt zu einer hochroten, tumorösen Masse an, die einer Kirsche ähnelt und *binnen Sekunden* den Larynx obstruieren kann (Tabelle 1).

Tabelle 1. Differentialdiagnose: Epiglottitis und Pseudokrupp

Merkmal/Symptom	Epiglottitis	Pseudokrupp
Alter des Patienten	1,5–7 Jahre	0,5–5 Jahre
Krankheitsbeginn	stürmisch, ohne Prodrome	langsam, katarrhalische Prodrome
Haltung im Bett	Sitzend nach vorn gebeugt mit hyperextendiertem Hals und offenem Mund	Liegend atypisch
Fieber	> 38 °C	um 38 °C
Blässe	+++	–/+
Stridor: Inspiration	schnarchend	juchzend
Exspiration	karchelnd	tönend
Stimme	leise, kloßig	heiser bis aphonisch
Husten	nur „Räuspern"!	bellend laut
Speichelfluß	+++	–/(+)
Schluckbeschwerden (Nahrungsverweigerung)	+++	–
Alarmzeichen	Periorale Blässe, Zyanose, Tachypnoe, Tachykardie	

Bei Verdacht auf Epiglottitis:
- keine Racheninspektion!
  (nur Intubationsbereitschaft!)
- keine Injektionen oder Infusionen!
- Beruhigung!
  (Kind auf dem Arm der Mutter lassen!),
- keine Rückenlagerung!

Therapie

Siehe Tabelle 2.

Merke: Bei akut schwer atemgestörten Kindern ist das Vorgehen bei Pseudokrupp und Epiglottitis identisch, d. h. der Notarzt braucht keine differentialdiagnostischen Erwägungen anstellen.

Tabelle 2. Therapie bei Epiglottitis und Pseudokrupp

Epiglottitis	Pseudokrupp (evtl. im Notarztwagen)
Ohne akute Ateminsuffizienz – Transport in sitzender Haltung in die Klinik	*Ohne akute Ateminsuffizienz* – Verneblung von feuchter Luft – Rectodelt Supp. 100 mg
Bei akuter Ateminsuffizienz – O_2-Zufuhr – Maskenbeatmung – Intubation mit kleinerem Tubus als Altersnorm – bei Intubationsunmöglichkeit: Maskenbeatmung mit 100% O_2 und Beatmung mit positivem Druck, evtl. nochmaliger Intubationsversuch nach vorheriger Oxygenierung – Ultima ratio: Nottracheotomie	– evtl. Sedierung mit Chloralhydrat-Rectiole – Micronephrin-Verneblung: < 5 Jahre: 0,2 ml mit 2 ml 0,9% NaCl > 5 Jahre: 0,4 ml mit 2 ml 0,9% NaCl *Bei akuter Ateminsuffizienz und Therapieversagen* – Sicherung der Atemwege wie bei Epiglottitis – Intubation und Beatmung

Fremdkörperaspiration

– Aspiration von Sicherheitsnadeln, Münzen, Knöpfen, Tabletten, Dragées und v.a. *Erdnüssen!*
  Als akutes Ereignis mit heftigem Husten- und Erstickungsanfall beginnend!
– Klinische Manifestation abhängig von Lokalisation des Fremdkörpers.

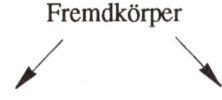

Fremdkörper

supraglottisch

– Erstickungsanfall;
– Dyspnoe, Zyanose;
– Keuchen mit inspiratorischem Stridor;
– Husten;
– Aphonie – Dysphonie;
– Speicheln.

subglottisch

– Husten, Giemen und Brummen, verlängertes Exspirium;
– ein Drittel der Kinder hat bei Auskultation keine Nebengeräusche;
– Fremdkörper immer auf der Seite mit leiserem Atemgeräusch (je nach Pathomechanismus: Atelektase oder Überblähung einer Lunge).
– *Häufigste Fehldiagnosen:*
  – Asthma bronchiale,
  – obstruktive Bronchitis,
  – Pneumonie.

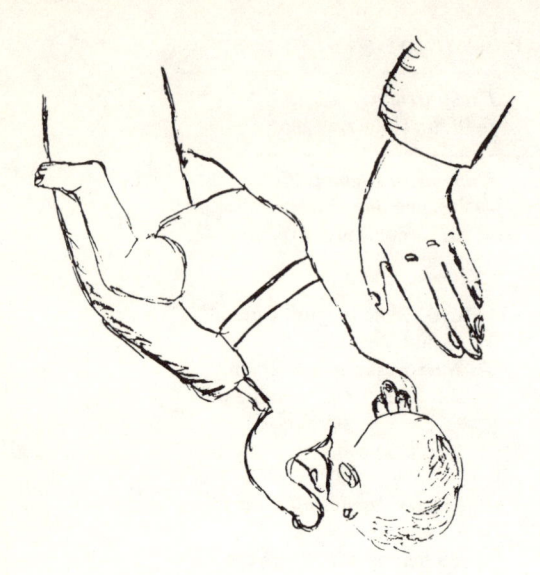

Abb. 1. 4 Schläge mit der flachen Hand zwischen die Schulterblätter

Therapie
(Empfehlung des Commitee on Accident and Poison Prevention 1981; Mofenson u. Greensher 1985)

1. *Keine Intervention*, wenn Kind hustet, atmet oder spricht. Husten 4- bis 5mal wirksamer als nachfolgende Intervention zur Entfernung eines Fremdkörpers.
2. *Intervention bei Erstickungszeichen, Zyanose, Apnoe:* Säugling oder Kleinkind mit Kopf nach unten und Bauch auf eine Hand lagern, mit der flachen freien Hand 4 Schläge zwischen die Schulterblätter; größere Kinder können über die Oberschenkel quer mit nach unten hängendem Kopf gelagert werden (Abb. 1).
3. Wenn kein Erfolg, Umlagern und 4 rasche Thoraxkompressionen, wie bei externer Herzmassage.
4. Setzt Atmung nicht ein, Inspektion des Oropharynx und, bei Sichtung des Fremdkörpers, Entfernung.
5. Bei fehlender Atmung Beatmung und bei fortbestehender Obstruktion nochmals wie in 2. und 3.
6. Bei Ateminsuffizienz Intubation; bei Obstruktion im Krikoidbereich Nadeltracheotomie (Einführen z.B. eines 14-Gauge-Abocath durch die Membran des Krikothyreoids).
7. Bei älteren Kindern kann auch das Heimlich-Manöver versucht werden.

Merke: Keine Intervention oder Manipulation solange das Kind atmet, spricht oder hustet. Intervention könnte evtl. zur kompletten Obstruktion führen.

Finger nicht blind in den Rachen einführen, da Fremdkörper in den Larynx vorgeschoben werden kann und zur kompletten Obstruktion führt.

Notfälle im Kindesalter

Kasuistik: Atemstörung als Leitsymptom einer Stoffwechselstörung!

Jan, 10 Monate: Am frühen Vormittag sehr unruhig; voll gestillt, Zähne im Durchbruch. 12 Uhr: Vorstellung beim Hausarzt wegen Atemnot → Rectodelt-Supp. und Panoral.

Gegen 22 Uhr zunehmend erschwerte Atmung, deshalb Vorstellung in der Kinderklinik zur Röntgenaufnahme bei Verdachtsdiagnose „Pseudokrupp".
Befund: Tachypnoe und Dyspnoe mit auffallend tiefen Atemzügen (!); sternale Einziehungen; leises Giemen. Deutlich reduzierter Hautturgor und halonierte Augen (!); gequälter Gesichtsausdruck, hypotone Muskulatur.
Verdachtsdiagnose: Verdacht auf Aspiration.
Röntgen-Thorax: ohne Befund.
Laborbefunde: pH 7,07, pCO_2 11 mm Hg, Standardbikarbonat und Basenexzeß nicht ablesbar;
pO_2 95 mm Hg, Blutzucker 558 mg %.
Diagnose: Coma diabeticum bei einem Säugling.

Asthma bronchiale (Status asthmaticus)

Zeichen der respiratorischen Insuffizienz

Klinik:

- Einsetzen der Atemhilfsmuskulatur,
- oberflächliche rasche Atmung (Thorax bewegt sich kaum),
- keine Stimme,
- schwache Atemgeräusche,
- unfähig, wirkungsvoll zu husten,
- Schmerzen beim Atmen,
- Zyanose, auch unter 40% O_2,
- Angst, Agitation,
- Bewußtseinstrübung,
- Blutdruckanstieg,
- Paradoxer Puls.

Labor: pCO_2 > 500 mm Hg, pH < 7,3, pO_2 < 60 mm Hg (bei Zimmerluft).

Therapie

Supportiv:

1. Oberkörper hochlagern,
2. O_2 mit Maske,
3. i.v.-Zugang.

Medikamentös:

- β$_2$-Mimetika, Orciprenalin 0,5% in 1–2 ml 0,9% NaCl inhalieren oder 0,02 mg Terbutalin/kg KG s.c., evtl. nach 20–30 min wiederholen.
- Aminophyllin i.v.: Bolus: 5–7 mg/kg KG in 15–20 min i.v., Dauertherapie: 20 mg/kg KG in 24 h, oder Theophyllin i.v.: Bolus: 5 mg/kg KG in 15–20 min i.v., Dauertherapie: 16 mg/kg KG in 24 h.
- Steroide: Prednison 1–3–5 mg/kg KG i.v. (Wirkung erst nach 4–6 h).

Merke: Klären, welche Medikamente in den letzten 8 h eingenommen wurden!
Aminophyllinüberdosierung: Exzitation, Erbrechen, Tachykardie, Kopfschmerzen.

Verbrennungen und Verbrühungen

- Verbrennungen sind die dritthäufigste akzidentelle Todesursache im Kindesalter. Die Letalität ist bei Kindern höher als bei Erwachsenen.
- Das Verhältnis Körperoberfläche zur Körpermasse ist beim Kind ungünstiger als beim Erwachsenen.
  Kind: auf 1 kg KG entfällt   500–700 cm^2 Oberfläche,
  Erwachsener: auf 1 kg KG entfällt   200 cm^2 Oberfläche.
- *10% Verbrennung der kindlichen Oberfläche (2.–3. Grade) zwingen zur Intensivbehandlung* (Abb. 2)!

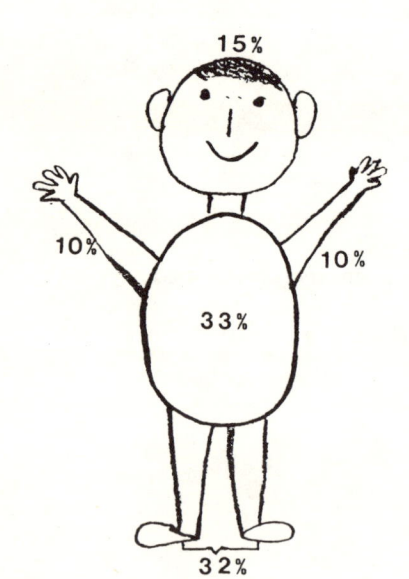

Abb. 2. Prozente der Körperoberfläche der verschiedenen Körperregionen bei Kindern zwischen 1 und 8 Jahren

Therapie

Sofortmaßnahmen am Unfallort bei Verbrennungen und Verbrühungen:

Erste Maßnahme:
1. Kühlung mit kaltem Wasser auf alle Verbrennungen (10–15 min);
2. Gleichzeitig Kleider ausziehen, nur verkohlte, anhaftende Kleidungsstücke belassen;
3. Keimfreie Verbände.

Schmerzbekämpfung:
- Ketamin 1 mg/kg KG i.v.,
- Morphin 0,1 mg/kg KG i.v.

Merke: *Morphin immer verdünnen!*

Infusion:
- 20–40 ml NaCl 0,9%/kg KG in 10 min je nach Schwere des Schocks;
- Infusion für Transport: 10–20–40 ml/kg KG/h in Form von NaCl 0,9% je nach Kreislauf (systolischer Blutdruck: 80–100 mmHg);

Blasenkatheter wenn Transport über 1 h dauert.

Merke: Ein 1jähriges Kind wiegt ca. ~ 10 kg,
ein 2jähriges Kind wiegt 12–13 kg,
ein 3jähriges Kind wiegt ca. ~ 15 kg!

Intraossäre Infusion: „My kingdom for an intravenous line"!
(Spivey 1987; Seigler et al. 1989)

Was ist zu tun, wenn bei einem Säugling oder Kleinkind der dringend benötigte i.v.-Zugang nicht gelingt?
- *Wohin!* Knochenmark.
- *Wo?* 1–3 cm unterhalb der Tuberositas tibiae oder distale Tibia oberhalb des medianen Malleolus oder unteres Drittel des Femur.
- *Was ist zu beachten?* Nachlassen des Widerstandes nach Durchbohren der Knochenkortex mit Nadel und Mandrin.
  Nadel bleibt ohne Fixierung im eingeführten Winkel stehen.
  Bei Aspiration wird Knochenmark gewonnen.
  Infusion fließt frei ohne subkutane Infiltration.
- *Welche Medikamente oder Infusionen?* Alles, was i.v. applizierbar ist (Abb. 3).

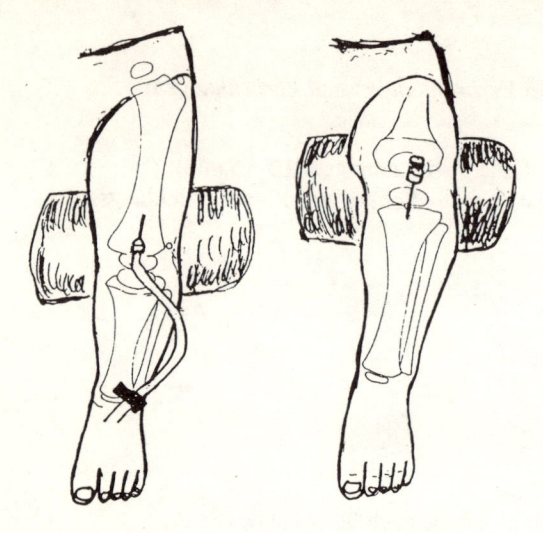

Abb. 3. Intraossäre Infusion in Femur bzw. Tibia

Krampfanfälle

Einfache Fieberkrämpfe (Infektkrämpfe)

Definition:
- Altersgebundener (0,5–6 Jahre), bei Fieber auftretender Gelegenheitskrampf.
- Primär generalisiert tonisch, klonisch oder klonisch-tonisch, kürzer als 15 min anhaltender Anfall.
- Keine postparoxysmalen Paresen und keine Krampfpotentiale im Intervall-EEG.

Komplizierter Fieberkrampf

Definition:
- Anfall länger als 15 min andauernd oder Anfallserie.
- Anfall herdförmig oder Halbseitencharakter mit postiktaler Hemiparese oder Dysphasie.
- „Epilepsie-spezifisches EEG" im Intervall.
- Beginn auch außerhalb des Prädilektionsalters.

Status epilepticus

Definition: Serie von generalisierten tonisch-klonischen, tonischen oder klonischen Anfällen, ohne daß das Bewußtsein zwischenzeitlich wiedererlangt wird.

Tabelle 3. Intravenös applizierbare Medikamente

Medikament	Initiale Gabe i.v.	Injektionsdauer	Maximale Einzeldosis [mg]	Wiederholen in [min]	Maximale Enddosis
Diazepam (Valium)	0,3–0,5 mg/kg KG	2–3 min	10	15	40 mg
Clonazepam (Rivotril)	0,01–0,03 mg/kg KG	2–3 min	1	?	?
Phenobarbital (Luminal)	5–10 mg/kg KG	30 mg/min	400	20	1 g

Therapie

Symptomatische Maßnahmen

- Atemwege freihalten (Bißverletzungen – Zunge oder Wange – selten!).
- Antipyrese: Kühlung, Paracetamol (Benuron – Supp.) → 125 mg Säuglinge, → 250 mg Kleinkind, → 500 mg Kind, oder Pyrazolonderivat, z.B. Novalgin → 10 mg/kg KG Einzeldosis!

Merke: *0,1 ml = 50 mg.*

- O$_2$-Gabe, wenn nötig, unter gleichzeitiger antikonvulsiver Therapie.

Medikamentöse Maßnahmen (Tabelle 3 und 4)

Merke: Es ist sinnvoll, das vertrauteste Präparat anzuwenden!

Den ersten Fieberkrampf immer stationär abklären lassen (Ausschluß einer Meningitis, Enzephalitis, Hirnblutung).

Tabelle 4. Rektal applizierbare Medikamente

Medikament	Initiale Gabe rektal	
Diazepam-Tube	Säugling: Kleinkind:	5 mg 10 mg
Chloralhydrat-Rectiole	Säugling: Kleinkind:	1–2 Rect. 2–3 Rect.

Bakterielle Meningitis bei Säuglingen (ab 4. Lebenswoche), Kleinkindern und Kindern

Bakterielle Meningitiden treten wesentlich häufiger bei Kindern als bei Erwachsenen auf!

Ätiologie

- Haemophilus influenzae, Typ B (in 40–50%), schwere Verläufe, neurologische Komplikationen, Hörverlust.
- Meningokokken (in 30%): Klassische Meningokokkenmeningitis (Sepsis) mit Petechien, Hautnekrosen, und Waterhouse-Friderichsen-Syndrom mit perakutem Verlauf, intravitalen Totenflecken, Verbrauchskoagulopathie und fast immer tödlichem Ausgang.
- Pneumokokken (in rund 20%), schwere Verläufe.

Klinik

- *Allgemeine Symptome:* Fieber, Exsikkose, Blässe, Apathie, Kopfschmerzen, Erbrechen, Krämpfe.
- *Meningitische Symptome:* Hirndruck, Fontanellenspannung, Kopfschmerzen, Erbrechen, Bewußtseinstrübung, Krämpfe.
- *Reize der hinteren Wurzeln:* Nackensteifigkeit, Opisthotonus; Kernig-Zeichen, Brudzinski-Zeichen, Dreifußzeichen und Kniekußzeichen positiv.
- *Vegetative Symptome:* Berührungsempfindlichkeit, Dermographismus. Schweißausbruch, Erythem an Wangen und Handflächen, Hirnnerven, Fazialisparese, Okulomotoriusparese.

Aufgabe des Notarztes

Umgehender Transport in die nächste Kinderklinik;
wenn nötig, Kreislauf mit Infusionen stabilisieren
(s. Infusionsbehandlung bei Verbrennungen und Verbrühungen, S. 170).

Intoxikation

Vergiftungshäufigkeit (Centers for Disease Control 1984)
- Medikamente → 40%,
- Haushaltswaren (Reiniger, Kosmetika, Pestizide, Petroleum u. ä.) → 35%,
- Pflanzen, z. B. Goldregen → 10%,
- verschiedenes, u. a. Tabak → 15%.

Hautsymptome bei Medikamentenintoxikation

Ataxie, Unruhe, Erregtheit, Tremor, Halluzination, Somnolenz, Bewußtlosigkeit;
z. B. Halluzination → Antihistaminika (Noxenur);
Torsionsdystonie → Metoclopramid (Paspertin),
Domperidon (Motilium),
Haloperidol.

Vergiftungen mit freiem Intervall

Chlorierte Kohlenwasserstoffe (Tetrachlorkohlenstoff),
Schwermetalle (Blei, Quecksilber, Thallium, Eisen),
Äthylenglykol, Methanol, Paracetamol, Paraquat.

Tabakingestion

Menge oft fraglich; die wenigsten Kinder haben Symptome. Nur bei 60% können Reste im Magensaft nach dem Erbrechen gefunden werden. Nikotin wird gut resorbiert.

Vorgehen

Ingestion länger als 4 h zurückliegend

- Erbrechen mit Sirup ipecacuanhae (vgl. Übersicht),
  reichlich trinken lassen (Tee)!; verstärkt die Wirkung!
- Carbo medicinalis.

Merke: Keinesfalls Kochsalz bei Kindern als Emetikum! Kochsalzintoxikation!

Ingestion kürzer als 4 h zurückliegend

- Halbe Zigarette: Aktivkohle;
- mehr als halbe Zigarette: wie nach länger zurückliegender Ingestion.

Hinweise für die Anwendung von Sirupus ipecacuanhae

- Indikation: Ingestion einer unbekannten oder potentiell toxischen Menge einer Substanz bei nichtsomnolentem Kind.
- Zeit: möglichst innerhalb von 4 h nach Ingestion.
- Dosierung:
  - < 9 Monate = keine Gabe,
  - 9–12 Monate = 10 ml (keine Wiederholung!),
  - 1–12 Jahre = 15 ml (einmal Wiederholung!),
  - > 12 Jahre = 30 ml (einmal Wiederholung!),
  - reichlich trinken lassen (10–20 ml/kg KG).

- *Kontraindikation:*
  - Nichttoxische Substanz!
  - Nichttoxische Menge!
  - Säuren und Laugen!
  - Petroleum u. ähnliches!
  - Komatöses Kind oder Kind Konvulsionen!

Akzidentelle Verätzungen bei Kindern

Behandelt werden

- alle akzidentellen Fälle mit sicherer Ingestion,
- mit fraglicher Ingestion und einem der folgenden Symptome:
  - Ätzspuren Mund-Rachen,
  - Hypersalivation,
  - Würgen, Erbrechen,
  - retrosternaler oder epigastrischer Schmerz.

Merke: Ätzspuren können in der Mundhöhle nach Ingestion von flüssiger Substanz fehlen, trotzdem erhebliche Ösophagusverätzungen.

Sofortmaßnahmen am Unfallort:

- Nicht Erbrechen auslösen! Nicht Magenspülen!
- Schmerzbekämpfung, z. B. Morphin 0,1 mg/kg KG i.v. oder i.m.
- Infusion.
- Intubation gegebenenfalls bei Glottisödem.
- Prednison 3–5 mg/kg KG i.v., evtl. als vorbeugende Maßnahme gegen Glottisödem.
- Magenspülung zur Verdünnung mit NaCl.

Notfallausrüstung für Vergiftungen

Medikament	*Indikation*
- Biperidenlaktat, Amp. (Akineton)	→ Neuroleptikaintoxikation, Metoclopramid, Domperidon (extrapyramidale Symptome).
- Dexamethasonspray (Auxiloson)	→ Reizgasvergiftung, akutes Glottisödem.
- Dimethylpolysiloxan, Trpf. (Sab simplex)	→ Schaumbildner, waschaktive Substanzen
- Kalziumglukonatpulver	→ Natriumfluoridtablettenintoxikation, Kalziumantagonisten.
- Atropinsulfat, Amp.	→ Organophosphatvergiftung.
- Carbo medicinalis.	
- Sirupus ipecacuanhae.	
- Paraffinum liquidum.	

Magenspülung

Schlauchlänge: Mund/Ohrläppchen – Processus xiphoideus,
Durchmesser: mindestens 9–11 mm,
Spülflüssigkeit: nach Ablassen von Mageninhalt
- 0,9% NaCl, körperwarm (Einzelmenge 5–10 ml/kg KG); nach Ablassen der klaren Spülflüssigkeit und mehrmaligem Spülen;
- Carbo medicinalis 1 g/kg KG;
- Natrium sulfuricum 0,5 g/kg KG (max. 30 g!)

Merke: Bei Ingestion von fettlöslichen Substanzen zur Adsorption *Paraffinum liquidum 3–6 ml/kg KG!*

Literatur

Centers for Disease Control Poisoning Among Young Children – United States (1984) Beitrag in MMWR 33:129–131
Committee on Accident and Poison Prevention, American Academy of Pediatrics (1981) First aid for the choking child. Pediatrics 67:744
Mofenson HC, Greensher J (1985) Management of the choking child. Pediatr Clin North Am 32:183–192
Seigler RS, Tecklenburg FW, Shealy R (1989) Prehospital intraosseous infusion by emergency medical services personnel: a prospective study. Pediatrics 84:173–177
Spivey WH (1987) Intraosseous infusions. J Pediatr 111:639–643

Prinzipien der Erstversorgung beim Polytrauma

K. Ellinger

Unter einem Polytrauma versteht man die bedrohliche Verletzung mehrerer Organsysteme oder Extremitäten, wobei wenigstens eine dieser Verletzungen lebensbedrohlich ist. Die Problematik bei dieser Definition ist, daß am Notfallort oft nicht sofort erkennbar ist, wieviele und welche Organsysteme wie schwer geschädigt und verletzt sind. Deshalb wird der polytraumatisierte Patient vom Notarzt häufig falsch eingeschätzt. Dabei kommt es viel seltener vor, daß eine Situation überschätzt wird, als daß die Situation überwiegend weit unterschätzt wird. Dies ist schon die erste Hürde, die zur adäquaten präklinischen Versorgung Polytraumatisierter zu überwinden ist.

Aufgrund des ausgedehnten Verletzungsmusters beim Polytraumatisierten tauchen für den Notarzt, falls er die erste Hürde erfolgreich überwunden hat, sofort weitere Probleme auf. Nach erfolgreichem Erkennen und richtigem Einschätzen des Verletzungsmusters muß das Rettungsteam umgehend eine Reihe zum Teil schwieriger Maßnahmen zur Abwendung akuter vitaler Bedrohungen einleiten (z. B. sofortige Intubation und Beatmung, adäquater Volumenersatz, Thoraxdrainage usw.):

Wichtigste Schritte bei der präklinischen Versorgung Polytraumatisierter

– Richtiges Erkennen des Verletzungsmusters unter Berücksichtigung des Unfallhergangs und der gesundheitsbedrohenden Zusatzgefahren.
– Fachgerechte technische Rettung in Zusammenarbeit mit der Feuerwehr. Der Notarzt ist dabei der verantwortliche „Manager".
– Frühzeitige Intubation und Beatmung.
– Adäquater Volumenersatz.
– Stillung äußerer Blutungen.
– Legen einer Thoraxdrainage beim Spannungspneumothorax.
– Sofortige Analgesie und Narkose zur Schmerz- und Streßausschaltung.
– Reposition grob fehlgestellter Frakturen.
– Schonender Transport mit dem richtigen Rettungsmittel ins nächste geeignete Krankenhaus.
– Lückenlose Dokumentation aller Vitaldaten und durchgeführten Maßnahmen auf einem Einsatzprotokoll.

Schon am Umfang der erforderlichen Maßnahmen läßt sich erkennen, daß nur gutes Organisationstalent und hervorragende manuelle Fähigkeiten zum Ziel führen. Auch nach fachgerechter präklinischer Therapie sind noch weitere Probleme zu lösen. Zum einen müssen Transportart und Transportmittel richtig gewählt werden, zum anderen kommt es auf die Auswahl der geeigneten Zielklinik entscheidend an. Die erfolgreiche Bewältigung jedes dieser Problempunkte ist ein wichtiger Baustein für ein Gesamtkonzept bei der Versorgung Polytraumatisierter.

Adäquates notfallmedizinisches Management

Die ersten wichtigsten notärztlichen Tätigkeiten nach Eintreffen am Notfallort sind zunächst nichtmedizinischer Natur. Zuerst verschafft sich der Notarzt ein möglichst vollständiges Bild von der Schadenslage. Er untersucht den Unfallhergang und schaut sich dabei auch die Unfallfahrzeuge an, denn schon aus dem Unfallablauf lassen sich oft wichtige Schlüsse auf die vorliegenden Verletzungsmuster ziehen.

Danach prüft der Notarzt, ob ausreichend Maßnahmen zum Eigenschutz der Helfer (Absicherung der Notfallstelle) oder zur Abwendung weiterer gesundheitsbedrohender Gefahren (Giftgase, Stromleitungen usw.) getroffen worden sind. Parallel dazu muß der Notarzt die Anzahl der Verletzten und den Schweregrad des Verletzungsmusters feststellen. Er läßt sich ferner noch darüber informieren, ob evtl. verletzte Personen noch eingeklemmt sind und nicht ohne technische Hilfe gerettet werden können. Nach diesen Tätigkeiten wird ein Handlungskonzept zur Versorgung Polytraumatisierter aufgestellt, das zusammen mit dem Rettungsdienstpersonal und der Feuerwehr unter Berücksichtigung der Dynamik des Verletzungsmusters Schritt für Schritt umgesetzt wird. Bevor die notfallmedizinische Versorgung des einzelnen beginnt, läßt der Notarzt der Rettungsleitstelle eine klare Lagemeldung übermitteln, mit der er gleichzeitig weitere Rettungskräfte (Notärzte, Rettungswagen, Hubschrauber) nachfordert oder technische Einheiten (Feuerwehr mit Rüstzug, technisches Hilfswerk) bestellt.

Diesen ersten Teil seines Handlungskonzepts muß das Rettungsteam in wenigen Minuten erledigt haben. Unmittelbar danach muß sich der Notarzt um die individualmedizinische Versorgung der Polytraumatisierten kümmern. Falls noch eine Einklemmung vorliegt, beginnt dennoch ein „Erstcheck" zur möglichst genauen Festlegung des Verletzungsmusters und dem Grad der daraus resultierenden vitalen Bedrohung. Wenn immer möglich, sollte ein eingeklemmter Patient zunächst stabilisiert werden; das bedeutet, daß ihm zunächst eine wirbelsäulenstabilisierende Krawatte angelegt wird, danach wird durch Legen mehrerer großvolumiger, peripherer Venenverweilkanülen mit dem großzügigen Volumenersatz begonnen. Frühzeitig müssen respiratorische Probleme mit O_2-Gabe z. B. über eine Lifeway-Maske oder, falls erforderlich, mit Intubation und Beatmung noch beim eingeklemmten Verletzten therapiert werden. Noch vor der technischen Rettung erfolgen Analgesie oder Analgosedierung zur Schmerz- und Streßausschaltung. Erst danach beginnt die technische Rettung unter genauer Aufsicht des Notarztes. Der Notarzt legt hierbei die genaue Priorität fest und teilt diese dem Einsatzleiter der Feuerwehr mit und überwacht gleich deren erfolgreiche Umsetzung. Dabei sind ein guter Kontakt und ein überzeugendes Handeln des Notarztes unumgänglich. Bei der technischen Rettung läßt der Notarzt alle Hilfsmittel (Schaufeltrage, Vakuummatratze) nutzen, um weitere und iatrogene Schädigungen des Patienten zu vermeiden.

Nur falls ein Patient in präfinalem Zustand unmittelbar vor einer Reanimation steht oder falls äußere Faktoren (Brandgefahr, Austreten von Gasen und Dämpfen) dies erfordern, erfolgt die technische Rettung des Polytraumatisierten vor einer ersten notfallmedizinischen Therapie.

Adäquate präklinische Versorgung

Nach erfolgter technischer Rettung beginnt für den Notarzt der eigentliche medizinische Teil seiner Arbeit.

Jeder Polytraumatisierte wird einem kurzen Checkup unterzogen, bei dem das Ausmaß des Verletzungsmusters erkannt und die sofort notwendigen Maßnahmen festgelegt werden. Jede Bewußtseinsstörung oder gar Bewußtlosigkeit deutet auf das Vorliegen eines Schädel-Hirn-Traumas mit evtl. eingeschränkter respiratorischer Funktion hin. Besonders muß dann auf freie Atemwege geachtet werden, bzw. es besteht die Gefahr der Aspiration sauren Mageninhalts wegen fehlender Schutzreflexe. Deshalb wird der Notarzt rasch seine neurologische Diagnostik fortsetzen und das Ergebnis z. B. anhand des Glasgow Coma Scale quantifizieren. Weiterhin muß unbedingt auf Halbseitenzeichen, pathologische Reflexe und Zeichen einer Querschnittslähmung geachtet werden. Gleich anschließend wird die Frage überprüft, ob aufgrund einer thorakalen Verletzung eine akute vitale Bedrohung z. B. durch einen Spannungspneumothorax vorliegen kann. Im Rahmen eines Thoraxtraumas muß immer an die Mitbeteiligung des Herzens und des Abdomens gedacht werden. Herzbeuteltamponaden sind sicher selten, eine Contusio cordis liegt dafür häufiger als diagnostiziert vor. Sicher muß aber bei jedem Thoraxtrauma immer auch mit großer Wahrscheinlichkeit an eine Mitbeteiligung des Abdomens gedacht werden (Milz-, Leberruptur). Umgekehrt liegt bei jeder Abdominalverletzung auch der Verdacht auf eine Thoraxverletzung nahe. Vor Abschluß des kurzen Checkup prüft der Notarzt noch Zahl und Art der Extremitätenverletzung und berücksichtigt hierbei besonders die Möglichkeit von Beckenfrakturen. Bei bestimmten Unfallmechanismen (Frontalaufprall) muß immer mit Beckenverletzungen gerechnet werden. Nach dieser nur kurz dauernden Untersuchung beginnt jetzt die eigentliche präklinische Therapie:

Probleme bei der präklinischen Versorgung Polytraumatisierter
- Oft unterschätztes Ausmaß der Verletzungen.
- Immer erheblicher Volumenmangel.
- Streß durch Schmerz.
- Gestörte respiratorische Funktionen.

- Häufig Bewußtlosigkeit oder Bewußtseinsstörung.
- Schwierige äußere Bedingungen (Personal, Witterung, Räumlichkeit).

Die adäquate Aufrechterhaltung des zirkulierenden Volumens bereitet bei Polytraumatisierten große Probleme. Abgesehen davon, daß das Verletzungsmuster häufig unterschätzt wird und ein Volumenmangel lange kompensiert erscheint (Makrozirkulation), erfordert eine verletzungsgerechte Therapie große Mengen kristalloider und kolloidaler Lösungen innerhalb kurzer Zeit. Voraussetzung dazu ist das Legen mehrerer großlumiger periphervenöser Zugänge:

Venöse Zugangsmöglichkeiten beim Polytraumatisierten
- Großlumige, periphervenöse Zugänge an Hand, Unterarm, Fußrücken.
- Zugänge über die V. jugularis externa.
- Punktion der V. femoralis.
- *Keine* zentralen Zugänge präklinisch.

Ein zentraler Weg kommt schon wegen seines geringen Lumens präklinisch nicht in Frage. Häufig kann auch die V. jugularis externa mit großlumigen Verweilkanülen punktiert werden. Dies ist mitunter dadurch problemlos möglich, daß der Patient mit Hilfe der verstellbaren Trageeinrichtung kurz in Schocklage (Kopf tief) gebracht wird. Dabei füllen sich meist die Jugularvenen. Auch sollte im Rettungsdienst an die Punktion der V. femoralis gedacht werden. Diese Vene eignet sich ausgezeichnet zur Einlage sehr großlumiger Plastikkanülen oder noch besser zur Punktion mit großen Einführungsbestecken. Parameter wie Blutdruck und Pulsfrequenz (Schockindex) eignen sich nicht für die Quantifizierung des Schockgeschehens, weil sie nur Daten der Makrozirkulation übermitteln, während das Schockgeschehen auf der Ebene der Mikrozirkulation bei intakter Makrozirkulation abläuft. Dennoch ist gerade bei der Versorgung Schwerverletzter ein lückenloses Monitoring von Herz, Blutdruck (kontinuierlich) und O_2-Sättigung (Pulsoxymetrie) unerläßlich!

Monitoring im Rettungsdienst bei Polytraumatisierten
- EKG, Herzfrequenz,
- Blutdruck, Puls (automatische RR-Messung),
- O_2-Sättigung (Pulsoxymetrie).

Eine häufig unterschätzte Maßnahme in der Behandlung Schwerverletzter stellt die frühzeitige Analgesie und Narkose dar. Schmerz und Streß haben einen wesentlichen Anteil am Schockgeschehen. Es kommt zur Freisetzung verschiedener Mediatoren und zur Aktivierung des sympathikoadrenergen Systems. Deshalb ist eine frühzeitige adäquate präklinische Narkose unumgänglich. Bei der Auswahl der Substanzen muß beachtet werden, daß die Dosis dem oft stark reduzierten zirkulierenden Volumen angepaßt wird.

Das dritte Muß in der Behandlung Polytraumatisierter stellt die frühzeitige Sicherung des O_2-Bedarfs des Organismus dar. Aufgrund des erhöhten O_2-Bedarfs (Streß, Schmerz) und des verminderten Angebotes (Erniedrigung des Herzminutenvolumens, Thoraxtrauma usw.) entsteht vorzeitig ein Mißverhältnis von O_2-Angebot und O_2-Bedarf. Jede Mangelversorgung mit O_2 führt zu schweren Organschäden. Nur durch frühzeitige O_2-Gabe, Intubation und kontrollierter Beatmung mit 100% O_2 kann das Rettungsteam versuchen, dem O_2-Mangel entgegenzuwirken. Gerade beim Vorliegen eines Schädel-Hirn-Traumas beim Polytraumatisierten ist die kontrollierte Beatmung und Narkose neben der Lagerungstherapie von besonderer Wichtigkeit. Nachdem die Effektivität aller sog. hirnprotektiven Maßnahmen (Barbiturattherapie) nicht bewiesen oder eher nachteilig ist, bleiben neben der Oberkörperhochlagerung von 30° bei suffizienter Zirkulation nur eine gute Oxygenation sowie die kontrollierte Hyperventilation zur Senkung eines erhöhten intrazerebralen Drucks. Zum Gesamtkonzept der Versorgung Polytraumatisierter gehört natürlich das frühzeitige Legen einer großlumigen Thoraxsilicondrainage beim Vorliegen eines Spannungspneumothorax. Gerade bei kontrollierter Beatmung kann durch den bestehenden Überdruck leicht aus einem Pneumothorax ein behandlungspflichtiger Spannungspneumothorax entstehen. Deshalb muß engmaschig nach Intubation ein erhöhter intrathorakaler Druck durch entsprechendes Monitoring (Beatmungsdruck, Inspektion usw.) ausgeschlossen werden. Dies gilt besonders dann, wenn ein Hubschraubertransport in Erwägung gezogen wird. Vor einem Rettungshubschraubertransport sollte eher „prophylaktisch" bei entsprechendem Verletzungsmuster eine Thoraxdrainage angelegt werden, weil dies während des Fluges bei den derzeitigen Baumustern von Rettungshubschraubern kaum möglich ist.

Selbstverständlich soll hier noch die präklinische Reposition und Ruhigstellung dislozierter Frakturen erwähnt werden.

Transport und Klinikwahl bei Polytrauma

Erst nach Abschluß aller wichtigen präklinischen Maßnahmen erfolgt der Transport des stabilisierten Notfallpatienten. Auch während des Transportes müssen alle erforderlichen Therapiemaßnahmen kontinuierlich weitergeführt werden. Von besonderer Bedeutung ist, daß das Krankheitsbild des Polytraumatisierten sehr dynamisch ist; es können sich laufend Änderungen der Vitalparameter ergeben, die z.T. auf nicht erkannte und therapierte Verletzungsmuster zurückzuführen sind. Darauf muß der Notarzt durch seine Wachsamkeit mit ständig neuen therapeutischen Maßnahmen flexibel reagieren können.

Selbstverständlich erfolgt der Patiententransport nur mit allem erforderlichem Monitoring.

Bei vorgesehenem Hubschraubertransport muß der Notfallpatient noch aggressiver (Thoraxdrainage) präklinisch versorgt werden, weil beim Lufttransport während des Fluges keine wesentlichen Maßnahmen möglich sind.

Die Klinikwahl ist oft von besonderer Bedeutung für das Schicksal des Patienten. Nicht immer muß der Primärtransport in die weit entfernte Hauptschwerpunktklinik erfolgen. Bei einer Milz- oder Leberruptur ist das nächstgelegene Krankenhaus mit chirurgischer Abteilung das am besten geeignete. Auch nicht jeder primär Bewußtlose muß sofort in ein neurochirurgisches Zentrum transportiert werden, während er vielleicht an Verletzungen innerer Organe verblutet.

Oft ist es günstiger, in einem kleinen Krankenhaus dringlichste chirurgische Maßnahmen durchzuführen und dann den Polytraumatisierten sekundär ins Zentrum zu verlegen.

Selbstverständlich müssen gerade bei diesen Einsätzen alle Untersuchungsbefunde und therapeutischen Maßnahmen beim Einsatzprotokoll lückenlos und zeitgerecht erfolgen, damit neben der Klinikübergabe auch ein dauerhaftes schriftliches Dokument über alle präklinischen Maßnahmen existiert.

Massenanfall von Unfallverletzten

H. Frobenius

Beim Massenanfall von Unfallverletzten (MAU) handelt es sich um den Bereich *zwischen* der üblichen präklinischen Notfallmedizin und Katastrophenmedizin.

Wesentlichster Unterschied zur Katastrophenmedizin
- Individualmedizinische Maßnahmen der Notfallmedizin kommen zur Anwendung.
- *Alle* Verletzten werden adäquat behandelt, wenngleich mit Zeitverzögerung je nach Anzahl der Beteiligten.
- Die Infrastrukturen zur Bewältigung des MAU sind intakt (Transportwege/ Krankenhäuser).

In den mitteleuropäischen Regionen sind ausreichend Transportkapazitäten vorhanden, so daß *jeder Unfallverletzte* transportiert werden kann.

Merke: Beim Massenanfall von Unfallverletzten besteht ein Mißverhältnis zwischen notwendiger und möglicher Hilfeleistung.

Prinzipien
- Es gelten die gleichen Grundsätze wie bei der üblichen Notfallmedizin, nur im größeren Maßstab mit zeitlicher Verzögerung.
- Organisatorische Probleme rücken gleichrangig zu medizinischen Problemen auf.

Merke: Sichtung geht vor medizinischer Hilfe!

Ursachen für den MAU
- Verkehrsunfälle großen Ausmaßes:
  - Landfahrzeuge (Bus, Zug, Massenkarambolage bei Nebel),
  - Flugzeugabsturz,
  - Schiffsunglück;
- Großbrände:
  - Krankenhaus, Kaufhäuser, Kino, Disco;
- Einstürze oder Explosionsunglücke:
  - Terroranschläge, Einsturz von Gebäuden, Brückenbaustellen;
- Industrieunglücke:
  - Giftgas, Explosionen;
- Umweltkatastrophen;
- Epidemien/Nahrungsmittelvergiftungen.

Phasen der Bewältigung eines MAU

1) *Lageburteilung und orientierende Primärsichtung:*
   detaillierte Lagemeldung an die Rettungsleitstelle; Anforderung von zusätzlich erforderlichen Rettungs- und Sanitätskräften sowie Ärzten; Anforderung von technischer Hilfe (Feuerwehr, evtl. THW); Vorabinformation der Krankenhäuser (Rettungsleitstelle).
2) *Medizinische Hilfeleistung am Schadensort:*
   Organisation, Koordination und Kontrolle der medizinischen Hilfeleistung am Schadensort; Sichtung der Verletzten mit Einordnung in die Behandlungsgruppen; Bildung von Behandlungsschwerpunkten; taktische Strukturierung der Einsatzstelle.
3) *Abtransport:*
   Steuerung des gezielten Abtransportes von Verletzten; Dokumentation der notfallmedizinischen Versorgung.

Sichtung der Patientengruppen

Gruppe 1: Behandlungspriorität: direkte Vitalgefährdung: Ateminsuffizienz bei Thoraxtrauma, Spannungspneumothorax, massive Blutung, schwerer Schock, Bewußtlosigkeit.

Gruppe 2: Transportpriorität: bei schweren Verletzungen, die aber keine sofortige Versorgung am Notfallort bedürfen.

Gruppe 3: Leichtverletzte: geschlossene Frakturen oder Weichteilverletzungen, psychische Schockeinwirkung durch das Unfallgeschehen.

(Gruppe 4: Tote.)

Merke: Bei dem Krankheitsgeschehen eines Unfallverletzten handelt es sich um einen dynamischen Zustand, der sich von Minute zu Minute drastisch ändern kann. Jederzeit ist es dadurch möglich, daß Patienten aus Sichtungsgruppe 2 (Transportpriorität) zur Sichtungsgruppe 1 (Behandlungspriorität) kommen müssen.

Daher muß die Sichtung möglichst häufig wiederholt werden (s. leitender Notarzt).

Leitender Notarzt (LNA)

Bei MAU muß dringend ein den medizinischen Einsatz koordinierender Notarzt vor Ort sein, der den übrigen Notärzten gegenüber weisungsbefugt ist, nicht unmittelbar selbst aber notfallmedizinisch tätig werden muß, jedoch engen Kontakt zur technischen Einsatzleitung hält und zu den aufnehmenden Krankenhäusern.

Aufgaben des leitenden Notarztes (LNA)

1. Lagebeurteilung und orientierende Primärsichtung,
2. detaillierte Meldung an die Rettungsleitstelle,
3. Anforderung der erforderlichen Rettungs- und Sanitätsdienstkräfte (Nachforderung),
4. Organisation der medizinischen Hilfeleistung am Schadensort,

5. Kontrolle von Sichtung und Versorgung,
6. Koordination der medizinischen Einsatzmaßnahmen mit Feuerwehr, Polizei und sonstigen Helfern,
7. Steuerung des Verletztentransportes in die Krankenhäuser,
8. Sicherstellung der Dokumentation der medizinischen Versorgung.

Qualifikation des leitenden Notarztes

1. Mindestens 4 Jahre regelmäßiger Einsatz im Notarztdienst sowie Fachkundenachweis Rettungsdienst,
2. besondere Kenntnisse und Erfahrung in intensivmedizinischer Therapie von Notfällen,
3. besondere Kenntnisse der Grundsätze der Versorgung von Verletzten im Massenunfall,
4. Detailkenntnisse der regionalen Infrastrukturen des Rettungswesens, Gesundheitswesens, Einsatztechnik von Polizei und Feuerwehr sowie Rettungsdienstorganisationen; Kenntnisse im Funksprechverkehr.

Fehler in der präklinischen Notfallmedizin

K. Ellinger und H. Frobenius

Taktische Maßnahmen

- Fehleinschätzung der Situation (allgemeine Übersicht, Zahl der anzufordernden Rettungsmittel, der weiteren Notärzte, technische Hilfe);
- Zusätzliche Gefahren (umgebender Verkehr, auslaufende brennbare Flüssigkeit oder andere);
- drohende Eigengefährdung (diese beginnt schon auf der Fahrt zum Notfallort);
- Wahl des geeigneten Krankenhauses (falscher Ehrgeiz, einen vitalgefährdeten Patienten in einer Spezialabteilung abzuliefern, statt im nächsten Krankenhaus, wo man ad hoc helfen kann);
- mangelnde Kommunikation mit dem technischen Einsatzleiter und (falls vorhanden) mit den anderen Ärzten.

Merke: Wenn kein leitender Notarzt institutionalisiert vorhanden ist, ist der erste am Unfallort eintreffende Notarzt der leitende Notarzt. Man setze sich durch!

- Wahl des falschen Rettungsmittels.
  Cave: Der Rettungshubschrauber ist nicht immer das geeignete Rettungsmittel. Man setze sich den Hubschrauberärzten gegenüber durch, denn diese beanspruchen häufig ungerechtfertigt Vorrechte.

Medizinische Maßnahmen

- Nichterkennen einer Ateminsuffizienz;
- Unterschätzen bis Nichterkennen eines Volumenmangels;
- Unterschätzen von Schmerzzuständen;
- Verkennen von Wirbelsäulenverletzungen (s. Unfallmechanismus), fehlerhafte Lagerung, keine Verwendung einer Vakuummatratze; keine Schanz-Krawatte beim Schädel-Hirn-Trauma und Polytrauma angelegt!
- Fehlinterpretation von Herzrhythmusstörungen;
- Fehlerhafte Reanimation:
    - falsche Reihenfolge (ABC), Zugang gelegt statt sofortige endobronchiale Gabe,

- falsche Technik (falscher Druck und Drucktiefe, Frequenz),
- Defibrillation: Paddle falsch gehalten, kein Gel aufgetragen, Gerät defekt (vorher nicht überprüft), falsche Energiewahl;
- Fehler bei der Anwendung von Medikamenten:
  - Überdosierung von Sedativa (paradoxe Reaktion bei Hypoxie),
  - Überschätzung der i.v.-Analgesie im Randgebiet zur Narkose, die die Alternative hierzu darstellt,
  - **Cave:** Relaxation bei schlechtem Intubationstraining und unübersichtlichen bis schlechten Intubationsverhältnissen,
  - allgemeine Überdosierung von hochwirksamen Medikamenten nach Dosis statt nach Wirkung (Titrieren!);
- Thoraxtrauma:
  - Nichterkennen (Unfallmechanismus!!),
  - unterlassene O_2-Gabe,
  - Unterlassen der Bülau-Drainage,
  - unzureichende Alternativen (verrutschende Kanülen usw.),
  - Hubschraubertransporte ohne Thoraxdrainage bei Rippenserienfraktur und Beatmung.

Unfallmechanismen und ihre typischen Verletzungen

H. Frobenius

Der unbehandelte und unzureichend behandelte Schock und die Ateminsuffizienz mit Spannungspneumothorax beim Thoraxtrauma sind die häufigsten Unfallfolgen in der präklinischen Notfallmedizin.

Oft hat der Notarzt sich von Kompensationsmechanismen in Sicherheit wiegen lassen, obwohl der Unfallhergang ein Verletzungsmuster nahelegt, bei dem ganz bestimmt Probleme zu erwarten waren. Treten die Schwierigkeiten beim Patienten dann *plötzlich* auf, so hat der Notarzt bereits wichtige Zeit ohne Therapie verstreichen lassen, was zu fatalen Folgen führen kann.

Der Notarzt muß sich daher gleichzeitig mit der ersten Durchuntersuchung des Unfallpatienten genauestens über die Art und den Hergang des Unfalles informieren lassen. Denn daraus sind oft typische Verletzungsmuster zu erwarten, die Anlaß zu sofortigen gezielten Therapiemaßnahmen geben.

Es sollen hier die *häufigsten* Unfallmechanismen und die zu erwartenden Verletzungsmuster mit notärztlicher therapeutischer Konsequenz aufgeführt werden.

Pkw-Unfall

Leichte Frontalkollision (Gurtverletzungen):

– Clavicula-/Sternumprellung bis Sternumfraktur.
– **Cave:** *Herzkontusion*,
– Handgelenkverletzungen (Abstützen am Lenkrad),
– OSG-Verletzungen (Abrutschen zwischen Pedale).

Schwere Frontalkollision (Pkw/Pkw oder Pkw gegen Baum oder Mauer)

– oft eingeklemmt – technische Rettung!

Schädel-Hirn-Trauma (ca. 30% Häufigkeit)

– Sicherung der Atemwege: ITN,
– **Cave:** *Neurologische Komplikationen*,

– Gesicht-Schädel-Verletzung: Probleme bei der Intubation und Beatmung durch Blutung im Rachenraum.

Thoraxtrauma (Gurt/Lenkrad)

– Sternumfraktur (Herzkontusion: Rhythmusstörung bis Herzstillstand),
– BWS-Frakturen (oft im Gefolge von Sternumfrakturen),
– *Rippenserienfrakturen* (Hämato-/Pneumothorax),
– *Aortenruptur* (Hämatothorax/Pulse an den unteren Extremitäten fehlen, sekundäre Paraplegie/sofortiges Verbluten),
– *Bronchuseinriß* (Mediastinalemphysem),
– Kehlkopfverletzungen. **Cave:** *Spannungspneumothorax, v.a. bei der Intubation und Beatmung: unverzügliche Entlastung, idealerweise Thoraxdrainage.*
– Volumenmangelschock (2000–3000 ml Verlust).

Stumpfes Bauchtrauma (Gurt/Lenkrad)

– Ruptur von Leber/Milz/Pankreas,
– Mesenterialeinrisse,
– Darm-/Blasenruptur. **Cave:** *Volumenmangelschock: 2000–4000 ml Verlust.*

Beckenverletzungen

– Symphysensprengung,
– Beckenringfrakturen,
– Blasenruptur/Harnwegsverletzungen. **Cave:** *Volumenmangelschock durch Einblutung in das Retroperitoneum mit Verlusten von 4000–6000 ml innerhalb kurzer Zeit je nach Ausmaß.*

Extremitätenverletzungen

– Oberschenkelfraktur,
– Fußfrakturen,
– Fraktur der oberen Extremitäten in mehreren Etagen. **Cave:** *Volumenverlust: Oberschenkel 2000–3000 ml pro Seite.*
– Grobe Fehlstellungen und Luxationen (OSG) am Unfallort zu reponieren (Weichteilschäden),
– offene Frakturen: sorgfältige Inspektion und ausreichend große Verbände: gute Information an den Unfallchirurgen notwendig.

Pkw seitlich getroffen (des Fahrers oder des Beifahrers)

– schweres Thoraxtrauma:
  • instabiler Thorax: Spannungspneumothorax, (s. Thoraxtrauma durch Gurt/Lenkrad ausgelöst),
– stumpfes Bauchtrauma (ob Trauma von rechts oder links):
  • Milz- oder Leberruptur (vgl. schwere Frontalkollision),

- Beckenfrakturen,
- Schädel-Hirn-Trauma,
- HWS-, BWS-Verletzungen. Cave: *Neurologische Ausfälle* (seitlicher Peitschenschlag HWS: Schanz-Krawatte). Vorsicht bei *der Rettung aus dem Fahrzeug: ggf. Schaufeltrage.*

Überschlag im Pkw (angegurtet im Fahrzeug geblieben)

- Schädel-Hirn-Trauma,
- Wirbelsäulenverletzung (HWS/BWS/LWS),
- alle anderen Verletzungsfolgen je nach Energie des Unfalles, neurologische Komplikationen infolge instabiler Frakturen (s. Pkw seitlich getroffen),
- beim Herausschleudern aus dem Fahrzeug alle bisher aufgeführten Verletzungsmuster möglich.

Fußgänger (angefahren)

Je nach Energie des Unfalles:
- Schädel-Hirn-Trauma,
- Extremitätenverletzungen,
- Beckenverletzungen,
- stumpfe Höhlenverletzungen

mit allen bisher aufgeführten Folgen.

Sturz aus der Höhe (Gerüst/Berge/Häuser)

Wichtig: wo aufgetroffen? hart? weich? Fläche? Kante? Höhe des Sturzes?
– Dementsprechend sind die aufgeführten Verletzungsmuster möglich.
Insbesondere: Wirbelsäulenfrakturen, Fußfrakturen, Aortenrupturen (Dezelerationstrauma).
Cave: *Neurologische Komplikationen! Schaufeltrage unbedingt erforderlich zum Transport auf die Vakuummatratze.*

Motorradfahrer

Je nach Unfallmechanismus Verletzungsmuster wie bisher beschrieben.

Beachte: Sturz ohne Fremdeinwirkung:
- Wirbelsäulenverletzung mit neurologischen Komplikationen,
- Helmabnahme nach 2-Helfer-Methode (Helm muß immer abgenommen werden).

Allgemein:
- Der Notarzt muß von Anfang an das Verletzungsmuster möglichst genau kennen, nur dann kann er den *Volumenverlust* einschätzen und kann sofort zeitgerecht mit der Substitution beginnen: mehrere periphere großlumige Kanülen für die Infusion von Plasmaexpandern, notfalls mit Druckbeutel. **Cave:** *Junge Verletzte können Volumenmangel lange kompensieren und täuschen Kreislaufstabilität vor. Kein zentraler Weg! Analgetika!*
- Beim Thoraxtrauma mit Spannungspneumothorax muß unverzüglich am Unfallort entlastet werden. **Cave:** *Hubschraubertransport von beatmeten Thoraxverletzten ggf. vor Transportbeginn mit Thoraxdrainage versorgen.*

Spezielle Notfallmedizin

Abdominaltraumen

A. Quentmeier

Verletzungsmuster

Stumpfe Gewalteinwirkung ist beim Abdominaltrauma die führende Verletzungsursache, hinter der perforierende Verletzungen (Schuß, Stich, Pfählung) oder Dezelerationstraumen (Sturz aus großer Höhe) weit zurückstehen. Die häufigsten Ursachen für die stumpfe Bauchverletzung sind das Sicherheitsgurttrauma, die Einklemmung und der Aufprall auf ein Autolenkrad oder eine Fahrradlenkstange. Seltener beobachtet werden Verletzungen durch Fußtritt oder Hufschlag.

Symptome

Charakteristische Zeichen der intraabdominellen Verletzung sind Spontanschmerz, lokalisierter Druckschmerz, Abwehrspannung, Schulterschmerz rechts oder links (Leber- oder Milzverletzung) sowie Volumenmangelschock. Diese Stigmata der Verletzung sind vielfach aber nur gering ausgeprägt oder können gänzlich fehlen. So kann – insbesondere beim jungen Patienten – eine Milzruptur mit ausgeprägter intraabdomineller Blutung sehr lange nahezu symptomlos kompensiert werden, bis es dann letztlich sehr plötzlich und ohne Warnung zu einem schweren hämorrhagischen Schock kommt.

Intraabdominelle Blutansammlungen können eine peritoneale Symptomatik auslösen, müssen es aber nicht. Auch Intestinalverletzungen führen nicht selten erst nach Stunden zu einer klinisch erfaßbaren Peritonitis.

Wegen der Symptomarmut nach stumpfem Bauchtrauma mit intraabdomineller Organläsion und der Überlagerung der Bauchbeschwerden durch andere Verletzungen bei den häufig polytraumatisierten Patienten (z.B. unteres Thoraxtrauma, Wirbelsäulenfraktur, Beckenringfraktur) ist die Kenntnis des Unfallhergangs für den Notarzt wie auch für den weiterbehandelnden Klinikarzt von richtungsweisender Bedeutung.

Untersuchung

Zunächst erfolgt die Kontrolle der Vitalfunktionen: Atmung, Puls, Blutdruck, Bewußtseinslage. Anschließend wird der Unfallverletzte auf äußere Verletzungszeichen wie Schuß- oder Stichwunden, Prellmarken, Abschürfungen oder Hämatome inspiziert. Die abschließende Palpation weist Druckschmerz oder Abwehrspannung sowie Kompressionsschmerzen der unteren Thoraxregion und des Beckenringes nach.

Erstbehandlung

Von höchster Priorität ist die sofortige Therapie eingeschränkter Vitalfunktionen. Diese muß ggf. noch vor der genaueren Untersuchung des Verletzten erfolgen. Immer sind ausreichend viele, großkalibrige venöse Zugänge und der sofortige Beginn einer Schocktherapie bzw. -prophylaxe zu fordern. Eine adäquate Schmerztherapie (z.B. mit Morphin) und Sedierung (z.B. mit Dormicum) ist der elementare Bestandteil der Schockbehandlung und hat Vorrang vor der vielfach gefürchteten Kupierung der Symptomatik.

Bei offenen Bauchverletzungen muß die Wunde steril abgedeckt werden; evtl. eventrierte Eingeweide werden gleichfalls nur steril bedeckt, nicht aber reponiert. Eventuell eingedrungene Fremdkörper (Pfählung) dürfen auf keinen Fall extrahiert werden. Sollten sie ein Transporthindernis darstellen, müssen sie abgelängt oder mit geeigneten Mitteln stabilisiert werden, um weitergehende Verletzungen zu vermeiden.

Transport

Der Transport erfolgt in Rückenlage, ggf. mit Kopfpolster und angezogenen Beinen (gestützt durch Knierolle), um durch Entspannung der Bauchdecke die Schmerzen zu reduzieren. Nur bei unbeherrschbarem Schockzustand ist die sehr schnelle Fahrt in die Klinik angeraten. In den meisten Fällen wird der Verletzte eher von einem zügigen, zugleich aber möglichst schonenden Transport profitieren. Bei längeren Transportwegen sollte schon während der Fahrt Blut für Notfallwerte und Kreuzblut abgenommen werden, um wertvolle Zeit in der Klinik zu sparen. Die Vorabinformation der Klinik über Funk ist hilfreich, um die Notaufnahme personell (Chirurg, Anästhesist, Radiologe etc.) und apparativ (z.B. Sonographiegerät) optimal für den erwarteten Notfall auszustatten.

Übergabe an den Klinikarzt

Bei Einweisung des Verletzten müssen wichtige Details (z.B. Unfallhergang, Verletzungszeichen, Beobachtungen beim Transport), welche auf ein Abdominaltrauma hindeuten könnten, berichtet werden; dies gilt insbesondere für Bewußtlose, Beatmete und mehrfach verletzte Patienten. Wegen der bekannten Symptomarmut nach stumpfem Bauchtrauma sollte beim geringsten Verdacht auf eine intraabdominelle Organläsion immer eine Sonographie des Abdomens erfolgen; falls diese technisch nicht durchführbar ist, ist eine Peritoneallavage durchzuführen.

Akutes Abdomen, akute gastrointestinale Blutung

A. Quentmeier

Akutes Abdomen

Definition

Das akute Abdomen ist eine potentiell lebensbedrohliche Erkrankung mit Schmerzempfindung im Bereich des Abdomens, welche eine rasche Entscheidung und meistens auch eine baldige operative Therapie erforderlich macht.

Ursachen

Krankheiten aus verschiedenen medizinischen Fachgebieten sammeln sich unter dem Begriff „akutes Abdomen", so daß für den Notarzt das größte Problem darin besteht, einen Patienten in der Kürze der zur Verfügung stehenden Zeit mit größtmöglicher Treffsicherheit der richtigen weiterbehandelnden Institution zuzuordnen. Weitaus die Mehrzahl der Erkrankungen betrifft das chirurgische Fachgebiet, gefolgt von Urologie und Gynäkologe. Ursächlich liegen dem akuten Abdomen sehr unterschiedliche Gesundheitsstörungen wie akute Entzündungen, intraabdomineller Organe (z.B. Appendizitis, Pankreatitis, Adnexitis u.a.), Einklemmung oder Obstruktion eines Hohlorganes (z.B. Leistenhernie mit inkarzeriertem Darmanteil, mechanischer Ileus, Gallenblasenhydrops, Uretersteinkolik u.a.), Ruptur oder Perforation eines Organes (z.B. Milzruptur, Aneurysmaruptur, Ulkusperforation, perforierte Cholezystitis, perforierte Divertikulitis, rupturierte Extrauteringravidität u.a.) oder auch akute Durchblutungsstörungen (z.B. Mesenterialinfarkt, Nierenarterienverschluß, Pfortaderthrombose u.a.) zugrunde. Seltener sind extraabdominelle Ursachen (z.B. basale Pleuritis, Herzinfarkt u.a.), metabolische Störungen sowie toxische oder bakterielle Ursachen. Diese betreffen in den meisten Fällen den Internisten.

Symptome

Symptome des akuten Abdomens sind der Schmerz, Motilitätsstörungen des Gastrointestinaltraktes sowie ein reduzierter Allgemeinzustand evtl. mit Schocksymptomatik. Schmerzen sind definitionsgemäß das kardinale Leitsymptom des akuten Abdomens. Deshalb steht die ausführlich Schmerzanamnese und -analyse im Zentrum der Diagnostik. Schmerzbeginn und -lokalisation, zeitlicher Ablauf, Änderung der Schmerzen, Schmerzcharakter und -intensität lassen sich auch in der Notsituation immer erfragen.

Für die Beurteilung von Abdominalschmerzen ist die Unterscheidung der im folgenden dargestellten Schmerzphänomene hilfreich: Der viszerale Schmerz geht von den Eingeweiden bzw. dem viszeralen Peritoneum aus, die Schmerzleitung erfolgt über die Nn. splanchnici. Der Schmerz ist schlecht lokalisierbar, diffus, dumpf sowie meistens intermittierend bzw. krampf- oder kolikartig. Ursachen sind die Überdehnung von Hohlorganen, die spastische Kontraktion glatter Muskulatur, die Kapselspannung parenchymatöser Organe sowie Durchblutungsstörungen. Der viszerale Schmerz ist häufig begleitet von vegetativen Phänomenen wie Übelkeit, reflektorischem Erbrechen, Blässe, Schweißausbruch und Unruhe.

Der somatische Schmerz geht hingegen vom Peritoneum parietale, dem Mesenterium oder dem Retroperitoneum aus und wird segmental und seitengetrennt über die sensiblen Nn. intercostales geleitet. Im Gegensatz zum viszeralen Schmerz ist der somatische Schmerz gut lokalisiert, schneidend oder brennend und kontinuierlich.

Er wird verstärkt durch Erschütterung, Palpation und Anspannung der Bauchdecke. Deshalb wird vom Patienten durch Anziehen der Beine und Hochlagerung des Oberkörpers eine Schonhaltung eingenommen. Bei intensiver Reizung der Nn. intercostales kann es reflektorisch zur Abwehrspannung der Bauchdecke kommen.

Darüber hinaus sind Schmerzprojektionen und Schmerzausstrahlung häufig hinweisend auf das Ursprungsorgan. Pathologische Prozesse im Bereich des Zwerchfells, der Leber, der Milz, der Gallenblase und des Pankreas können über sensible Anteile des N. phrenicus Schmerzprojektionen in die entsprechende Schulterregion auslösen. Differentialdiagnostisch hilfreich sind auch der gürtelförmige Oberbauchschmerz bei Pankreasaffektionen oder der von der Flanke in die Leiste ziehende Schmerz bei Nieren- und Ureterkoliken.

Passage- bzw. Motilitätsstörungen des Gastrointestinaltraktes äußern sich in Erbrechen, Meteorismus, Änderung der Peristaltik, Durchfall oder Stuhl- und Windverhalt. Das zeitliche Auftreten und die Ausprägung der Symptome geben für die Differentialdiagnose des akuten Abdomens entscheidende Hinweise und sind deshalb schon vom Notarzt zu erfragen.

Darüber hinaus gehört eine merkliche Einschränkung des Allgemeinzustandes, häufig vergesellschaftet mit einem Schockzustand, zu den typischen Symptomen des akuten Abdomens. Ein beginnender oder manifester Schock kann wiederum vielfache Ursachen haben: Exsikkose, intestinale Flüssigkeitsverluste oder -sequestrierung, innere Blutung oder eine fortgeschrittene Peritonitis mit Sepsis sind die häufigsten auslösenden Faktoren.

Untersuchung

Die Untersuchung des Notarztes muß sich auf eine Erhebung der Vorgeschichte, die Kontrolle der Herz-, Kreislauf- und Lungenfunktion sowie die klinische Untersuchung des Abdomens beschränken. Bei der Untersuchung des Abdomens ist auf die Beschaffenheit der Bauchdecken einschließlich Bruchpforten, lokale Abwehrspannung oder Druckschmerz, tastbare Resistenzen, Peristaltik und den rektalen Tastbefund zu achten.

Erstbehandlung

Der eingeschränkte Allgemeinzustand der Patienten mit Exsikkose oder manifestem Schockzustand macht das Legen eines venösen Zugangs mit Volumensubstitution erforderlich. Vor einer Analgetikagabe sollte immer, im Gegensatz zum stumpfen Bauchtrauma, eine abdominelle Befunderhebung erfolgen. Anschließend kann bei Schmerzen medikamentös behandelt werden, im wesentlichen kommt die i.v.-Gabe von Spasmolytika in Frage. Opiate sollten nicht verabreicht werden, weil sie längerfristig die Symptomatik verschleiern können. Die Art und Menge der verabreichten Analgetika muß dem weiterbehandelnden Arzt mit Sicherheit zur Kenntnis gebracht werden; zu empfehlen ist die schriftliche oder mündliche Übergabe des abdominellen Untersuchungsbefundes. Eine weitere Nahrungs- oder Flüssigkeitsaufnahme des Patienten ist zu verhindern; im Falle von Erbrechen erfolgt das Legen einer Magensonde.

Bei akutem Abdomen ist immer eine stationäre Behandlung erforderlich. Die Aufnahme erfolgt in der Regel zunächst in einer chirurgischen Abteilung. Nur in Ausnahmefällen werden die Vorgeschichte, die Symptomatik und der klinische Untersuchungsbefund mit Sicherheit eine gynäkologische, urologische oder internistische Ursache erkennen lassen und den Notarzt zu einer Direkteinweisung in die entsprechende Klinik veranlassen.

Akute gastrointestinale Blutung

Ursachen

Im oberen Gastrointestinaltrakt liegen 85% aller Blutungsquellen. Differentialdiagnostisch ist bei kreislaufwirksamen Blutungen in 1. Linie an peptische Gefäßarrosionen bei Ulcus duodeni oder ventriculi und in 2. Linie an Blutungen aus Ösophagus- oder Fundusvarizen bei portaler Hypertension zu denken.

Darüber hinaus gibt es eine Vielzahl seltenerer Blutungsursachen, wie z.B. die schwere erosive Ösophagitis oder Gastritis, die Mallory-Weiss-Läsion der Kardiaschleimhaut, gutartige oder bösartige Tumoren des Magens, die Hämophilie und verschiedene andere mehr. Etwa 15% der Blutungen stammen aus dem Dünn- und

Dickdarm, wobei hier Blutungen aus Divertikeln (Meckel-Divertikel, Kolondivertikel) bzw. aus Angiodysplasien oder aus Hämorrhoiden die häufigsten Ursachen darstellen. Volumenwirksame Blutungen aus Karzinomen und Polypen des Dickdarms sind die Ausnahme. Hier steht eher der chronische okkulte Blutverlust mit Ausbildung einer Blutungsanämie im Vordergrund.

Symptome

Die massive Blutung aus einer Quelle oberhalb des Pylorus führt zur Hämatemesis. Bei sehr hoher Blutungsintensität oder einer Blutungsquelle oberhalb der Kardia ist das erbrochene Blut hellrot. Eine Differenzierung zwischen Ösophagusvarizenblutung und Ulkusblutung ist in diesem Falle nicht möglich. Im Gegensatz dazu weist das „Kaffeesatzerbrechen" (Umwandlung des roten Hämoglobin in das schwarze Hämatin unter Einfluß der Magensäure) eher auf eine geringe Blutungsaktivität oder eine Lokalisation der Blutung distal der Kardia hin. Blutungen distal des Pylorus äußern sich mehrheitlich durch peranale Blutabgänge, wobei der typische schwarze Teerstuhl eher für eine proximale Lokalisation der Blutung und geringere Blutungsaktivität und flüssiges dunkles Blut eher für eine massive Blutung oder distalere Blutungsquelle sprechen. Hellroter Blutabgang per anum weist auf eine Blutungsursache im distalen Kolon oder Rektum hin.

Untersuchung

Die ersten diagnostischen Schritte sind auf die Erkennung bzw. den Ausschluß eines hämorrhagischen Schocks (Puls, Blutdruck, Anämiezeichen) ausgerichtet. Anamnestische Hinweise lassen eventuell zwischen einer Ösophagusvarizenblutung (z.B. früher durchgemachte Hepatitis, bekannter Alkoholismus; klinische Hinweise auf portale Hypertension, wie Aszites, venöse Umgehungskreisläufe am Abdomen, Spidernaevi) und einer Ulkusblutung (z.B. Ulkusanamnese; z.B. Einnahme von Kortikosteroiden, nichtsteroidalen Antiphlogistika oder Antikoagulanzien) differenzieren.

Falls kein Blut erbrochen wird, kann nach Legen einer Magensonde (Blut im Magensaftaspirat) oder durch rektale Untersuchung (Blut oder Teerstuhl am Fingerling) der Blutungsnachweis geführt werden.

Erstbehandlung

Der drohende oder manifeste hämorrhagische Schockzustand gebietet als erste Maßnahme die Anlage mehrerer venöser Zugänge und den Beginn der Volumensubstitution in Abhängigkeit von der Schwere des Blutverlustes. Bei fortwährendem Bluterbrechen und Aspirationsgefahr wird fallweise die Intubation erforderlich sein. Bei massiver Blutung aus Ösophagusvarizen sollte schon vom Notarzt eine Doppelballonsonde nach Sengstaken und Blakemore gelegt werden. Auch bei heftiger Hämorrhoidalblutung kann der Notarzt durch eine rektale Tamponade einen Blutungsstillstand erreichen.

In jedem Fall ist die sofortige Klinikeinweisung erforderlich. Da der tatsächliche Blutverlust nur schwer abschätzbar ist, sollten schon auf dem Transport in die Klinik Kreuzblut abgenommen und frühzeitig ausreichend Blutkonserven bestellt werden.

Gefäßverletzung, akuter Gefäßverschluß

A. Quentmeier

Gefäßverletzung

Ursachen

Gefäßverletzungen mit äußerer Blutung sind in der Regel durch ein direktes scharfes Trauma (Hieb, Stich, Schuß, offene Fraktur) bedingt. Bei geschlossenen Verletzungen überwiegen die stumpfen Gefäßschädigungen (Kontusion, Kompression) mit dem Symptom der peripheren Durchblutungsstörung über Gefäßzerreißungen (Überdehnungsriß, Dezelerationstrauma) mit der kombinierten Symptomatik der inneren Blutung und peripheren Minderdurchblutung.

Befunde und Diagnose

Die äußere Blutung, sei sie profus oder spritzend, wird selten diagnostische Probleme aufwerfen. Schwieriger ist die Diagnose der inneren Blutung, welche sich als freie innere Blutung durch die rasche Ausbildung eines hämorrhagischen Schockzustandes bzw. als gedeckte innere Blutung durch ein Hämatom (eventuell pulsierend) zu erkennen gibt. Stumpfe bzw. indirekte Gefäßverletzungen mit den Symptomen der kompletten (peripherer Pulsverlust, Blässe, Schmerz, Kälte, Gefühlsstörung, Lähmung) oder inkompletten Ischämie einer Extremität können insbesondere beim mehrfachverletzten Patienten leicht übersehen werden.

Besonders bei gelenknahen Frakturen, bei Luxationen oder stark dislozierten Trümmerfrakturen muß immer an die begleitende Gefäßverletzung gedacht und der Pulsstatus mit Sorgfalt erhoben werden.

Sofortmaßnahmen

Das oberste Ziel bei der spritzenden oder profusen äußeren Blutung ist die Eindämmung eines evtl. lebensbedrohlichen Blutverlustes. Hierbei ist darauf zu achten, daß keine weiteren Schäden am Gefäßsystem bzw. an den begleitenden Nerven gesetzt werden. Aus diesem Grunde und auch aus Gründen der Asepsis ist das Abklemmen von Gefäßen mit Klemmen verboten. Auch das Abbinden einer Extremität ist wegen der Gefahr von zusätzlichen Traumatisierungen der Muskulatur, der Venen oder Nerven zu unterlassen. Richtig ist die pneumatische Kompression bei Verletzung von peripheren Arterien. Hierbei wird über einem sterilen Kompressenverband eine Blutdruckmanschette angelegt und diese bis knapp über den systolischen Blutdruck aufgeblasen. Jede periphere Arterienverletzung läßt sich so schonend komprimieren. Bei Verletzung von zentralen Arterien (z.B. A. carotis, A. subclavia, A axillaris) ist ein derartiger Kompressionsverband nicht möglich, hier muß digital komprimiert werden.

Bei stumpfer Gefäßverletzung mit peripherer Ischämie ist die betreffende Extremität weich gepolstert tief zu lagern. Die venöse Blutung kann immer durch Hochlagerung oder durch einen leichten Kompressionsverband gestillt werden.

Selbstverständlich ist die Anlage ausreichender venöser Zugänge und eine dem Blutverlust adäquate Volumensubstitution erforderlich. Falls der Verdacht auf eine Begleitverletzung von Arterien bei Extremitätenfrakturen besteht, ist darauf zu achten, daß die Einweisung in eine Klinik erfolgt, welche neben der unfallchirurgischen Behandlung auch die gefäßchirurgische Versorgung sicherstellen kann. Jegliche Verzögerung bei der Behandlung einer geschlossenen Gefäßverletzung mit peripherer Ischämie einer Extremität ist zu vermeiden, da bei einer Ischämiedauer von länger als 6 h der Extremitätenverlust droht.

Akuter Gefäßverschluß

Ursachen

Der akute arterielle Gefäßverschluß ist am häufigsten embolisch bedingt. Der Embolusstreuherd ist in der Mehrzahl der Fälle das Herz (z.B. bei Mitralvitium, absoluter Arrhythmie, wandständiger Thrombose nach Herzinfarkt usw.). Darüber hinaus können Blutgerinnsel aber auch aus aneurysmatischen Gefäßerweiterungen oder aus atheromatösen Gefäßulzera (insbesondere als Mikroembolien ins Gehirn) abgeschwemmt werden. Der embolische Gefäßverschluß trifft häufig ansonsten „gefäßgesunde" Patienten.

Im Gegensatz dazu ereignet sich ein thrombotischer Gefäßverschluß in einem durch Arteriosklerose oder Entzündung vorgeschädigten Gefäßareal bei konkommittierender Flußverlangsamung und/oder Hyperkoagulabilität des Blutes (Virchow-Trias). Dieses gilt sowohl für den arteriellen als auch für den venösen Gefäßbaum.

Selten ist die Dissektion mit Lumenverlegung eines zumeist aneurysmatisch veränderten arteriellen Gefäßes. Häufiger droht hier die gedeckte oder freie Aneurysmaruptur mit der Gefahr der akuten Verblutung.

Befunde und Diagnostik

Der akute arterielle Gefäßverschluß äußert sich durch das Fehlen der peripheren Pulse, durch Schmerz, Blässe, Kälte, Gefühlsstörung und Lähmung einer Extremität. Auf einen embolischen Verschluß weisen der schlagartige Schmerzbeginn, ein ansonsten regelrechter arterieller Gefäßstatus, eine absolute Arrhythmie oder sonstige Zeichen eines Herzvitiums hin.

Im Gegensatz hierzu ist für die arterielle Thrombose eher ein schleichender Beginn der Symptomatik bei ruhendem Patienten (niedriges Herzzeitvolumen) mit anamnestischen oder klinischen Hinweisen auf eine generalisierte arterielle Verschlußerkrankung typisch.

Akute Gefäßverschlüsse im Bereich der hirnversorgenden Arterien führen je nach Lokalisation des betroffenen Gefäßareals und Ausdehnung des Gefäßverschlusses von flüchtigen sensiblen bzw. motorischen Störungen (transitorisch-ischämischen Attacken/TIA) bis hin zu Halbseitenlähmungen.

Für die akute venöse Thrombose sind Umfangsvermehrung und Spannungsgefühl (seltener eine bläulich-livide Verfärbung) der Extremität typisch. Charakteristisch für die tiefe Unterschenkelvenenthrombose ist der Wadendruckschmerz bzw. Dehnungsschmerz der Wadenmuskulatur bei Dorsalflexion des Fußes. Die Phlegmasia caerulea dolens stellt die schwerste Ausprägung der akuten venösen Thrombose einer Extremität dar, bei der zusätzlich zu den oben genannten Symptomen auch Lähmungserscheinungen und arterielle Durchblutungsstörung (Kompartmentsyndrom) auftreten können.

Sofortmaßnahmen

Der Therapieerfolg wird maßgeblich durch die Ausdehnung der primären bzw. sekundären Thrombose in einer Extremität bestimmt. Deshalb sollte sowohl beim arteriellen als auch venösen Verschluß schon in der präklinischen Phase zur Prophylaxe einer appositionellen Thrombose mit einer Antikoagulation (5000 IE Heparin i.v.) begonnen werden. Bei starken Schmerzen können Analgetika i.v. (Cave: intramuskulär wegen eventuelle Lysetherapie) und bei Bedarf auch Sedativa verabreicht werden. Beim arteriellen Verschluß ist die Extremität in einem Watteverband warm und gepolstert tiefzulagern. Bei der venösen Thrombose muß die Extremität elastisch gewickelt und hochgelagert werden.

In jedem Fall muß die sofortige Einweisung in eine Klinik erfolgen, in der sowohl die nichtinvasive Lyse als auch die gefäßchirurgische Thrombembolektomie bzw. das Bypassverfahren beherrscht wird.

Wirbelsäulenverletzung und Querschnittslähmung

B. Spahn

Einleitung

In der BRD erleiden pro Jahr etwa 1000 Personen eine Querschnittslähmung. Zu ihrer Behandlung stehen ca. 800 Betten in insgesamt 16 Spezialzentren zur Verfügung. Traumatischer Ursache sind 70–80% der Querschnittslähmungen. Das Verhältnis Paraplegiker zu Tetraplegikern beträgt 60%:40% und das Verhältnis Männer zu Frauen ungefähr 2:1.

Die überwiegenden Verletzungen an der Halswirbelsäule liegen im Bereich HWK 5 bis HWK 7 und an der übrigen Wirbelsäule im thorakolumbalen Übergang.

Weiterhin rechnen wir mit ca. 30 Kindern und Jugendlichen unter 16 Jahren, die sich jährlich in der BRD eine Querschnittslähmung zuziehen.

Bei ungefähr 15 bis 20 Personen liegt die Verletzung des Rückenmarkes so hoch, daß eine Dauerbeatmungspflicht bestehen bleibt.

Die Ursachen für eine traumatische Querschnittslähmung sind vielfältig. Überwiegend handelt es sich um Verkehrs- und Sportunfälle sowie um Berufs- und Wegeunfälle.

Das Verhältnis von Wirbelsäulenverletzungen ohne neurologische Ausfälle zu Wirbelsäulenverletzungen mit neurologischen Ausfälle beträgt 5–7:1.

Erstdiagnostik

Die Schwierigkeit für den Notarzt am Unfallort kann darin bestehen, daß andere schwere Verletzungen oder Bewußtlosigkeit das Vorliegen einer Wirbelsäulenverletzung bzw. Querschnittslähmung überdecken. Nach eigenen Untersuchungen liegen Kombinationsverletzungen einer Querschnittslähmung mit Schädel-Hirn-Trauma und gleichzeitiger Bewußtlosigkeit nur in 10% der Fälle vor.

Eine erste orientierende Untersuchung sollte in der Position erfolgen, in der der Unfallverletzte angetroffen wird. Diese Untersuchung umfaßt die äußere Inspektion der Wirbelsäule. Es muß besonders auf Druckschmerz über den Dornfortsätzen, Stufenbildungen und vergrößerte Abstände zwischen den Dornfortsätzen sowie Gibbusbildung geachtet werden. Auch Hämatome oder Weichteilverletzungen über der Wirbelsäule sowie spontane Schmerzangaben sind diagnostische Hinweise. Die orientierende neurologische Untersuchung umfaßt die Überprüfung der Berührungs- und Schmerzempfindlichkeit sowie die Erhebung eines motorischen Status durch einen Muskeltest ohne daß es hierbei zu größeren Gelenkbewegungen kommt. Eine Tetraplegie kann von einer Paraplegie hinsichtlich der sensiblen Ausfälle schnell durch die Untersuchung des sog. neurologischen Kontrolldreiecks abgegrenzt werden. Dies wird durch den Daumen, der vom Segment C6 innerviert wird, durch den Kleinfinger (Segment C8) und die Ellenbogengelenkspitze (Segment Th1) gebildet.

Bei der oben erwähnten Gruppe der Bewußtlosen kann die orientierende neurologische Untersuchung nicht erfolgen. Es ist lediglich die äußere Inspektion durchführbar. Bei Tetraplegikern mit stabilem Thorax kommt es infolge der Lähmung der Interkostalmuskulatur und Bauchmuskulatur zur sog. paradoxen Atmung. Dies kann bei nichtkooperativen Patienten als Hinweis auf das Vorliegen einer Lähmung gedeutet werden.

Rettung und Lagerung

Vor der Rettung des Unfallverletzten ist bei Verdacht auf Vorliegen einer Halswirbelsäulenverletzung unbedingt eine Fixation der HWS mittels einer Krawatte vorzunehmen (Vakuum- oder Kunststoffkrawatte) oder – sollte dies nicht möglich sein – die Halswirbelsäule mittels des Halsschienengriffes zu stabilisieren. Während die rechte Hand des Helfers zwischen Daumen und Zeigefinger auf der Schulter des Verletzten abgestützt wird, umgreifen die Langfinger der gleichen Hand den Nacken. Die linke Hand wird an die linke Kopfseite gelegt und der Kopf somit zwischen der linken Hand und dem rechten Unterarm des Helfers fixiert.

Wenn die Bewußtseinslage und die Verletzungen es erlauben, ist eine Rückenlagerung unbedingt der stabilen Seitenlagerung vorzuziehen, da es dadurch zu deutlichen Seitverbiegungen der Wirbelsäule kommt. Bei notwendiger stabiler Seitenlagerung ist der Kopf zu unterlagern, damit es nicht im Bereich des zervikothorakalen Überganges zu einer Abknickung der Wirbelsäule kommt.

Beim Transport über kurze Strecken oder zum Umlagern des Verletzten auf eine Vakuummatratze sind der Brückengriff, der Schaufelgriff oder die Schaufeltrage anzuwenden.

Schaufelgriff

Hierzu sind bei Vorliegen einer Halswirbelsäulenverletzung 5 Helfer, bei Vorliegen einer Brust- oder Lendenwirbelsäulenverletzung 4 Helfer notwendig. 3 Helfer knien neben dem Verletzten jeweils auf dem Knie, welches dem Kopf des Verletzten zugewandt ist. Der Fuß des anderen Beines wird aufgesetzt und das Knie nach außen weggedreht. Der 4. Helfer kniet hinter dem Kopf des Verletzten und fixiert die Halswirbelsäule entweder nur mittels des Halsschienengriffes oder mit angelegter Krawatte und Halsschienengriff. Die 5. Person befindet sich auf der gegenüberliegenden Seite der 3 anderen Helfer und umfaßt zunächst die beiden Schultern und hebt diese geringfügig an, so daß der dem Kopf des verletzten zugewandte Arm des ersten Helfers unter die Schultern geschoben werden kann. Das gleiche Vorgehen erfolgt am thorakolumbalen Übergang, wobei gleichzeitig der 2. Arm des 1. Helfers und der dem Kopf des Unfallverletzten zugewandte 1. Arm des 2. Helfers unter den Körper greifen. Danach wird in gleicher Weise das Becken angehoben und durch den 2. Arm des 2. Helfers unterfahren. Zum Schluß werden die Beine vorsichtig angehoben und vom 3. Helfer übernommen. Das Anheben des Unfallverletzten erfolgt gleichzeitig auf Kommando; beim Anheben unterstützt der 5. Helfer den Hebevorgang an Schultern und Becken. Beim Ablegen unterstützt er erneut den Vorgang durch Gewichtsübernahme an Schulter und Becken.

Das Zurückziehen der Arme erfolgt in umgekehrter Reihenfolge von den Beinen zu den Schultern. Hierbei werden die entsprechenden Körperpartien, wie oben beschrieben, vom 5. Helfer vorsichtig angehoben.

Zum Anheben sollen die Unterarme der 3 Helfer frei von Kleidung sein. Armbanduhren und Schmuck sind abzulegen. Die Unterarme und Hände sollen möglichst geölt sein. Durch diese Maßnahmen sollen Hautverletzungen vermieden, Scherkräfte auf Haut und Weichteile gering gehalten und ein leichteres Gleiten der Arme unter den Körper ermöglicht werden.

Brückengriff

3 Helfer stehen mit gegrätschten Beinen über dem Verletzten mit Blick auf dessen Kopf. Bei der HWS-Verletzung werden Kopf und HWS durch den Halsschienengriff stabilisiert. Die 3 Helfer umfassen Schulter, Beckengürtel und Unterschenkel. Auf Kommando wird der Verletzte gleichmäßig angehoben, und eine weitere Hilfsperson schiebt die Vakuummatratze unter den Verletzten. Danach erfolgt auf Kommando ein gleichzeitiges Ablegen. Wie beim Schaufelgriff ist beim Vorliegen einer Brust- oder Lendenwirbelsäulenverletzung und bewußtseinsklarem Patienten eine Kopffixation nicht erforderlich.

Bei beiden Griffen sind die Arme des Verletzten über der Brust zu verschränken und beim Vorliegen einer Tetraplegie gegebenenfalls zusätzlich zu fixieren.

Schaufeltrage

Es werden hierzu 3 Helfer benötigt. Bei Verdacht auf eine HWS-Verletzung ist der Kopf und die HWS ebenfalls mittels Halsschienengriff vom 1. Helfer zu fixieren. Der Verletzte wird dann en bloc angekippt, indem der 2. Helfer die ihm gegenüberliegende Schulter und den Beckenkamm untergreift. Der 3. Helfer, der von der anderen Seite zunächst das Abkippen unterstützt, schiebt dann die erste Hälfte der Schaufeltrage unter den Körper des Verletzten. Entsprechendes Vorgehen zum Unterschieben der anderen Hälfte der Schaufeltrage, deren beide Teile dann miteinander fixiert werden.

Die Schaufeltrage in dieser Anwendung sollte nur dann auf diese Weise angewendet werden, wenn nicht genügend Helfer vorhanden sind, bzw. der Verletzte über eine längere Strecke nur so transportiert werden kann.

Querschnittsspezifische Besonderheiten der Akutbehandlung
- 30 mg Methylprednisolon/kg KG als Bolus (70 kg = 2 g Urbason i.v.), dann 5,4 mg/kg KG während der nächsten 23 h.
- Als Folge der Rückenmarkläsion tritt in der Regel sofort eine arterielle Hypotonie ein, die auf Dauer als Lähmungsfolge bestehen bleibt. Je nach Lähmungshöhe sind systolische Blutdruckwerte um 80–100 mmHg als „normal" anzusehen. Diese Tatsache ist bei der Infusionstherapie zu berücksichtigen.
- Bei hoher Paraplegie (oberhalb Th5) und Tetraplegie muß mit einer Irritation oder Verletzung des N. sympathicus und somit mit einer Bradykardie bis hin zur Asystolie gerechnet werden. Zur Absicherung des Transportes ist ggf. die Gabe von 1/2–1 Amp, Atropin i.v. notwendig.
- Bei Verletzungen der BWS mit daraus resultierender Querschnittslähmung ist in 80% der Fälle mit der Ausbildung eines ein- oder beidseitigen Hämatothorax zu rechnen. Dieser bildet sich in der Regel langsam innerhalb der ersten 24 h aus.
- Als Folge einer Rückenmarksverletzung oberhalb C4 ist ein teilweiser oder vollständiger Funktionsverlust der Nn. phrenici möglich. Somit kann die lähmungsbedingte respiratorische Insuffizienz eine Intubation erforderlich machen. Bei Läsionen unterhalb C4 ist mit ausreichender Zwerchfellatmung zu rechnen. Die Indikation zur Intubation ist streng zu stellen, da die spätere Entwöhnung von der maschinellen Beatmung bei einem Querschnittsgelähmten erhebliche Probleme bereiten kann. Außerdem ist die dringend notwendige kurzfristige neurologische Verlaufsdiagnostik beim intubierten und sedierten Patienten unmöglich.

Transport

In der Regel erfolgt der Transport des Querschnittsgelähmten mit dem Hubschrauber. Sollte dies nicht möglich sein, ist der Transport im Notarztwagen, schonend und den Straßenverhältnissen angepaßt, durchzuführen.

Liegt ausschließlich eine Querschnittslähmung ohne wesentliche Begleitverletzung vor, ist die sofortige Verlegung in ein Querschnittsgelähmtenzentrum anzustreben. Polytraumatisierte Patienten sind nach der Erstversorgung in einer unfallchirurgischen Abteilung umgehend in ein Spezialzentrum zu verlegen.

Literatur

Bracken MB et al. (1990) A randomized, controlled trial of Methylprednisolone or Naloxone in the treatment of acute spinal-cord injury. New Engl J Med 20:1405–1411
Jahresstatistiken des Arbeitskreises der Deutschen Querschnittsgelähmtenzentren an der Berufsgenossenschaftlichen Unfallklinik Hamburg
Paeslack V (1965) Internistische Störungen beim Paraplegiker. Thieme, Stuttgart
Sefrin P (1988) Notfalltherapie im Rettungsdienst. Urban & Schwarzenberg, München
Zäch G (1979) Wirbelsäulenverletzung – was nun? Paraplegie 9:17–26
Zäch G (1980) Bergen und Lagern von Wirbelsäule-Verletzten. Paraplegie 13:14–29

Zentren zur Erstbehandlung von Querschnittsgelähmten in der Bundesrepublik Deutschland

Ort	Einrichtung
Bad Wildungen-Reinhardshausen	Werner-Wicker-Klinik Schwerpunktklinikum, 3590 Bad Wildungen
Bayreuth	Krankenhaus Hohe Warte Reha-Klinik für Querschnittsgelähmte, 8580 Bayreuth
Berlin	Krankenhaus Zehlendorf Bereich Behring, Sonderstation für Querschnittsgelähmte, Gimpelsteig 3–5, 1000 Berlin 37
Bochum	BG-Krankenanstalten „Bergmannsheil Bochum" Universitätsklinik, Hunscheidtstr 1, 4630 Bochum 1
Duisburg	BG-Unfallklinik Abteilung für Rückenmarkverletzte, Großenbaumer Allee 250, 4100 Duisburg-Buchholz
Frankfurt	BG-Unfallklinik Abteilung für Rückenmarkverletzte, Friedberger Landstr. 430, 6000 Frankfurt 60
Hamburg	BG-Unfallkrankenhaus Querschnittsgelähmten-Zentrum, Bergedorfer Str. 10, 2000 Hamburg 80
Heidelberg	Stiftung Orthopädie Universitätsklinik, Querschnittsgelähmten-Abteilung, Schlierbacher Landstr. 200, 6900 Heidelberg
Hessisch-Lichtenau	„Lichtenau" Orthopädische Klinik und Reha-Zentrum der Diakonie e.V. Am Mühlenberg, 3436 Hessisch-Lichtenau
Karlsbad-Langensteinbach	Rehabilitationskrankenhaus Akadem. Lehrkrankenhaus, Guttmannstr. 1, 7516 Karlsbad 1

Koblenz	Krankenhaus Ev. Stift. St. Martin BG-Sonderstation für Schwerunfallverletzte, Johannes-Müller-Str. 7, 5400 Koblenz
Ludwigshafen	BG-Unfallklinik Abteilung für Querschnittsgelähmte, Ludwig-Guttmann-Str. 13, 6700 Ludwigshafen
Markgröningen	Klinik Markgröningen Orthopädische Klinik, Abteilung für Querschnittsgelähmte, Kurt-Lindemann-Weg 10, 7145 Markgröningen
Murnau	BG-Unfallklinik Abteilung für Rückenmarkverletzte, Prof.-Küntscher-Str. 8, 8110 Murnau
Tübingen	BG-Unfallklinik Abteilung für Querschnittsgelähmte, Rosenauer Weg 95, 7400 Tübingen
Ulm	Orthopädische Klinik im RKU Akademisches Krankenhaus der Universität Ulm, Oberer Eselsberg 45, 7900 Ulm

Elektro- und Blitzunfall

T. Moser

Epidemiologie

Seit 1980 ist die Zahl der tödlichen *Elektrounfälle* in der Bundesrepublik Deutschland unter 150 pro Jahr gesunken. Der Rückgang geht auf die sinkende Zahl der Arbeitsunfälle zurück, während die häuslichen Unfälle wenig Änderung zeigen. Unsachgemäßer Umgang mit Elektrogeräten und -installationen sind hier die häufigsten Unfallursachen.

Bei Elektrounfällen kann die rasche, adäquate Notfalltherapie über folgenlosen oder tödlichen Ausgang entscheiden.

Blitzunfälle stellen die „natürliche" Form des Elektrounfalles dar. Sie haben die höchste Letalität.

Beim Blitzeinschlag kommt es neben Verletzungen durch die hohe elektrische Energie zu schweren Schäden durch Druckwellen im Schall- und Ultraschallbereich. Darüberhinaus treten in der Umgebung des Blitzeinschlags im Abstand von mehreren Metern Schrittspannungen auf, die Schädigungen verursachen können.

Voraussetzung für das Zustandekommen eines Elektrounfalles ist die Einbeziehung des Körpers in einen elektrischen Stromkreis.

Dies kann – bei Annäherung an Hochspannungsleiter – auch durch Lichtbogenüberschlag geschehen.

Die Schädigungswirkungen des elektrischen Stromes beruhen auf:
- spezifischen Reizwirkungen auf Zellmembranen, besonders von Herz- und Skelettmuskeln sowie Nervengewebe,
- Wärmeentwicklung in durchströmten Geweben, (Joule-Wärme),
- Strahlungs- und thermische Schäden durch Lichtbögen.

Abhängigkeit der Folgen des Stromflusses durch den Körper von den physikalischen Größen

Spannung

Die technische Einteilung in Niederspannung (unter 1000 V) und Hochspannung (über 1000 V) stellt keine biologische Grenzlinie dar. Der Hautwiderstand nimmt ab einer Spannung von mehr als 70 V rasch ab. Im Niederspannungsbereich kommt es jedoch häufiger zu nur kleinen Körperströmen mit geringen thermischen Schäden, so daß die spezifischen elektrischen Reizwirkungen des Stromes auf erregbare Strukturen im Vordergrund stehen.

Stromart und Frequenz

Gleichstromunfälle spielen zahlenmäßig eine untergeordnete Rolle. Insgesamt sind die Schädigungswirkungen von Gleichstrom etwas geringer als die von Wechselstrom bei 50 Hz. Dieser Frequenzbereich in Haushalts- und Industrienetzen weist die stärkste Herzwirksamkeit auf. Niedrigere Frequenzen (Bahnstromnetze: 16,6 Hz) sind weniger herzwirksam, sehr hohe Frequenzen (Diathermiegeräte) sind praktisch herzunwirksam.

Widerstand

Der Widerstand im Körperkreislauf ist sehr variabel. Er hängt vom Wassergehalt des Gewebes, von der Spannung und von weiteren Faktoren ab. Der Hautwiderstand variiert um etwa 3 Zehnerpotenzen. Dazuzurechnen sind Übergangswiderstände, bedingt durch die Kleidung des Verletzten.

Stromweg im Körper

Der tatsächlich im Körper fließende Strom ist abhängig von der Summe der Widerstände in seinem Verlauf. Parallel geschaltete Widerstände ergeben nach dem Kirchhoffschen Gesetz eine höhere Leitfähigkeit und damit bei gleichen äußeren Gegebenheiten einen höheren Stromfluß im Körper (Abb. 1–4).

Stromflußdauer

Im Stromstärkenbereich von 10 bis 500 mA hängt es von der Zeitdauer des Stromflusses ab, ob es zu Reizwirkungen kommt, im Bereich darüber nehmen die thermischen Schädigungen in Abhängigkeit von der Stromflußdauer zu.

Stromstärke

Mit der Zunge wahrnehmbar sind Ströme ab ca. 0,05 mA. Über die trockene Haut werden Ströme ab 0,5 mA wahrgenommen. Die Loslaßgrenze liegt bei etwa 20 mA. Im Bereich darüber sind irreversible Schäden möglich (Abb. 5).

Stromeintrittszeit

Im Stromstärkenbereich von 10 bis 500 mA kommt es bei kurzer Stromeinwirkdauer in Abhängigkeit vom Einschaltzeitpunkt des Stromes zu unterschiedlichen Wirkungen. So können Ströme bis zu 100 ms in der vulnerablen Phase des Herzzyklus ein Kammerflimmern erzeugen. Ströme zwischen 300 und 400 ms Dauer können über die Auslösung einer Extrasystole zum Kammerflimmern führen. Bei einer Stromflußdauer von über 600 ms spielt der Einschaltzeitpunkt keine Rolle mehr.

Elektro- und Blitzunfall

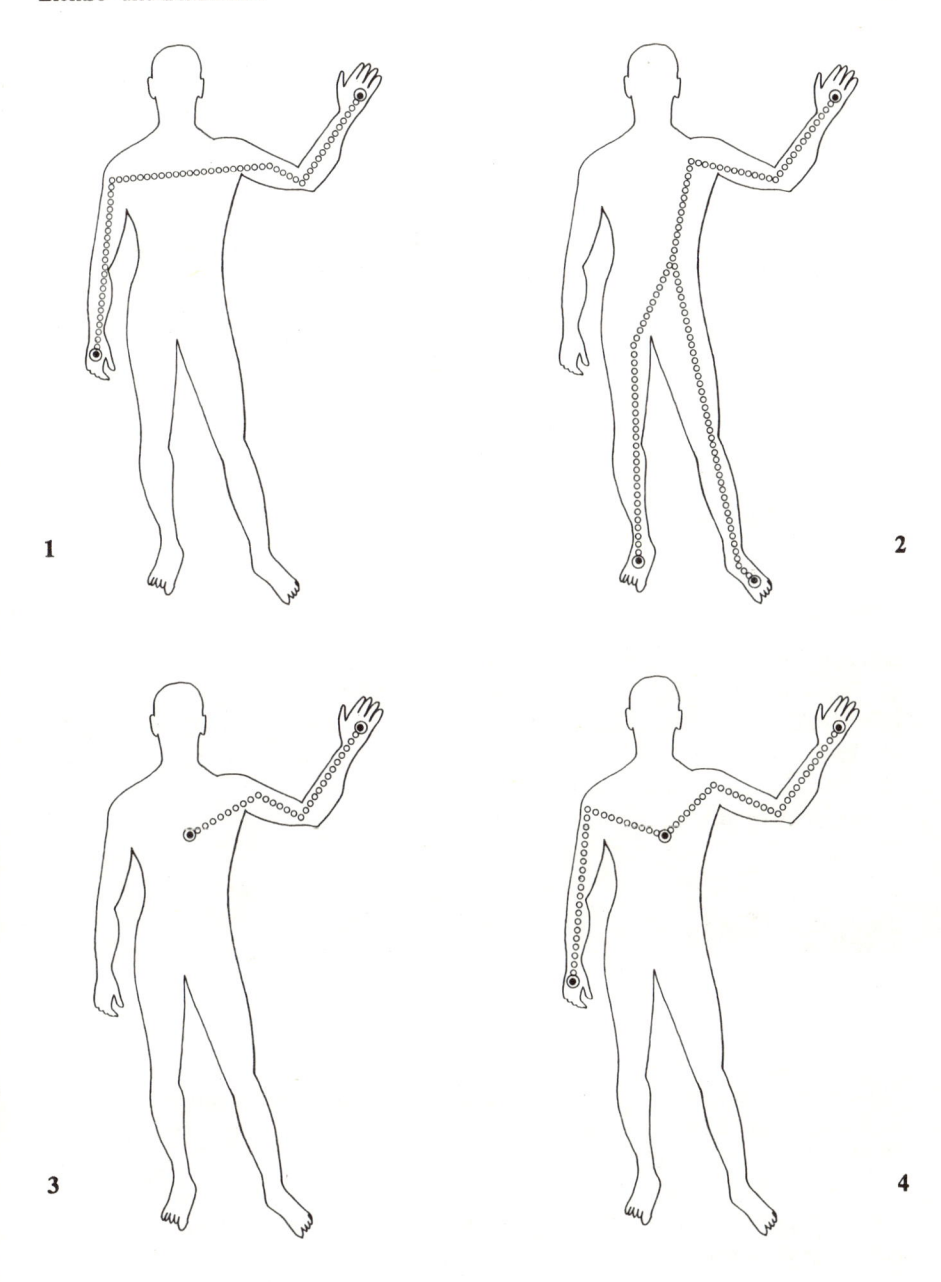

Abb. 1. Stromweg und herzwirksamer Strom (unter Berücksichtigung des Herzstromfaktors nach SAM). Stromweg Hand–Hand: 75 mA

Abb. 2. Stromweg Hand–beide Füße: 200 mA

Abb. 3. Stromweg Hand–Brust: 475 mA

Abb. 4. Stromweg beide Hände–Brust: 800 mA

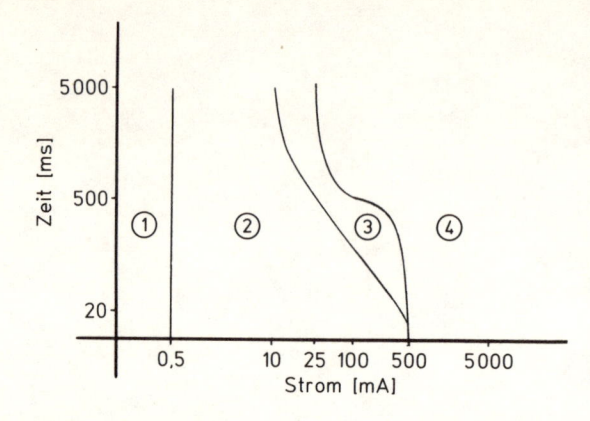

Abb. 5. Zeit-Strom-Diagramm [Nach IEC/CEI-Publikation 479 (1981)]; Bereich 1: unterhalb der Wahrnehmungsgrenze, Bereich 2: unterhalb der Loslaßgrenze, Bereich 3: Schäden in Abhängigkeit von Dauer, Einschaltzeit und Stromfluß möglich, Bereich 4: Schäden wahrscheinlich. (Zit. nach Kieback et al. 1982)

Stromflußrichtung

Die Gefährdung durch Ströme, die quer zur Herzachse fließen, ist etwa halb so groß wie durch längsverlaufende Ströme.

Stromdichte

Die hohe Stromdichte an einer kleinen Kontaktfläche führt zu einer tiefgreifenden eng umschriebenen Schädigung mit Verkochung und Verkohlung von Gewebe (Strommarke). Die Einwirkung des gleichen Stromes über eine große Kontaktfläche kann dagegen ohne erkennbare Gewebeschädigung ablaufen. Bei extrem kleiner Kontaktfläche (intrakardiale Mikroelektrode, 10^{-3} mm^2) beträgt die Reizschwelle 0,018 mA.

Schädigungsfolgen

ZNS

Bewußtlosigkeit oder Benommenheit nach Stromunfällen sind häufig sekundäre Folgen einer Herzrhythmus- oder Kreislaufstörung. Ein ausreichend hoher Stromfluß durch das Gehirn tritt nur bei sehr hohen Spannungen und Blitzschlag auf. Hierbei kann es zu zentralen Krämpfen kommen. Folgeschäden an Hirn und Rückenmark können durch ein posttraumatisches Ödem entstehen. An die Folgen von Absturzverletzungen ist zu denken. Bei Extremitätendurchströmungen entstehen periphere Nervenläsionen unterschiedlicher Schwere.

Herz

Frequenzsteigerungen, Extrasystolen und Kammerflimmern finden sich bei rechtzeitigem Eintreffen beim Verletzten. EKG-Veränderungen werden nach überlebten Elektrounfällen so selten festgestellt, daß der Unfallzusammenhang oft strittig ist. Bis wenige Stunden nach dem Ereignis können vereinzelt Infarktbilder gesehen werden.

Kreislauf

Wenn es nicht durch Herzrhythmusstörungen oder Kammerflimmern zum Kreislaufstillstand kommt, können durch starke Muskelkontraktionen extreme Blutdruckanstiege verursacht werden.

Gefäße

Blutgefäße im Extremitätenbereich können soweit geschädigt werden, daß es zur sofortigen Thrombose kommt. Auch Spätthrombosen durch Intimaschäden können nach mehr als 2 Wochen auftreten.

Lunge/Atmung

Primäre zentrale Atemstörungen oder Behinderungen der Atemmechanik durch Muskelkontraktionen sind möglich. Im weiteren Verlauf kann sich das Bild einer Schocklunge entwickeln.

Niere

Neben den Schockfolgen ist die Niere zusätzlich mit den in großer Menge anfallenden Abbauprodukten des zerstörten Gewebes belastet. Das akute Nierenversagen ist häufiger als bei reinen Oberflächenverbrennungen.

Haut

Von der punktförmigen Strommarke bis zur Verkohlung ganzer Extremitäten sind alle Ausdehnungen möglich. In der Regel liegen vollschichtige Schädigungen der Haut vor. Oberflächliche Verbrennungen entstehen durch die Strahlungseinwirkung (Infrarotstrahlung, Ultraviolettstrahlung) und Wärmeentwicklung von Lichtbögen sowie durch Flammenverbrennung durch entzündete Kleidung.

Bewegungsapparat

Neben Muskelverkochungen kommen Sehnenabrisse und Frakturen durch Muskelkrämpfe sowie Absturzverletzungen vor.

Besonderheiten der Rettung beim Elektrounfall

Trotz gebotener Eile ist die Sicherheit der Retter zu beachten. Bei Hochspannungsanlagen ist ein ausreichender Sicherheitsabstand (1–2 cm/kV) einzuhalten (vgl. folgende Übersichten).

Fünf Sicherheitsregeln beim Elektrounfall:

1) Freischalten,
2) gegen Wiedereinschalten sichern,
3) Spannungsfreiheit feststellen,
4) erden und kurzschließen,
5) benachbarte, unter Spannung stehende Teile abdecken oder abschranken.

Bei Hochspannungsleitungen sind alle Sicherheitsmaßnahmen durch einen Elektrofachmann auszuführen (s. Kap. „Technische Aspekte der Rettung").

Notfalltherapie

- Prüfung der Vitalfunktionen;
- kardiopulmonale Reanimation bei Herz-Kreislauf-Stillstand, Defibrillation, Lidocain;
- Schocktherapie mit Elektrolytlösungen;
- Kaltwasserbehandlung bei thermischen Schäden unter Beachtung der Sicherheitsregeln in der Nähe von elektrischen Anlagen;
- Untersuchung auf Begleitverletzungen;
- Analgetika i.v.;
- sterile Abdeckung und Wärmeschutz.
- Kontraindiziert ist die Anwendung von Schleifendiuretika vor der sicheren Wiederherstellung suffizienter Kreislaufverhältnisse.

Transport

Stromverletzte sollten unter EKG-Überwachung in Arztbegleitung in eine geeignete Klinik transportiert werden. Zur Überwachung und bei Herzrhythmusstörungen kommt hierfür eine medizinische Intensivstation in Betracht. Bei ausgedehnten thermischen Schäden sollte der Patient nach Rücksprache in eine Abteilung für Schwerbrandverletzte, die Erfahrungen mit Stromunfällen hat, transportiert werden. Bei Strommarken ist häufig eine frühzeitige chirurgische Versorgung mit plastischer Deckung erforderlich, um funktionelle Folgeschäden einzudämmen.

Literatur

Brinkmann K, Schaefer H (1982) Der Elektrounfall. Springer, Berlin Heidelberg New York Tokyo

Kieback D, Thürauf J, Valentin H (1982) Grundlagen der Beurteilung von Unfällen durch elektrischen Strom. Hauptverband der gewerblichen Berufsgenossenschaften, Bonn

Erstbehandlung von Verbrennungen

R. Festge

Kaum ein anderes Unfallgeschehen zeichnet einen Menschen so, wie eine schwere Verbrennung, sowohl in ästhetischer wie auch in funktioneller Hinsicht. Schnelle sachkundige Erste Hilfe ist in hohem Maße entscheidend für das weitere Schicksal des Patienten.

Erste Maßnahme: Ausschalten der Hitzequelle

Das Ersticken der Flammen wird meist vom Unfallopfer selbst oder von in nächster Nähe befindlichen Personen versucht oder durchgeführt. Sollte die Kleidung des Opfers Feuer gefangen haben, muß der Patient hingelegt und das Feuer gelöscht werden, um zu verhindern, daß es das Gesicht erreicht. Dies gelingt am besten, indem man den Patienten über den Boden rollt und ihn gegebenenfalls in eine Decke oder Jacke wickelt. Brennende Flüssigkeiten, wie Benzin, darf man nicht mit Wasser löschen, dazu sollten möglichst ein Pulverlöscher benutzt werden. Diesen sollte man stoßweise bedienen und nicht auf einmal entleeren. Dabei soll auf keinen Fall dem Patienten ins Gesicht gespritzt werden. Festhaftende Kleidung und Stoffe, wie Teer oder Harz, müssen nicht sofort entfernt werden.

Zweite Maßnahme: Sofortige Kühlung

Nach wie vor ist die Kaltwasserbehandlung die Erstbehandlung aller Verbrennungen. Es ist nicht notwendig, erst noch die Kleidung zu entfernen, denn es zählen hier Sekunden. Solange das Gewebe Temperaturen über 52 °C aufweist, wird es weiter in die Tiefe geschädigt. Über die erforderliche Sterilität der Behandlung sollte man sich keine weiteren Gedanken machen, denn das Leitungswasser ist weitgehend keimarm; entscheidend ist hier, das Fortschreiten der Gewebezerstörung zu vermeiden. Über die Dauer der Kaltwasserbehandlung gibt es widerstreitende Ansichten. Durchschnittlich sind ca 15 min richtig. Bei längerem Kühlen muß auf die Gefahr der Unterkühlung geachtet werden. Besonders gefährdet sind hier Kinder. Es wird auch berichtet, daß solange gekühlt werden soll, bis das Schmerzempfinden nachläßt. Dies wird sicherlich bei kleineren Verbrennungen durchführbar sein. Auch noch 20–30 min nach dem Unfallereignis ist es sinnvoll, mit der Kaltwasserbehandlung zu beginnen. Diese kann durchgeführt werden durch Auflegen kalter feuchter Kompressen in häufigem Wechsel, durch kaltes Abduschen oder durch Untertauchen der Extremitäten in ein Becken kalten Wassers. Es ist darauf zu achten, daß der Patient nicht allgemein, sondern nur lokal gekühlt wird. Unnötige Wärmeverluste sollten auch auf dem Transport unbedingt vermieden werden.

Durch die Kaltwasserbehandlung der verbrannten Areale werden die örtlichen Stoffwechselvorgänge deutlich verlangsamt. Eindrucksvoll ist das Verschwinden der Schmerzen, die verlangsamte und verminderte Ödembildung und die geringeren Auswirkungen auf Kreislauf und Allgemeinbefinden. Für chemische Verbrennungen gilt ebenfalls die Kaltwasserbehandlung. Nach Entfernen der Kleidung sollte möglichst mit klarem Leitungswasser gespült werden, während hingegen bei der normalen Verbrennung das rasche Wechseln von nassen und kalten Tüchern ausreicht.

Als Besonderheit sei hier die Phosphorverbrennung genannt: Hier muß man auf dem Transport andauernd spülen, um ein erneute Entzünden des Phosphors zu vermeiden.

Dritte Maßnahme: Lokale Wundbehandlung

Nach der Kaltwasserbehandlung hüllt man den Patienten möglichst in sterile Tücher; auch saubere und gebügelte Laken erfüllen ihren Zweck, denn diese sind bekanntlich sehr keimarm. Bei Fehlen des Burnpack-Systems erscheinen uns die Metallinebettücher am zweckmäßigsten, die einen Wärmestau bzw. das Auskühlen des Patienten weitgehend verhindern. Auch jetzt ist es noch nicht erforderlich, den Patienten von seiner restlichen Kleidung zu befreien. Keinesfalls sollte bei der Erstbehandlung eine der vielen Brandsalben, die lange Jahre in Haushalten lagern und massiv mit Bakterien besiedelt sind, benutzt werden.

Vierte Maßnahme: Sicherung einer suffizienten Atmung

Als nächstes muß auf das Vorliegen eines Inhalationstraumas geachtet werden. Bei Verbrennungen durch Feuer dringt die Flammenhitze nicht über den Rachenraum weiter vor. Zur Schädigung der Atemwege kommt es durch Einatmen von heißen Gasen in geschlossenen Räumen. Toxische Gase, welche vornehmlich bei der Verbrennung von synthetischen Stoffen freigesetzt werden, führen zur schnelleren und stärkeren Schädigung der Atemwege. Es kommt zum Funktionsverlust der Zilien und zur Schädigung des Alveolarepithels. In den Bronchien und Alveolen kommt es zu Blutungen, zu Fibrinablagerungen und zu einem alveolären Lungenödem. Klinisch findet sich zunächst ein intensiver Reizhusten mit nur geringer Expektoration. Die bronchiale Komponente zeigt sich durch Gähnen und gepreßter Atmung. Hinweis auf ein Inhalationstrauma sind Verbrennungen im Gesicht und an den Schleimhäuten des Nasen-Rachen-Raumes. Zusätzlich muß auch immer an eine Kohlenmonoxidvergiftung gedacht werden. Hier ist die Intubation eine wirksame und sinnvolle Maßnahme – einmal, um einem Lungenversagen vorzubeugen, zum anderen, um der Kohlenmonoxidvergiftung durch Beatmung mit 100% O_2 entgegenzuwirken. Alle Patienten, bei denen eine Verletzung der Atemwege nicht ausgeschlossen werden kann, sollten im Sitzen transportiert werden. Hierdurch wird der venöse Abfluß verbessert, und es kommt nicht so schnell zu einem Ödem.

Fünfte Maßnahme: Infusionsbehandlung

Voraussetzung zur Einleitung der Infusionsbehandlung ist ein venöser Zugang. In den allermeisten Fällen wird ein peripherer Zugang ausreichen. Bei der frischen Verbrennung, bei der das lokale Ödem noch nicht ausgeprägt ist, kann der venöse Zugang auch durch ein verbranntes Hautareal erfolgen. Bei Verbrennungen ab 15% bei Erwachsenen und 10% bei Kindern sollte unverzüglich mit der Flüssigkeitszufuhr begonnen werden. Es geht weit mehr Volumen verloren, als gemeinhin angenommen wird. Aufgrund des ausgedehnten Kapillarnetzes gehen sowohl Eiweiß als auch Wasser und Elektrolyte verloren. Wichtig ist die Zufuhr von Wasser und Natrium und die Korrektur der Azidose, die wegen Zellzertrümmerung und Minderdurchblutung entsteht. Dies wird durch Ringer-Laktat in adäquater Weise erreicht. Ringer-Laktat ist physiologisch günstig, hat wesentliche Vorteile gegenüber Kochsalzlösung, keine nachteiligen Auswirkungen wie Proteinlösungen oder andere Volumenersatzmittel und ist preisgünstig. Als Anhaltspunkt für die notwendige Flüssigkeitsmenge gilt die Faustregel:

$2 \cdot \text{VKO} [\%] \cdot \text{kg KG} = \text{ml Ringer-Laktat}$ (VKO = verbrannte Körperoberfläche)

für die ersten 8 h [40% verbrannter Körperoberfläche (VKO) bei einem 70 kg schweren Patienten entspricht somit 5600,0 ml in den ersten 8 h).

Als Richtschnur kann man sich auch 2,0 l für die ersten 2 h merken. Die Infusion soll anfangs im Schuß lauten, vor allem wenn nur ein Zugang vorliegt. Schmerzmittel sollten stets intravenös verabreicht werden, und zwar so viel wie nötig, denn insbesondere zweitgradige Verbrennungen sind außerordentlich schmerzhaft. Bei intramuskulärer Applikation von Schmerzmitteln kummulieren diese wegen des Ödems und werden später unkontrolliert abgegeben. Umgekehrt muß auch mit der Kontrolle der Urinproduktion begonnen werden. Deshalb ist spätestens bei der Ankunft im nächstgelegenen Krankenhaus ein Blasenkatheter zu legen. An der Urinproduktion kann auch die Effizienz der Infusionstherapie abgelesen werden.

In der Phase der Erstbehandlung sollten folgende Mittel nicht gegeben werden: Kortison, Furosemid Rheomacrodex oder Humanalbumin.

Kortison soll nicht gegeben werden, da keine Wirkung nachgewiesen ist und ein erhöhtes Infektionsrisiko nach Verabreichung vorliegt. Furosemid verursacht durch sein Angriffspunkt in der Schleife einen zusätzlichen unnötigen Natrium- und Wasserverlust. Rheomacrodex führt später zu häufigem Nierenversagen, und Eiweiße täuschen eine gute Versorgung des Volumenproblems vor, wobei sie nach ihrem Verschwinden in die extravasalen Räume zusätzlich Wasser nach sich ziehen und dadurch der Therapie entgegen wirken.

Welcher Patient soll nun in eine Spezialklinik verlegt werden?

1) Alle Erwachsenen mit mehr als 20% VKO.
2) Alle Kinder und Erwachsene über 60 Jahre mit mehr als 10% VKO.
3) Alle Patienten mit Verdacht auf Inhalationstrauma.
4) Alle Patienten mit Verbrennungen am Gesicht und Händen.
5) Patienten mit kleineren Verbrennungen, jedoch kombiniert mit anderen Traumen.

Es ist nicht so wichtig, als Erstbehandelnder genau zu differenzieren, welches Gebiet wie tief verbrannt ist, da dies bei der Erstbehandlung keine wichtige Rolle spielt. Jedoch sollte das Ausmaß der Verbrennung anhand der bekannten „Neunerregel" einigermaßen genau abgeschätzt werden. Es kann auch als Hilfsmittel die Handfläche gleich 1% als Meßgröße benutzt werden.

Ist entschieden worden, daß ein Patient in eine Spezialklinik verlegt werden soll, nachdem die Erstversorgung im nächsten erreichbaren Krankenhaus erfolgte, kann eine Verlegung ohne Hast organisiert werden. Denn bei ausreichender Flüssigkeitssubstitution, kontrolliert durch Katheterausscheidung, und evtl. Beatmung durch den Anästhesisten sind keine besonderen Probleme in den ersten 8–12 h zu erwarten. Bei Entfernungen über 50 km sollte ein Hubschrauber angefordert werden, ab 250 km ein Ambulanzflugzeug. Der Bettennachweis ist in der Zentralen Anlaufstelle für Schwerbrandverletzte in Hamburg abzufragen (040/24 82 88 37). Wenn möglich, sollten ein persönlicher Kontakt mit dem aufnehmenden Arzt im Verbrennungszentrum aufgenommen werden. Denn dieser ist gern bereit, noch bestehende Fragen bezüglich der Therapie zu beantworten. Es sollte vielleicht noch vermerkt werden, daß nach der bekannten „Hunderterregel" von Prof. Baux die Patienten, die die Zahl 100 bei Addition von Lebensalter und % VKO deutlich überschreiten, eine infauste Prognose haben. Ein 80jähriger mit 40% Verbrennung ist moribund. Diese Fälle sollten im erstbehandelnden Krankenhaus verbleiben.

Häufige Fehler bei der Erstbehandlung Schwerverbrannter

Viele Patienten erreichen die Verbrennungszentren im überinfundierten Zustand. Das Wissen um den hohen Flüssigkeitsbedarf verleitet manchmal zur Verabreichung zu großer Mengen Infusionslösung. Um diesen Fehler zu vermeiden, sollten alle Verbrennungen über 50% VKO in der Berechnungsformel als 50% Verbrennungen behandelt werden. Ein weiterer Fehler entsteht bei der Kühlung. Gelegentlich wird nicht nur lokal, sondern systemisch gekühlt, außerdem sollte nicht länger als 15 min lang gekühlt werden. Klinisch erkennt man die auftretende Unterkühlung am Kältezittern und an der zunehmenden Tachykardie. Manche Komplikationen im weiteren Verlauf lassen sich auch vermeiden, wenn man sich auf den in der Regel gut zu legenden peripheren Zugang beschränkt. Ein Subklaviakatheter ist bei den technischen Schwierigkeiten an der Unfallstelle bei einem frisch Verbrannten meist nicht notwendig!

Notfälle im Bereich Zahn, Mund und Kiefer

R. Singer

Den nach der neuen Approbationsordnung ausgebildeten Medizinern werden, im Gegensatz zu früher, Kenntnisse in der Zahn-, Mund- und Kieferheilkunde nicht mehr im Rahmen einer Pflichtvorlesung vermittelt. Das wird von allen Vertretern dieses Faches bedauert, da fehlendes Grundverständnis und Wissenslücken die Folgen sind.

Wo soll bei der Schilderung von Notfallsituationen begonnen werden? Was erwarten die Teilnehmer bei entsprechenden Notarztseminaren von den Referenten, die dieses für die Allgemeinmediziner etwas fremd gewordenen Gebiet vorstellen? Ist kein Zahnarzt erreichbar oder keine entsprechende Klinik in der Nähe, so kann eine Nachblutung nach Zahnextraktion ebenso zu einem Notfall werden, wie ein nicht mit Tabletten beherrschbarer, quälender Zahnschmerz. Was muß geschehen, wenn ein Zahn herausgeschlagen wurde oder es nach einem Unfall zu einem Kieferbruch oder einer Luxation des Unterkiefers gekommen ist? Bei den darzustellenden Schwerpunkten – Blutungen, Schmerzen, traumatologische Aspekte – handelt es sich um Themen, die immer wieder Gegenstand gezielter Fragen von Teilnehmern solcher Kurse gewesen sind.

Blutung

Nach Zahnextraktionen bzw. zahnärztlich-chirurgischen Eingriffen kann es zu Blutungen kommen, wobei man zwischen Früh- und Spätblutungen unterscheidet.

Frühblutung

Symptome
Blutung, die 1–4 h nach dem zahnärztlich-chirurgischen Eingriff auftritt.

Ursachen
Reaktive Hyperämie durch Nachlassen der vasokonstriktorischen Wirkung des Lokalanästhetikums; Manipulation an der Wunde; ständiges Ausspülen der Mundhöhle; Alkohol- und Kaffeegenuß.

Spätblutung

Symptome

Blutung, die 6–8 Tage nach dem Eingriff auftritt.

Ursachen

Resorption des Koagels mit evtl. eingetretener Wundinfektion.

Therapie

Nachblutung

Der Notarzt wird sich in der Regel wie folgt behelfen müssen: Säuberung der Mund-, und Wundhöhle mit physiologischer Kochsalzlösung; Austamponieren der Wunde mit kochsalzgetränktem Gazetupfer. Der Patient ist anzuhalten, ca. 20 min fest auf diesen Tupfer aufzubeißen. Bei anhaltender Blutung Vorstellung beim Zahnarzt bzw. in einer Fachklinik.

Blutung bei Antikoagulanzien

Bei einem Quick-Wert von mehr als 20% kommen die oben aufgeführten therapeutischen Maßnahmen in Frage. Bei einem Quick-Wert unter 20% ist die sofortige stationäre Einweisung in eine Fachklinik erforderlich.

Merke: Als Erstmaßnahme keine Konakiontropfen!

Verletzungen der Zähne, des Gesichtes; Frakturen des Gesichtsschädels und Luxationen des Unterkiefers

Traumatische Zahnschäden

Das Zahntrauma, genauer das Frontzahntrauma, ist vor allen Dingen bei Kindern und Jugendlichen (Sturz mit Roller, Fahrrad, Skateboard u. a.) eine der häufigsten Verletzungen im Kiefer-, und Gesichtsbereich. Überwiegend betroffen sind die Oberkieferfrontzähne. Es handelt sich hierbei um Schmelzdentinfrakturen unterschiedlichen Grades, mit und ohne Eröffnung der Pulpa.

Eine Ersttherapie durch den Notarzt ist nicht erforderlich; Weiterleitung an Zahnarzt oder Fachklinik.

Zahnluxation

Inkomplette Zahnluxation

Befund: Der Zahn ist gelockert, aber noch z.T. im Zahnfach (der Alveole) stehend. *Erstmaßnahme:* Schmerzbeseitigung; sofort an Zahnarzt oder Fachklinik zur Reposition und Fixation weiterleiten.

Komplette Zahnluxation

Befund: Der Zahn befindet sich außerhalb der Alveole entweder in der Mundhöhle oder in der Umgebung des Patienten. *Erstmaßnahme:* Schutz des Zahnes bzw. der noch anhängenden Wurzelhautreste vor Austrocknung; Abspülen mit Kochsalzlösung und Transport in einem feuchten Tupfer oder in einem mit H-Milch gefüllten Gefäß. Umgehende Weiterleitung an diensthabenden Zahnarzt oder Fachklinik zur Replantation.

Merke: Der total luxierte Zahn darf niemals im trockenen Zustand transportiert werden. Den luxierten Zahn nur abspülen, auf keinen Fall mit Bürste von Schmutzresten bzw. anhängenden Gewebepartikeln befreien. Die Prognose für eine erfolgreiche Replantation ist um so günstiger, je schneller der Zahn replantiert wird und je mehr Wurzelhaut am Zahn vorhanden ist. Sind Zähne, Kronen-, Brücken- oder Prothesenteile weder bei der Inspektion der Mundhöhle noch außerhalb aufzufinden, ist zum Ausschluß der Aspiration eine Thorax- und Abdomenübersichtsaufnahme dringend erforderlich. Die Replantation von Milchzähnen stellt eine Ausnahme dar. Total luxierte Milchzähne sollten mitgegeben werden, wobei der in allen Fällen sofort konsultierte Zahnarzt bzw. die Fachklinik entscheidet, ob eine Erhaltungswürdigkeit gegeben ist.

Isolierte Weichteilverletzungen des Gesichts

Bei der Erstversorgung reicht es, die Gesichtsweichteilverletzung steril abzudecken. Eine definitive Versorgung von Gesichtsweichteilverletzungen sollte nur vorgenommen werden, wenn darunterliegende knöcherne Verletzungen ausgeschlossen wurden. Werden bei der Wundinspektion bzw. der Palpation Knochenpartikel oder bewegliche Knochenfragmente festgestellt, ist folgendes zu beachten: Belassen der Knochenfragmente für die definitive Versorgung; Anbringen von Adaptationsnähten bzw. Abdecken der Wunde mit einem lockeren sterilen Verband.

Merke: Keine abgesprengten Knochenpartikel entfernen und verwerfen.

Gesichtsschädelfrakturen

Bei den z.T. komplizierten anatomischen und funktionellen Gegebenheiten des Gesichtsschädels ist eine systematische Untersuchung notwendig, um lebensbedrohliche Komplikationen (aufsteigende Meningitis z.B. bei Rhinoliquorrhö) bzw. ernste Spätschäden zu vermeiden (Optikusatrophie; Kiefergelenkankylose).

Orbitabodenfraktur

Symptome: Monokelhämatom; Sensibilitätsstörung des N. infraorbitalis, fakultativ Doppelbilder beim Blick nach oben. *Erstmaßnahme:* Nicht erforderlich; Weiterleitung in Fachklinik.

Laterale Mittelgesichtsfraktur (Jochbeinfraktur)

Symptome: Monokelhämatom, Stufenbildung am Infraorbitalrand, Parästhesie des N. infraorbitalis, evtl. Doppelbilder. *Erstmaßnahme:* Aufgeschobene Versorgung; Vorstellung in Fachklinik.

Zentrale Mittelgesichtsfraktur (Typ Le Fort I–III)

Symptome: Brillenhämatom; Parästhesie des N. infraorbitalis beidseitig, abnorme Beweglichkeit des Oberkiefers; Blutung aus Mund und Nase; evtl. gestörte Verzahnung („die Zähne passen nicht mehr richtig aufeinander"). *Erstmaßnahme:* Bei starken Blutungen aus der Nase sog. Spatelverband (Abb. 1) bzw. sog. Kopf-Kinnverband (Abb. 2), zusätzlich evtl. vordere Nasentamponade.

Merke: Bei der Erstversorgung zentraler Mittelgesichtsfrakturen keine nasale Intubation und keine Nasensonde, da die Gefahr einer zunehmenden Dislokation der

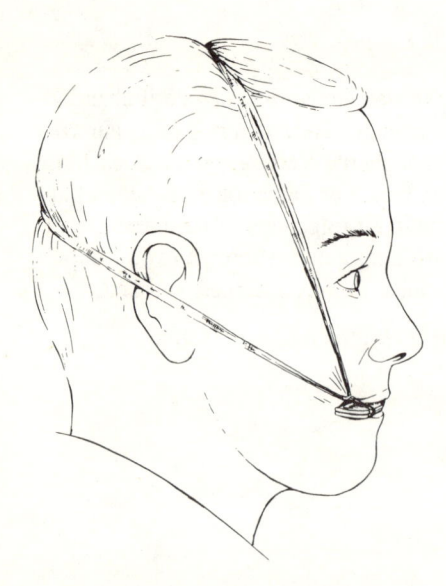

Abb. 1. Spatelkopfverband zur notfallmäßigen Kompression des Oberkiefers gegen die Schädelbasis. (Aus Schwenzer u. Grimm 1981)

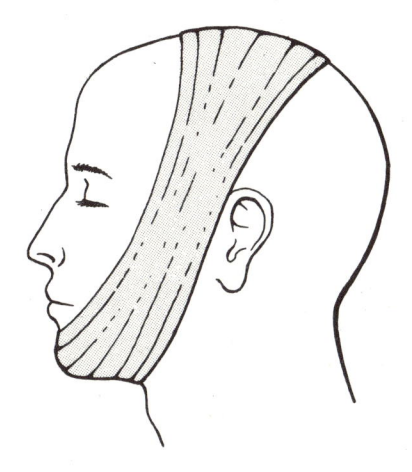

Abb. 2. Kopf-/Kinnverband mit elastischer Binde

Fragmente bzw. der Möglichkeit einer aufsteigenden Infektion besteht. Bei nasaler Intubation und beim Legen einer Nasensonde besteht weiterhin die Gefahr der Via falsa.

Unterkieferfraktur

Symptome: Sensibilitätsstörung der Unterlippe durch Beteiligung des N. mandibularis, Okklusionsstörung, Stufenbildung, abnorme Beweglichkeit des Unterkiefers, bei schweren Unterkieferverletzungen Gefahr der Verlegung der Atemwege (Abb. 3). *Erstmaßnahmen:* Ruhigstellung durch elastischen Kopf-/Kinnverband (Abb. 2), bei Verlegung der Atemwege durch Unterkieferfraktur ist die Seitenlagerung des Patienten oder eine orale Intubation angezeigt.

Kiefergelenkfortsatzfraktur

Symptome: Kinnschürf- bzw. Kinnplatzwunde; evtl. Blutung aus dem äußeren Gehörgang. Intraoral: Einseitig oder beidseitig offener Biß, Papier kann bei dem versuchten Kieferschluß nicht festgehalten werden. *Erstmaßnahme:* Kopf-/-Kinnverband (Abb. 2) zur Ruhigstellung der Fragmente.

Merke: Wegen der oftmals primären Symptomlosigkeit von Kiefergelenkfortsatzfrakturen, speziell bei Kindern, besteht beim primären Nichterkennen die Gefahr der Ankylose. Beim Vorliegen einer Kinnplatz-, oder Kinnschürfwunde ist solange von einer zusätzlichen Kiefergelenkfortsatzfraktur auszugehen, bis das Gegenteil röntgenologisch ausgeschlossen werden kann.

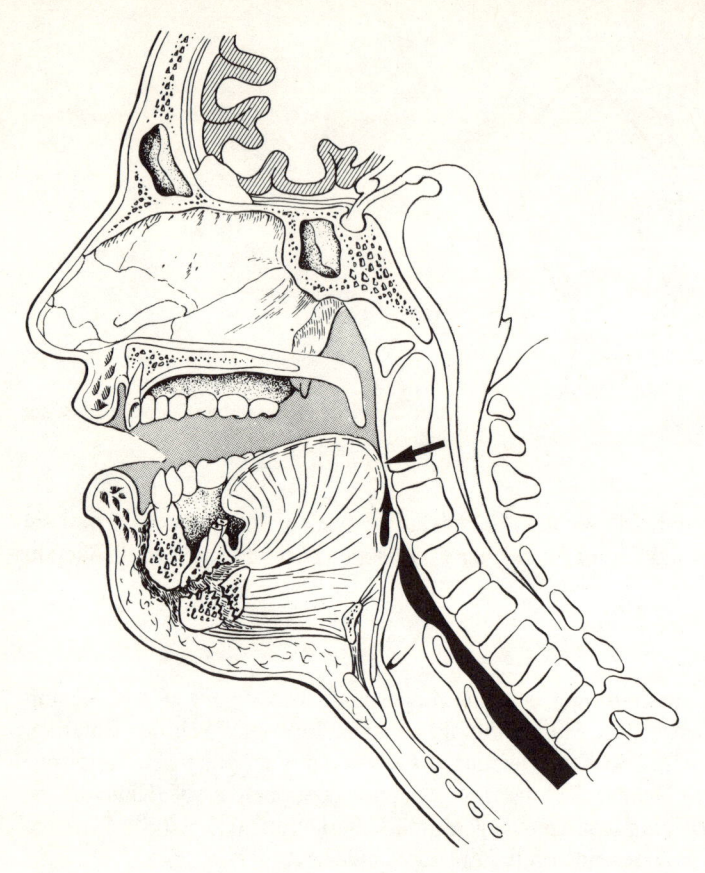

Abb. 3. Bei Aussprengung des Unterkiefermittelstückes verliert die Zungen-Mundboden-Muskulatur ihren Halt, sinkt nach dorsal gegen die hintere Rachenwand und verlegt dort die Atemwege. (Aus Schwenzer u. Grimm 1981)

Fixierte Unterkieferluxation

Ursache: Durch Trauma oder extreme Unterkieferöffnung gelangt der Condylus mandibulae vor das Tuberculum articulare; dies kann ein- oder beidseits geschehen (Abb. 4 a). *Befund:* Kiefersperre, leere Gelenkgrube bei der präaurikulären Palpation. *Therapie:* Die Reposition sollte so schnell wie möglich erfolgen, Handgriff des Hippokrates: Der Notarzt stellt sich vor den sitzenden Patienten und legt beidseitig seinen Daumen auf die Unterkieferzahnreihe. Die übrigen Finger umfassen den Unterkieferbasalrand (Abb. 5). Durch schnellen Druck nach kaudal und posterior gleitet der Gelenkkopf wieder in die Gelenkpfanne (Abb. 4 b). Die Reposition des Unterkiefers wird erleichtert, wenn man den Patienten auffordert, die Zunge einzurollen, d.h. die Zungenspitze an den weichen Gaumen zu legen. Bei schmerzhafter, reflektorischer Anspannung der Adduktoren gelingt die Reposition oft nicht. Dann ist die Reposition in Narkose indiziert. *Weiteres Vorgehen:* Kopf-/

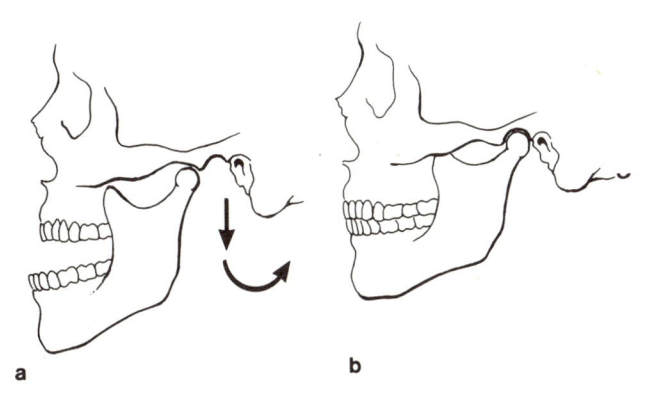

Abb. 4. a Luxation des Kiefergelenkes; frontoffener Biß; Kiefergelenkfortsatz steht vor dem Tuberculum articulare. **b** Regelrechter Zustand nach Reposition

Kinnverband (vgl. Abb. 3); Röntgenkontrolle, passierte Kost; Vermeidung von exzessiven Mundöffnungsbewegungen wegen Gefahr des Rezidives; Vorstellung in einer Fachklinik.

Schluß

Mit diesen Ausführungen sind keineswegs alle Notfälle im Fachgebiet Zahn-, Mund- und Kieferheilkunde dargestellt. Wichtige Aspekte der Schmerzbeseitigung durch Plexus- und Leitungsanästhesie oder der pyogenen Infektionen konnten wegen der gebotenen Einschränkung nicht besprochen werden. Interessierte Leser werden auf die unten aufgeführte weiterführende Literatur hingewiesen.

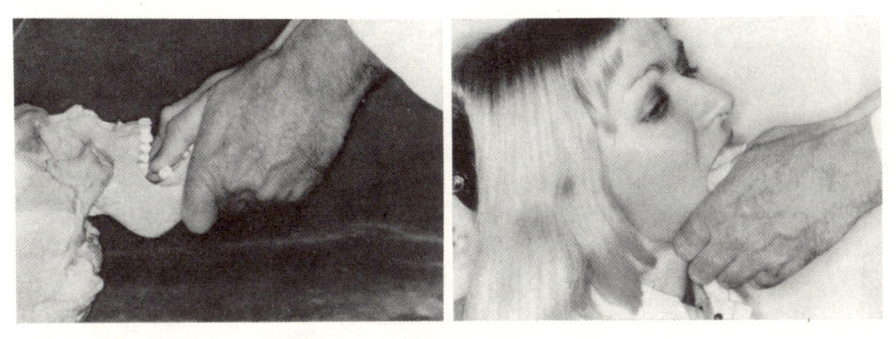

Abb. 5. Handgriff nach Hippokrates. (Aus Krüger 1974)

Literatur

Andrä A et al. (Hrsg) (1985) Kieferchirurgische Klinik. Barth, Leipzig
Ewers H, Haegerstam G (Hrsg) (1983) Lokalanästhesie in der Zahnheilkunde. (Aus dem englischen übersetzt und bearbeitet von Singer R mit einem Beitrag von Wilstermann G) Springer, Berlin Heidelberg New York Tokyo
Krüger E (Hrsg) (1974) Lehrbuch der chirurgischen Zahn-, Mund- und Kieferheilkunde, B 2. Quintessenz, Berlin
Schwenzer N, Grimm G (Hrsg) (1981) Zahn-, Mund- und Kieferheilkunde. Thieme, Stuttgart

Notfälle im Bereich HNO

H. Maier

Akute Atemnot

Die akute Atemnot gehört mit zu den dramatischsten Notfallsituationen. Sie erfordert eine sichere Diagnose und ein rasches überlegtes Handeln. Folgende HNO-Erkrankungen können zu akuter Atemnot führen:

Stenosierende Prozesse im Oropharynxbereich

a) *Peritonsillarabszeß:* Komplikationen bei eitriger Angina tonsillaris; kann sich bei schweren Verläufen absenken und zu einem Larynxödem führen.
 Symptome und Befund: Fieber, Schluckbeschwerden, gelegentliche Kieferklemme, klosige Sprache, Heiserkeit, inspiratorischer Stridor, einseitige Rötung und Vorwölbung der peritonsillären Region mit Begleitödem.
b) *Retropharyngealabszeß:* Komplikation bei Rachenmandelentzündung; Abszedierung prävertebraler Lymphknoten; fast ausschließlich Kinder betroffen.
 Symptome und Befund: Fieber, Nahrungsverweigerung, Schonhaltung des Kopfes, zunehmender inspiratorischer Stridor, Vorwölbung der Rachenhinterwand.
c) *Zungengrundabszeß:* Komplikation einer Zungengrundangina; kann sich absenken und zu einem Larynxödem führen.
 Symptome und Befund: Fieber, Schluckbeschwerden, Heiserkeit, klosige Sprache, inspiratorischer Stridor, starke Schmerzen bei Palpation des Zungengrundes.
d) *Submuköses Hämatom:* Große Blutergüsse, prävertebral und auch im Larynxbereich, z.B. im Gefolge von Gerinnungsstörungen (Hämophilie) durch banale Traumen hervorgerufen, können zu akuter Atemnot führen.
 Symptome und Befund: zunehmende Atemnot, inspiratorischer Stridor, klosige Sprache, kein Fieber, keine wesentliche Schmerzen, anamnestisch meist Hinweis auf Ursache, bei Inspektion submuköser Bluterguß im Rachen- und Kehlkopfbereich.
 Therapie: Abschwellende Maßnahmen (Eiskrawatte), O_2-Maske, bei a)–c) ggf. Intubation, bei d) wegen Blutungsneigung möglichst jede lokale Manipulation vermeiden.

Stenosierende Prozesse im Larynxbereich

a) *Epiglottis:* siehe Kap. über pädiatrische Notfälle.
b) *Larynxödem:* allergisch, toxisch (Insektenstich), viral oder bakteriell ausgelöst.
   Symptome und Befund: rasch zunehmende Atemnot, inspiratorischer Stridor, je nach auslösender Ursache mit Heiserkeit oder starken Schmerzen (z. B. bei Kehlkopfabszeß) einhergehend.
c) *Beidseitige Rekurrensparese:* tritt v. a. bei Schilddrüsenmalignomen oder nach Rezidivstrumektomien auf; kann jahrelang toleriert werden und plötzlich im Gefolge einer banalen Laryngitis zu bedrohlicher Atemnot führen.
   Symptome und Befund: charakteristische Anamnese, starke Atemnot mit inspiratorischem Stridor, inspiratorischen Einziehungen am Jugulum, Einsetzen aller Hilfsmuskeln Paramedianstellung beider Stimmbänder.
d) *Larynxtumor:* meist Larynxkarzinom, das nach monatelanger zunehmender Heiserkeit plötzlich zur Dekompensation führt; meist ältere Männer betroffen.
   Symptome und Befund: ausgeprägter inspiratorischer Stridor mit jugulärer Einziehung, starker Heiserkeit; Glottis durch Tumor zumindest teilweise verlegt.
e) *Stumpfes oder offenes Larynxtrauma:* hervorgerufen durch Schlag, Zug (Sicherheitsgurt) oder Schnitt; Fraktur des Kehlkopfgerüstes mit submukösem Hämatom oder Eröffnung des Larynx.
   Symptome und Befund: innerhalb von Minuten zunehmende Atemnot mit inspiratorischem Stridor, Heiserkeit, Schluckbeschwerden, kissenartige Hämatome, Crepitatio der Kehlkopffragmente (stumpf); massive Blutung aus eröffnetem Larynx (Aspirationsgefahr), kulissenartige Verschiebung der Schnittränder mit Verlegung der Atemwege (offen).
   Therapie bei a) bis d): abschwellende Maßnahmen, O_2-Maske, ggf. Intubation oder Koniotomie.
   Therapie bei e): bei stumpfem Trauma Ruhigstellen des Halses, abschwellende Maßnahmen, O_2 und Analgetika; Intubation wegen zusätzlicher Blutungsgefahr (Hämatom) vermeiden. Bei drohender Ateminsuffizienz sofortige Koniotomie oder Tracheotomie. Bei offenem Trauma sofort über eröffneten Larynx Intubation und Blutstillung.

Stenosierende Prozesse im Tracheobronchialbereich

a) *Trachealstenose:* verursacht durch Narbenbildung, Struma oder Tumor; anamnestisch Atemnot, langsam zunehmend bis zur Dekompensation.
   Symptome und Befund: Atemnot, meist in- und exspiratorischer Stridor.
   Therapie: O_2, ggf. Intubation mit kleinem Tubus.
b) *Trachealabriß:* hervorgerufen durch stumpfes Halstrauma, meist zwischen Ringknorpel und Trachealknorpelspange, dorsale Wand fast immer erhalten.
   Symptome und Befund: rasch auftretende Atemnot, Husten mit blutigem Auswurf, Luftemphysem im Halsbereich.

Notfälle im Bereich HNO 233

Therapie: Ruhigstellung, O_2, Sedierung (z. B. Promethazin, 1 Amp. i.m.), hustenstillende Mittel (z. B. Dexamethason, 8 mg i.v.), Ödemprophylaxe (z. B. Hydrocodon, 8 mg i.v.), Analgetika. Intubation vermeiden wegen Gefahr eines kompletten Trachealabrisses; falls erforderlich, sofortige Koniotomie oder Tracheotomie.

c) *Atemnot bei Kanülenträgern:* verursacht durch Borkenbildung, Granulationen am Tracheostoma, Stenosenbildung, Via falsa der Kanüle.
Symptome und Befund: inspiratorischer und exspiratorischer Stridor; Verlegung von Kanüle und Trachea durch Borken; Tracheallumen durch Granulationen verlegt; Patient atmet nicht mehr durch Kanüle und kann plötzlich sprechen (Via falsa).
Therapie: Entfernen der Kanüle; Aufweichen der Borken (Einträufeln von physiologischer Kochsalzlösung), die daraufhin meist abgehustet werden; gelegentlich mechanische Entfernung erforderlich; stomanahe Granulationen lassen sich mit langer Kanüle oder Intubationstubus überbrücken (**cave:** Abriß und Aspiration von Granulationsgewebe).

Akute Blutungen

Neben der akuten Atemnot erfordern Blutungen, v. a. im Bereich der Nase, des Nasenrachens und des Rachenraumes, rasche und gezielte HNO-ärztliche Maßnahmen.

Blutungen aus der Nase

a) *Blutungsquellen im vorderen Nasenabschnitt:* mögliche Ursachen Rhinitis sicca anterior, akuter Infekt der oberen Luftwege, juveniles Nasenbluten, Verletzung mit Fingernagel beim Nasenbohren.
Symptome und Befund: meist lokalisierte Blutung am vorderen Nasenseptum, die harmlos und gut beherrschbar ist.
b) *Blutungsquelle im mittleren oder hinteren Nasenabschnitt:* mögliche Ursachen Hypertonie, Arteriosklerose, Tumoren, Frakturen.
Symptome und Befund: meist massive, schwer beherrschbare Blutung.
c) *Diffuses Nasenbluten:* mögliche Ursachen hämorrhagische Diathese, Morbus Rendu-Osler.
Symptome und Befund: Grunderkrankung meist bekannt, diffuse bedrohliche Blutung.
Therapie: Patient aufrecht sitzen lassen, Eiskrawatte, Nasenflügel mit Daumen und Zeigefinger zusammenpressen, Blutungsquelle mit Adrenalintupfer 1:1000 komprimieren, bei Persistenz der Blutung vordere Nasentamponade. Bei Blutung aus dem hinteren Abschnitt zusätzlich hintere Nasentamponade erforderlich. Blutdruck messen und ggf. Antihypertensivum verabreichen.

Blutungen aus dem Nasenrachen-, Mundhöhlen-, Rachen- und Kehlkopfbereich

a) *Nasenrachen:* mögliche Ursachen Schädelfrakturen, vorausgegangene operative Eingriffe (z. B. Adenotomie), Tumoren.
Symptome, Befund, Therapie: meist erhebliche und mit diesen Methoden nicht beherrschbare Blutung Intubation und feste Tamponade des Nasenrachenraumes.

b) *Mundhöhle:* mögliche Ursachen Traumen (z. B. Pfählungsverletzungen, Zungenbißverletzung), vorausgegangene operative Eingriffe (z. B. Tonsillektomie), Tumoren.
Symptome, Befund, Therapie: bei banalen Blutungen Eiskrawatte, Lutschen von Eisstücken, Kompression mit Adrenalin (1:1000) getränktem Stieltupfer, Umspritzen des Wundbettes mit Xylocain 0,5% + Adrenalin (Nachblutung bei Tonsillektomie); bei spritzender Blutung Gefäß mit Klemme fassen und unterbinden; bei Tumorarrosionsblutung zusätzlich armierte Streifentamponade des Tumorkraters; bei Arrosion der A. carotis notfallmäßige digitale Kompression des Gefäßes, Sedierung, wenn möglich Intubation und Tamponade des Nasenrachenraumes.

c) *Larynx und Hypopharynx:* Ursache meist Tumorleiden, selten Verletzung (Schuß, Stich).
Symptome, Befund, Therapie: oft massive Blutung aus arrodierten Gefäßen; Sedierung, sofortige Intubation (oft Tracheostoma bereits vorhanden) oder, wenn dies nicht möglich, Koniotomie bzw. Tracheotomie zur Sicherung der Atemwege, Mulltamponade des Larynx/Hypopharynx.

Blutungen aus dem äußeren Gehörgang

Mögliche Ursachen Verletzungen der Gehörgangshaut, Gehörgangsvorderwandfraktur (Sturz auf Kinn), Trommelfellverletzung (Reinigungsversuch, Schlag auf das Ohr, Explosionstrauma), Schädelbasisfraktur, selten Tumor.
Symptome, Befund, Therapie: wichtige Hinweise durch Anamnese, meist nur geringe Blutung, die allerdings eine Beurteilung von Gehörgang und Trommelfell erheblich erschwert, Hörverschlechterung, Drehschwindel mit Nystagmen (bei Labyrinthaffektionen), Otoliquorrhö, Fazialisparese (Otobasisfraktur); keine Reinigungsversuche unternehmen, Ohr steril abdecken.

Frakturen im Bereich von Nase, Nasennebenhöhlen und Schädelbasis

Neben banalen Nasenbeinfrakturen kommt es insbesondere beim stumpfen und offenen Schädel-Hirn-Trauma oft zu Verletzungen der Schädelbasis. Neben Si-

Notfälle im Bereich HNO

cherung der Atmung geht es hier in erster Linie, Blutungen aus dem Bereich von Nase und Nasenrachen zu beherrschen, wie bereits auf S. 233 dargestellt wurde.

Fremdkörper

Die Inkorporation von Fremdkörpern im Bereich von Nase, Gehörgang, Rachen, Larynx, Tracheobronchialtrakt und Speiseröhre ist kein seltenes Ereignis. Sofortmaßnahmen sind bei Nasenfremdkörpern, Gehörgangsfremdkörpern und Ösophagusfremdkörpern in aller Regel nicht erforderlich.

Rachen-/Hypopharynxfremdkörper

Meist verschluckte kleine Knochen, Fischgräten oder Wursthaut.

Symptome, Befund, Therapie: stark belästigendes Kratzen, Stechen oder Fremdkörpergefühl im Rachen- und Kehlkopfbereich; bei großen Fremdkörpern gelegentlich Atemnot, dann Versuch der Extraktion mit Brüning- oder Magill-Zange.

Larynxfremdkörper

Meist sperrig (Zahnprothese, Zellophanstück, Wursthaut).

Symptome, Befund, Therapie: starker Hustenreiz, Zyanose, inspiratorischer Stridor; Kinder an den Beinen fassen und Kopf nach unten halten (Fremdkörper wird dann in der Regel ausgehustet), bei Erwachsenen Extraktion mittels Magill- oder Brüning-Zange.

Tracheobronchialfremdkörper

Meist kleiner Fremdkörper (Reißnägel, Stecknadeln, Erdnußkerne, u. ä.).

Symptome, Befund, Therapie: akuter Hustenreiz, Dyspnoe, Stridor; bei Lokalisation im Tracheobronchialtrakt (meist rechter Stammbronchus) vergleichsweise diskrete Symptomatik, abgeschwächtes Atemgeräusch, Stenosegeräusch, bei Perkussion seitendifferente Resonanz wegen Überblähung/Obstruktion; bei akuter respiratorischer Dekompensation sofortige Entfernung des Fremdkörpers über starres Bronchoskop oder Tracheotomie.

Sonstige HNO-Notfallsituationen

Verätzungen in Mundhöhle, Rachen, Kehlkopf und Speiseröhre

Ursache meist versehentliches Trinken von Laugen, Säuren oder Inhalation ätzender Dämpfe.

Symptome, Befund, Therapie: starke Schmerzen, Schluckbeschwerden, Sialorrhö, gelegentlich Atemnot (Larynxödem), Schocksymptomatik, Rötung, Blasenbildung, Schleimhaut glasig, gallertig (Kolliquationsnekrosen: Laugenverätzung) oder weißlich trocken (Koagulationsnekrosen: Säurenverätzung); Sicherstellung der Noxe, Mund mit Wasser ausspülen.

Bei Säure: Auf keinen Fall Erbrechen induzieren.

Bei Lauge: reichlich saure Flüssigkeit stark verdünnt verabreichen, Essigsäure (2 Eßlöffel auf 1 Glas Wasser), keine Milch!; zusätzlich vorsichtig Mageninhalt über Magenschlauch absaugen; 100 mg Kortison i.v., Schockbekämpfung, Schmerztherapie (Tramae, 1 Amp. i.v.).

Verbrühungen in Mundhöhle, Rachen, Kehlkopf und Speiseröhre

Durch Trinken heißer Flüssigkeiten und Inhalation heißer Dämpfe.
Symptome, Befund, Therapie: starke Schmerzen, Schluckbeschwerden, Sialorrhö, Husten, Atemnot; stark gerötete Schleimhaut, gelegentlich Kehlkopfödem; Eisstücke lutschen lassen, in schweren Fällen antiödematöse Therapie.

Anhang

Durchführung einer Koniotomie

Absoluter Notbehelf, nur dann indiziert, wenn bessere Maßnahmen nicht möglich sind („intravenöse Tracheotomie", Intubation, Tracheotomie); notwendige Instrumente: Koniotomietrokar mit aufgesteckter Kanüle (Abb. 1 a) oder scharfes, spitzes Messer und eine in der Mitte eingeschnittene 2-ml-Einmalspritze als Ersatzkanüle.

– Patient liegt, Kopf nach hinten überstreckt, Arzt steht an seiner Seite.
– Linke Hand faßt Schildknorpel (Fixation des Larynx), rechte Hand tastet Unterrand des Schildknorpels und den Ringknorpel (Abb. 1 b).
– Im getasteten Bereich ca. 3 cm langer Längsschnitt in der Medianlinie (Abb. 1 b, c).

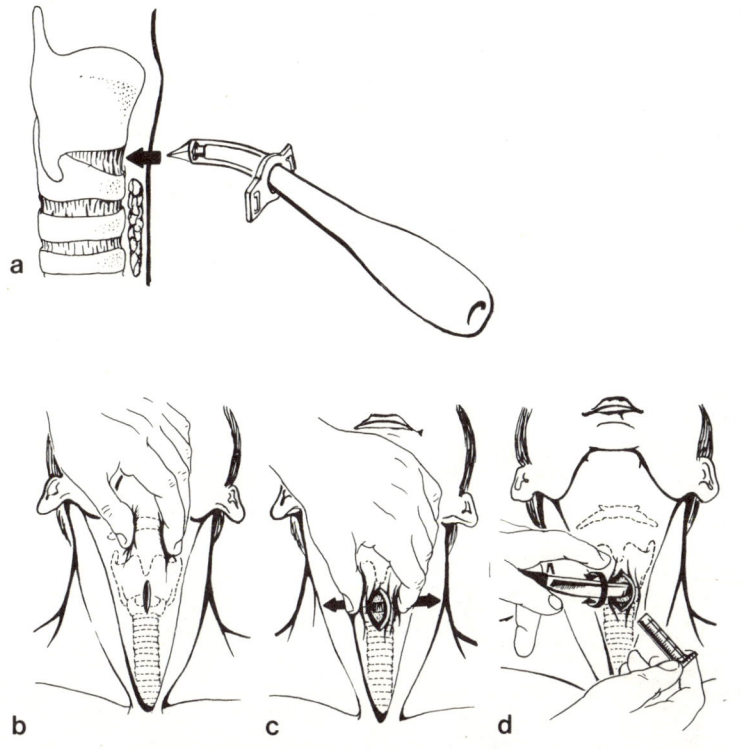

Abb. 1 a–d. Durchführung einer Koniotomie. **a** Troikar, **b** Hautschnitt, **c** quere Eröffnung zwischen Schildknorpel und Ringknorpel, **d** Spreizen der Öffnung und Einsetzen eines Röhrchens. (Aus Feldmann 1974)

- Mit Trokar bzw. Messerspitze (quer) zwischen Schildknorpelunterrand und Ringknorpel conicum eingehen (Abb. 1 d).
- Kanüle oder Kanülenersatz einsetzen (notfalls kleinen Holzkeil zum Offenhalten verwenden) (Abb. 1 d), umgehend regelrechte Tracheotomie und Versorgung der Koniotomieöffnung in Fachklinik.
- Breite antibiotische Abdeckung zur Perichondritisprophylaxe (z. B. mit Cefotiam, Cefotaxim oder Mezlocillin).

Durchführung einer vorderen Nasentamponade

Zunächst Oberflächenanästhesie der Nasenschleimhaut (Lidocainspray oder Gazetupfer, getränkt in Tetracainlösung (2 ml 1%ige Tetracainlösung + 2 Tropfen Adrenalinlösung 1:1000); danach mit salbengetränkten Gazestreifen beide Nasenhaupthöhlen von hinten nach vorne austamponieren (Abb. 2 a: fortlaufende Tamponade) oder beide Nasenhaupthöhlen schichtweise in Form von vorgefertigten, zigarettenförmigen Salbengazestreifen vom Boden zum Dach austamponieren

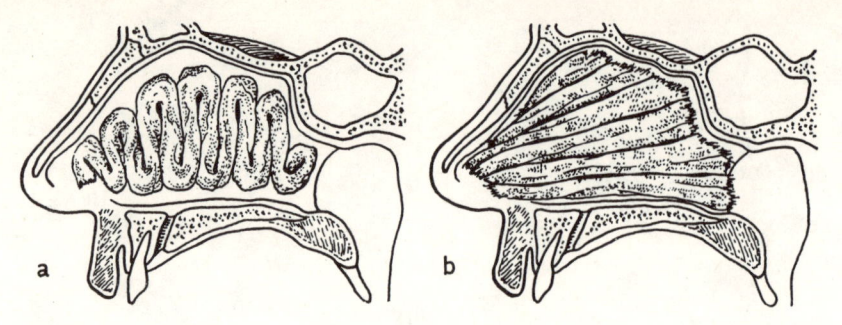

Abb. 2 a, b. Vordere Nasentamponade. **a** Fortlaufend, **b** schichtweise. (Aus Boenninghaus 1986)

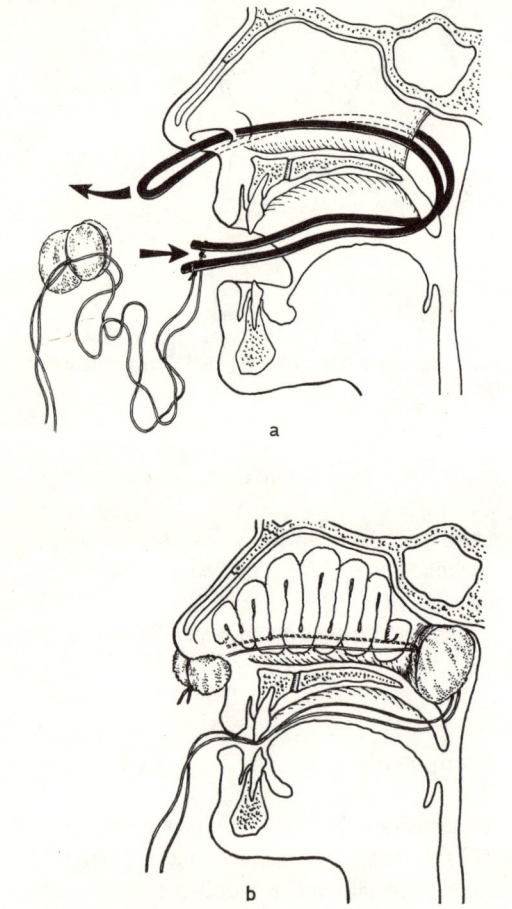

Abb. 3 a, b. Hintere Nasentamponade nach Bellocq. **a** Anbinden des Tupfers an die Enden eines Gummischlauchs, **b** „Bellocq-Tampon" in den Nasenrachenraum gezogen. (Aus Boenninghaus 1986)

(Abb. 2 b): „Zigarettentamponade"); beidseitige Tamponade ist erforderlich, um einen ausreichenden Gegendruck zu erzeugen.

Durchführen der hinteren Nasentamponade

Zunächst ausreichende Analgesie (z.B. Fentanyl oder Tramal); Oberflächenanästhesie im Bereich von Nasen-, Nasenrachen-, Mund- und Rachenschleimhaut (Lidocainspray); dann Enden eines dünnen Gummischlauches durch beide Nasenhaupthöhlen in den Nasenrachenraum vorschieben und aus dem Mund herausleiten (Abb. 3 a); an den Schlauchenden werden 2 starke Fäden mit Gazetupfer angebunden; nun Zurückziehen des Gummischlauches aus der Nase und mit dem Mittelfinger Hochschieben des armierten Gazetupfers in den Nasenrachen; jetzt zusätzlich Legen einer vorderen Nasentamponade, abschließend werden die Armierungsfäden am Naseneingang über einem Tupfer zusammengeknüpft (Abb. 3 b); 2 am kaudalen Bereich des Tupfers befestigte Fäden werden zum Mund herausgeleitet und dienen der späteren Entfernung; grundsätzlich bei hinterer Nasentamponade Antibiotikaprophylaxe.

Das Legen dieser Tamponade ist für den Patienten sehr belastend; gelegentlich treten ausgeprägte vagale Reaktionen bis zum Herzstillstand auf; deshalb Intubations- und Reanimationsbereitschaft.

Literatur

Boenninghaus H-G (1986) Hals-Nasen-Ohrenheilkunde. 7. Aufl. Springer, Berlin Heidelberg New York Tokyo

Feldmann H (1974) HNO-Notfälle. Springer, Berlin Heidelberg New York

Verletzungen und akute Erkrankungen des Auges

G. Gallasch

Allgemeine Vorbemerkungen

Bei etwa 7% aller Verletzungen am Körper ist das Auge mitbeteiligt oder allein betroffen. Bereits unscheinbare und geringfügige Verletzungen können für das Auge und seine Funktion schwerste Spätfolgen haben. Deshalb ist eine Augenverletzung, die mehr als nur oberflächlich ist, immer als ernstes Ereignis zu werten. Eine sofortige Einleitung fachärztlicher Behandlung ist empfehlenswert. Abgesehen von Verätzungen ist das Anlegen eines trockenen sterilen Verbandes, ggf. eines Kapselverbandes, empfehlenswert. Von einer Behandlung mit Augensalbe ist abzuraten. Bei Abwehr infolge starker Schmerzen ist ein kurzfristig wirksames Tropfenanästhetikum bei der Untersuchung von großem Nutzen.

Perforierende Verletzung

Ursachen

Gewalteinwirkung durch spitze oder scharfkantige Gegenstände, z.B. Glassplitter (Windschutzscheibenverletzung, Messerstich, Holzspan, Draht, Pfeilspitze, Kaktusstachel, Tierkralle, Bleistift usw.), Skleraruptur nach schwerer Contusio bulbi.

Symptome

Gemischte Injektion, Epiphora, Bindehautverletzung in Form von Lappen- oder Fetzenbildung, Verziehung der Pupille, Verformung des Augapfels, Iris- oder Linsenvorfall; Austritt fädig schlieriger Substanzen, mit Blut vermischt, weist auf Glaskörperverlust hin.

Mögliche Folgen

Nach Hornhaut- oder Skleraperforation höchste Infektionsgefahr. Bei jeder perforierenden oder stumpfen Verletzung kann ein Fremdkörper unbemerkt und mit dem bloßen Auge nicht erkennbar ins Augeninnere gelangt sein; deshalb Röntgenuntersuchung. Metallteile führen bei Nichterkennen meist zur Erblindung des Auges (z. B. Siderosis oder Chalkosis bulbi).

Maßnahmen

Abdecken des verletzten Auges mit sterilem Verband, Eileinweisung zur stationären Behandlung, Röntgenaufnahme zum Ausschluß eines intraokularen Fremdkörpers.

Verätzung

Säureverätzung

Ursachen

Inokulation verschiedenster Säuren oder säurehaltiger Flüssigkeiten, z. B. Salzsäure, Schwefelsäure, Salpetersäure.

Symptome

Injektion der Bindehaut nur bei weniger schweren Verätzungen, milchig trübe Hornhaut, Ätzschorfbildung an den Lidern.

Folgen

Nekrosenbildung mit persistierender Hornhauttrübung.

Maßnahmen

Siehe Laugenverätzung.

Laugenverätzung

Ursachen

Inokulation von Natron- oder Kalilauge, Ammoniak, Tinten- oder Farbstift, Anilinfarbstoff, gebrannter oder gelöschter Kalk usw.

Symptome

Blasses Auge, was meist ein sichere Symptom für schwere Verätzungen ist. Allmählich grauweiße Eintrübung der Hornhaut.

Folgen

Das blasse Auge erweckt bei der Erstversorgung den Anschein, als ob keine wesentliche Schädigung eingetreten ist. Oft ist jedoch die Unfallfolge in ihrer gesamten Tragweite erst nach 24 h zu erkennen. Laugenverätzungen sind in den allermeisten Fällen nicht harmlos, nicht selten enden sie in doppelseitiger Erblindung infolge dichter Hornhauteintrübung (gekochtes Fischauge) oder Einschmelzung der Sklera bzw. nicht beherrschbarem Sekundärglaukom.

Maßnahmen

Insbesondere bei Laugenverätzungen besteht höchste akute Erblindungsgefahr. Für die erste Hilfeleistung ist jede Minute entscheidend. Zur Behandlung des Verletzten sollten mehrere Helfer zur Verfügung stehen. Unfallwagen anfordern mit Hinweis auf Unfallursache und -folgen. Sofort beide Augen vorsichtig öffnen und ektropionieren. Sichtbare Partikel mit Watteträger in Richtung Nase aus den Augen wischen, anschließend mit klarem Wasser – Wasserstrahl etwa bleistiftstark – ununterbrochen spülen, bis der Augenarzt die Versorgung übernimmt. Auch während des Transportes in die Klinik muß die Behandlung fortgesetzt werden, da im Auge verbleibende Reste der schädigenden Substanz in kürzester Zeit (insbesondere bei Laugen) das Gewebe vernichten.

Pulvereinsprengung

Ursachen

Explosion, Feuerwerkskörper, Schreckschuß, Tränengas, CS-Gas usw.

Symptome

Versengung der Augenbrauen und Wimpern, eingebrannte Rußpartikel auf der Haut, den Lidern, in der Bindehaut sowie in der Hornhaut.

Mögliche Folgen

Bleibende Narben der Hornhaut, erhöhte Blendungsempfindlichkeit, Bindehautnekrosen.

Maßnahmen

Sofortige Einweisung in die Augenklinik zur operativen Versorgung des Patienten, ggf. in Zusammenarbeit mit dem Dermatologen.

Verbrennung

Ursachen

Stichflamme, heiße Dämpfe, kochendes Wasser, Fett, glühendes Metall, Starkstrom.

Symptome

Versengung der Augenbrauen und Wimpern, Blasenbildung im Bereich der Lider und der Bindehaut, Gewebenekrosen der Hornhaut.

Mögliche Folgen

Symblepharonbildung, Hornhautnarben mit Beeinträchtigung der Sehschärfe.

Maßnahmen

Keine Spülungen oder sonstige Behandlung mit Wasser – lockeres Abdecken mit sterilem Verband und den Verletzten sofort in die nächstgelegene Augenklinik einweisen.

Geburtshilflich-gynäkologische Notfälle

S. D. Costa

Einleitung

Eine umfassende Darstellung der Anamneseerhebung und des Vorgehens bei der gynäkologischen Untersuchung würde die Grenzen dieses Kapitels sprengen. Eine adäquate gynäkologische Untersuchung ist ohne einen gynäkologischen Stuhl und ohne Spekula nicht möglich, so daß der Notarzt sich auf eine Kurzanamnese und auf den externen Abdominalbefund beschränken muß.

Eine der wichtigsten Unterscheidungen für die Diagnose und für das therapeutische Vorgehen ist, ob bei einer Patientin im gebärfähigen Alter eine Schwangerschaft vorliegt oder nicht. Aus diesem Grund werden in diesem Kapitel die Symptome und die Krankheitsbilder stets in Abhängigkeit vom Schwangerschaftsstatus besprochen.

Anamnese und Untersuchung

Anamnese

Die gynäkologisch-geburtshilfliche Anamnese weist einige Besonderheiten im Vergleich zu anderen Fächern auf. Es wird jedoch vorausgesetzt, daß die systematische Anamnese bereits erfolgt ist und der Verdacht auf das Vorliegen einer Erkrankung aus der Frauenheilkunde aufgetreten ist.

Das *Alter der Patientin* ist von wesentlicher Bedeutung. Uterine Blutungen bei Frauen zwischen dem 15. und 50. Lebensjahr stehen meist im Zusammenhang mit Reproduktionsstörungen, und es muß immer an die Möglichkeit einer Schwangerschaft gedacht werden. Während bei jungen Mädchen die Blutungen häufig hormonell bedingt sind, sollte eine vaginale Blutung nach der Menopause den Verdacht auf ein Malignom lenken.

Die *Parität der Patientin* ist ebenfalls wichtig, da eine Patientin, die bereits Erfahrungen mit Schwangerschaften hatte, meist weiß, ob sie schwanger ist. Nach stattgehabtem Abort sind der Patientin die Anzeichen und der Ablauf der Fehlgeburt bekannt.

Tabelle 1. Abdominale Schmerzen gynäkologischer Ursache

Lokalisation	Ursache	Schmerztyp	Ausstrahlung
Mittel- und Unterbauch	Dysmenorrhö, Endometritis	Diffus, krampfartig	Innenseite der Oberschenkel
	Abort	Ziehend	Innenseite der Oberschenkel
Unterbauch, einseitig	Tubarabort Tubarruptur	Krampfartig Messerstichartig	Leiste Leiste
Unterbauch, doppelseitig	Aszendierende Genitalinfektion	Dumpf, gleichbleibend	Keine

Die *Menstruationsanamnese* ist bei der Eingrenzung einer vaginalen Blutung auch im notärztlichen Dienst von Bedeutung. Ein guter diagnostischer Ausgangspunkt ist das Datum, die Art und die Stärke der letzten Periode. Bei regelmäßigen Abständen der Periodenblutungen ist eine Schwangerschaft unwahrscheinlich, aber keineswegs ausgeschlossen.

Im Anschluß an die Menstruationsanamnese sollte erfragt werden, welche Art von *Kontrazeption* die Patientin betreibt. Ein unregelmäßiges Blutungsmuster kann durch hormonale Kontrazeptiva bedingt sein. Ein Intrauterinpessar (IUD; „Spirale") kann Ursache für verstärkte Regel- und Zwischenblutung, für aszendierende Infektionen (ca. 10% aller IUD-Trägerinnen) bis hin zur Sepsis und für eine Extrauteringravidität sein.

In der Differentialdiagnostik der *abdominalen Schmerzen* nehmen gynäkologische Ursachen einen wichtigen Platz ein. Für einen genitalen Ursprung spricht die *Lokalisation* im unteren Abdomen und die Begleitung dieser Schmerzen durch *Kreuzschmerzen*. Die *Schmerzcharakteristika* einiger wichtiger Notfälle sind in Tabelle 1 dargestellt.

Untersuchung

Nach der *äußeren Gesamtbeurteilung* der Patientin sollte die *Inspektion* des Abdomens, der Leisten und des äußeren Genitales erfolgen. Bei der Inspektion der Vulva sind Verletzungen oder entzündliche Veränderungen erkennbar. Bei einer vaginalen Blutung ist die Stärke der Blutung und das Vorhandensein von Koageln oder Gewebeteilen von Bedeutung. Die *Palpation* des Abdomens, der Leisten und des äußeren Genitales gibt Aufschluß über den Ursprung der Beschwerden und hilft bei der Unterscheidung zwischen Entzündung, Tumoren oder Tubarruptur infolge Extrauteringravidität.

Die gynäkologisch-geburtshilfliche Untersuchung durch den Notarzt wird meistens unvollständig bleiben müssen, da weder ein gynäkologischer Untersuchungsstuhl noch das Instrumentarium vorhanden ist. Für den Unerfahrenen ist es sehr schwierig, die Länge und die Konsistenz der Portio, ein Portioschiebeschmerz oder die Adnexe zu beurteilen. Aus diesen Gründen sollte *die bimanuelle Untersuchung* einem Facharzt überlassen werden.

Gynäkologische Notfälle

Schmerzen

Stielgedrehte Ovarialzyste (Adnextorsion)
Ätiologie
Eine bestehende Ovarialzyste kann infolge einer plötzlichen Bewegung oder eines plötzlichen Lagewechsels zu einer Drehung der Adnexe um die eigene Achse führen. Es kommt zu einer Minderdurchblutung der Adnexe und zur peritonealen Reizung. Die Patientinnen sind zwischen 20–30 Jahre alt, und es besteht häufig eine Schwangerschaft.

Symptome
Das Leitsymptom ist ein akuter, sehr starker Schmerz im Unterbauch, meistens rechts lokalisiert. Außerdem klagen 60% der Patientinnen über Übelkeit und Erbrechen.

Diagnose
Palpatorisch besteht das Bild eines akuten Abdomens mit Druckdolenz und Abwehrspannung im Unterbauch. Gynäkologisch ist ein druckdolenter Ovarialtumor tastbar.

Differentialdiagnose
Appendizitis, akute Adnexitis (klinisches Bild weniger dramatisch, selten Bild eines akuten Abdomens), Nierenkolik.

Therapie
Sofortige Klinikeinweisung ist erforderlich. Analgetikagabe erst nach Sicherung der Diagnose (z.B. 1 Amp. Tramal i.v.), da sonst die Gefahr der Verschleierung der Diagnose besteht.

Gynäkologische Blutungen

Jede vaginale Blutung, die entweder unerwartet oder ungewöhnlich stark auftritt, muß als anormal eingestuft werden. Wenn ein Notarzt zu einer Frau gerufen wird, weil eine vaginale Blutung vorliegt, muß er eine einmalige Blutungsstörung von einer Blutung abgrenzen, die auf eine längerbestehende Erkrankung zurückzuführen ist.

Vaginale Blutung beim Mädchen unter 10 Jahren
Siehe S. 255

Vaginale Blutung bei Frauen zwischen 10 und 35 Jahren

Ätiologie

Bei jeder Blutungsunregelmäßigkeit einer Frau dieser Altersgruppe sollte eine Schwangerschaft ausgeschlossen werden. Mehr als die Hälfte der jungen Frauen haben in den ersten Jahren nach der Menarche *anovulatorische Abbruchblutungen*, die durch ein nicht ausgereiftes hypothalamisch-hypophysäres System hervorgerufen werden. Andere Ursachen vaginaler Blutungsstörungen sind Zervixpolypen, Zervizitis, Endometriumpolypen, Uterusmyome, Verletzungen, Fremdkörper, Blutgerinnungsstörungen, polyzystische Ovarien, Fettsucht und psychische Probleme.

Symptome

Die vaginale Blutung kann als verlängerte Menstruation (Menorrhagie), als zu starke Menstruation (Hypermenorrhö), als Dauerblutung oder als Zwischenblutung (in Zyklusmitte oder unabhängig vom Zyklus) mit oder ohne Schmerzen auftreten.

Diagnose

Das wichtigste diagnostische Mittel ist für den Notarzt die Anamneseerhebung. Wie bei jeder Blutung sollte zunächst das Ausmaß des Blutverlustes beurteilt werden (Blutdruck, Orthostase, Puls, Hautblässe, Farbe der Skleren). Wenn ein gynäkologisches Instrumentarium vorhanden ist, können Zervixpolypen oder verletztes Vaginalepithel gesichtet und Uterusmyome und polyzystische Ovarien getastet werden.

Therapie

Eine vaginale Blutung führt selten zu einer Schocksymptomatik in diesem Alter. Die wichtigsten Aufgaben des Notarztes sind, die Ursache der vaginalen Blutung einzugrenzen und die Menge des Blutverlustes abzuschätzen. Ein i.v.-Zugang sollte gelegt werden und eine Volumensubstitution begonnen werden, falls klinisch der Verdacht auf einen hohen Blutverlust besteht.

Cave: Keine vaginale Tamponade (Gefahr der Perforation für den Ungeübten) und keine lokale Applikation irgendwelcher „Hämostyptika" (wirkungslos)!

Vaginale Blutungen bei Patientinnen über 35 Jahren

Ätiologie

In dieser Altersgruppe sind die Hauptursachen vaginaler Blutungen Zervix- oder Endometriumpolypen, Karzinome, hormonaktive Ovarialtumoren, Uterusmyome, chronische Endometritis (bei liegender Spirale), Verletzungen und Endometriose. Bei Frauen in der Menopause können Blutungen durch die Atrophie des Vaginalepithels verursacht werden, das sehr dünn und anfällig ist.

Symptome

Die meisten perimenopausalen Frauen (50 ± 5 Jahren) neigen zu unregelmäßigen, starken Blutungen, die zu einer Anämie führen können. Benigne und maligne Tumoren verursachen erst im Spätstadium Miktions-, Defäkationsbeschwerden, Aszites und Gewichtsabnahme. Eine Endometritis kann zu Zeichen einer Pelveoperitonitis führen.

Diagnose und Therapie

Aufgrund der höheren Wahrscheinlichkeit eines Malignomes in dieser Altersgruppe, ist eine gynäkologische Untersuchung unerläßlich. Ein i.v.-Zugang sollte gelegt werden und eine Volumensubstitution begonnen werden, falls klinisch der Verdacht auf einen hohen Blutverlust besteht.

Da in den meisten Fällen eine diagnostische und/oder therapeutische Kürettage durchgeführt werden muß, sollte die Patientin je nach Blutungsstärke in die Klinik eingewiesen werden.

Notfälle in der Schwangerschaft

Lagerung der Schwangeren: Bei jedem Notfall sollte bei einer Schwangeren in der 2. Schwangerschaftshälfte die Rückenlage wegen der Gefahr eines Vena-cava-Kompressionssyndroms vermieden werden. Die daraus resultierende Hypotonie der Mutter kann zu einer fetalen intrauterinen Asphyxie führen.

Schmerzen

Extrauteringravidität

Die Extrauteringravidität (EUG) stellt einen der wichtigsten und der gefährlichsten Notfälle in der Geburtshilfe dar. In den letzten Jahrzehnten verzeichnete man in der ganzen Welt eine stetige Zunahme der Zahl der EUG, so daß gegenwärtig mehr als 1% aller Schwangerschaften ektopisch sind.

Ätiologie

In mehr als 95% aller EUG siedelt sich die befruchtete Eizelle in der Tube an, weil die Tubenpassage durch mechanische oder funktionelle Faktoren behindert wird. Auslösende oder begünstigende Ursachen einer EUG sind: floride oder stattgehabte Salpingitis, peritubare Adhäsionen nach Entzündungen im kleinen Becken oder nach Appendizitis, Tubenendometriose, anatomische Veränderungen der Tuben (angeborene Anomalien, Divertikel u. ä.), EUG in der Anamnese, Tubenoperationen, multiple induzierte Aborte, intrauterine Pessare, Uterusmißbildungen und hormoninduzierte Tubenmotilitätsstörungen (Progesteroneinnahme).

Symptome

Alle Patientinnen mit EUG klagen über bohrende oder stechende ein- oder doppelseitige Schmerzen im Unterleib oder im Abdomen, die bei einer intakten EUG nicht sehr ausgeprägt sein müssen. Typische Schwangerschaftszeichen wie Amenorrhö, Spannen in den Brüsten und morgendliche Übelkeit *können* vorhanden sein. Eine, meist leichte, vaginale Blutung tritt in 60–80% der Fälle auf. Im Falle einer *Tubarruptur* tritt eine plötzliche und heftige Blutung in die freie Bauchhöhle auf. Die Patientin ist blaß, kaltschweißig mit kalten Extremitäten, und es treten Lufthunger, motorische Unruhe und Angst auf. Ein Schulterschmerz ist meistens vorhanden oder wird auf Befragen angegeben.

Diagnose

Bei jeder Patientin mit Beschwerden in der Frühschwangerschaft muß eine EUG ausgeschlossen werden. Die Diagnose hängt entscheidend davon ab, ob an die Möglichkeit einer EUG überhaupt gedacht wird! Der Schwangerschaftstest muß positiv sein! Palpatorisch ist das Abdomen druckdolent mit Abwehrspannung; die Bewegung des leicht vergrößerten, aufgelockerten Uterus ist schmerzhaft („Portioschiebeschmerz"). Falls die Tube rupturiert ist, ist der Adnex extrem schmerzempfindlich; der Douglas-Raum kann vorgewölbt und druckdolent sein. Die intraabdominelle Blutung führt in kurzer Zeit zu Tachykardie, Blutdruckabfall und Schock.

Differenzialdiagnostisch sind Tubarabort, intrauteriner Abort (s. S. 250), stielgedrehte Ovarialzyste (s. S. 246), Appendizitis und Nierenkolik auszuschließen.

Therapie

Jede Patientin mit einem Verdacht auf EUG gehört auf schnellstem Wege in die nächstgelegene Klinik! Der intraabdominale Blutverlust kann sehr schnell zur Hypovolämie und Schock führen. Ausreichende i.v.-Zugänge müssen gelegt und Plasmaexpander gegeben werden. *Reanimationsbereitschaft!*

Blutungen

Blutung in der Frühschwangerschaft (Abort)

Ätiologie

Mehr als 80% aller Aborte treten in den ersten 12 Schwangerschaftswochen auf. Die Ursachen der Aborte sind vielfältig, und als ätiologische Faktoren werden genetische Störungen der Eizelle, Umwelteinflüsse, mütterliche Infektionen, mütterliche Systemerkrankungen, Impfungen, Uterusfehlbildungen und andere Faktoren diskutiert.

Symptome und Diagnose

Das Leitsymptom ist eine plötzliche vaginale Blutung in den ersten 28 Schwangerschaftswochen mit oder ohne Schmerzen (Wehen). In Tabelle 2 sind die Sym-

Tabelle 2. Symptome und Klinik bei Abort

Stadium	Symptome	Zervix	Muttermund
Drohender Abort	Leichte Blutung, keine Wehen	2 cm	Geschlossen
Beginnender Abort	Stärkere Blutung	Verstrichen	Geöffnet
Inkompletter Abort	Stärkere Blutung, Koageln, Gewebsteile	Verstrichen oder wieder formiert	Geöffnet oder wieder geschlossen

ptome und die Klinik in Abhängigkeit von den Stadien des Abortgeschehens aufgeführt.

Differentialdiagnostisch sollte eine Blutung bei Portioerosion (z.B. Kontaktblutung nach Verkehr), Varizen, Polypen, EUG (s. S. 248) Blasenmole und Karzinom ausgeschlossen werden.

Therapie

Beim *drohenden Frühabort* (bis zur 16. Schwangerschaftswoche) beschränkt sich die Therapie auf Bettruhe.

Nach der 16. Schwangerschaftswoche (*drohender Spätabort*) können Wehenhemmer (z.B. Partusisten oder Dilatoltabletten, 3–4 stdl., oder 1 Amp. Dilatol i.m.) vor dem Transport in die Klinik eingesetzt werden.

Beim *beginnenden oder inkompletten Abort* mit stärkerer Blutung muß eine Infusion gelegt werden (Gefahr eines Blutungsschockes) und der sofortige Transport in die Klinik erfolgen.

Blutung in der Spätschwangerschaft
(Placenta praevia, vorzeitige Plazentalösung)

Ätiologie

Blutungen in der 2. Hälfte der Schwangerschaft und unter der Geburt gehören zu den gefährlichsten geburtshilflichen Komplikationen. Die Pathogenese der *vorzeitigen Plazentalösung* ist im einzelnen unbekannt. Mit der vorzeitigen Lösung assoziierte Faktoren sind mütterliche Angiopathien (Gestose), Blasensprung und schwere Traumen. Es kommt zu einer akuten Blutung in der Dezidua, und es bildet sich ein Hämatom zwischen einer mütterlichen und einer fetalen Deziduaschicht („retroplazentares Hämatom").

Eine tiefe Implantation des befruchteten Eies (Ursache unbekannt, gehäuft nach multiplen Kürettagen, Kaiserschnitt, bei älteren Mehrgebärenden) kann zu einem Plazentasitz vor dem inneren Muttermund führen. Bei einer *Placenta praevia* führt die Dilatation des inneren Muttermundes gegen Ende der Schwangerschaft zu einer Lösung einzelner Plazentateile und zu einer Blutung aus uterinen Gefäßen.

Symptome

Bei einer *vorzeitigen Plazentalösung* kommt es zu plötzlichen, anhaltenden Unterbauch- oder Kreuzschmerzen mit Abgang von meist dunklem, von Koageln durchsetztem Blut. Die *Plazenta-praevia-Blutung* tritt typischerweise aus „heiterem Himmel" auf, ist schmerzlos und das Blut ist hell.

Diagnose

Der Uterus ist bei einer *vorzeitigen Plazentalösung* irritabel, druckschmerzhaft und oft von harter Konsistenz. In einigen Fällen treten zunehmende Wehen auf, die sich bis zur Dauerkontraktion (Tetanie) steigern können. Die Zunahme der Schmerzen auch ohne vaginale Blutung deutet auf eine okkulte Blutung in den retroplazentaren Raum hin. Die vaginale Untersuchung ist bis auf die Blutung aus dem Muttermund unauffällig.

Die Blutung bei *Placenta praevia* ist zumeist von keinen anderen klinischen Befunden begleitet. *Ein Blick in den Mutterpaß* der Patientin offenbart den Sitz der Plazenta bei der letzten Ultraschalluntersuchung. Dies ist um so wichtiger, als eine vaginale Untersuchung bei Placenta praevia absolut kontraindiziert ist (Gefahr einer lebensgefährlichen Blutung)!

Therapie

Da sowohl die Blutung bei der vorzeitigen Lösung als auch die Placenta-praevia-Blutung zu Hypovolämie und Schock führen können, sollten *ausreichende i.v.-Zugänge* bereitgestellt und der *sofortige Transport* in die Klinik veranlaßt werden. Die Klinik benachrichtigen (Vorbereitung auf einen Noteingriff)!

Eine O_2-Gabe ist unbedingt erforderlich, da man dadurch evtl. auch die Prognose des Kindes verbessern kann (nach massivem Blutverlust steht allerdings die Mutter im Vordergrund).

Während des Transportes sollte eine Tokolyse durchgeführt werden: entweder 1 Amp. Dilatol i.v. oder 1 Amp. Partusisten à 0,5 mg in 250 ml Glukose i.v. in der Dosierung von 10–30 Tropfen pro min.

Eklamptischer Anfall

Ätiologie

Die Präeklampsie (früher EPH-Gestose) ist ein schwangerschaftsinduziertes Krankheitsbild mit Hypertonie, Proteinurie und peripheren Ödemen. Die Ursache dieser Erkrankung ist unbekannt. Das Erkrankungsrisiko ist bei Erstgebärenden, bestehender chronischer Hypertonie, hormonell induzierten Schwangerschaften und Mehrlingsschwangerschaften erhöht. Bei unbehandelter Präeklampsie kann es zu einem eklamptischen Anfall (Eklampsie) kommen.

Symptome und Diagnose

Die Vorboten einer Eklampsie sind Kopfschmerzen, Augenflimmern, Übelkeit, Erbrechen und epigastrische Schmerzen. Die Patientin hat einen hohen Blutdruck, ist hyperreflektorisch und unruhig. Im Anfall treten tonisch-klonische Zuckungen und Krämpfe der gesamten Körpermuskulatur auf. Das Gesicht ist zyanotisch, die Zähne fest zusammengebissen. Bewußtlosigkeit und Atemstillstand für die Dauer von ca. 1 min können auftreten. Koma und Bewußtseinstrübung sind selten. Differentialdiagnostisch müssen Epilepsie, diabetisches Koma und ein tetanischer Anfall ausgeschlossen werden.

Therapie

Sofortmaßnahmen: linke Seitenlage, Gummikeil oder Tuchknebel zur Vermeidung des Zungenbisses, Lärm- und Lichtabschirmung.

Dann: Infusion (*Glukose 5%, kein* NaCl, da zumeist eine Hypertonie besteht!), 10 mg Diazepam i.v., 10 ml Magnesiumascorbat 20% langsam i.v. (**cave:** Hypotonie!), je nach Blutdruck 1 Amp. Dihydralazin i.v. oder 1 Amp. Elerantil 25–50 mg i.v.

Sofortige Klinikeinweisung ist erforderlich. Kein Sondersignal (Reizabschirmung!).

Geburt

Wenn der Notarzt zu einer bevorstehenden Geburt gerufen wird, bedeutet dies in den allermeisten Fällen, daß die Geburt normal, spontan und komplikationslos sein wird. Für den Arzt gilt es also, die Ruhe und die Übersicht zu bewahren. Eine Polypragmasie ist zu vermeiden! Folgendes Schema sollte befolgt werden:

Vor der Abfahrt

Die Klinik benachrichtigen.

Bevorstehende Geburt

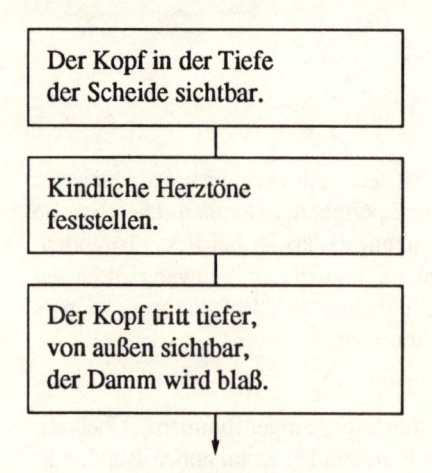

Der Kopf in der Tiefe der Scheide sichtbar.	
Kindliche Herztöne feststellen.	Ohr auf den Unterbauch links oder rechts legen, normale kindliche Herzfrequenz 120–160 min^{-1}.
Der Kopf tritt tiefer, von außen sichtbar, der Damm wird blaß.	Der Kopf „schneidet ein".

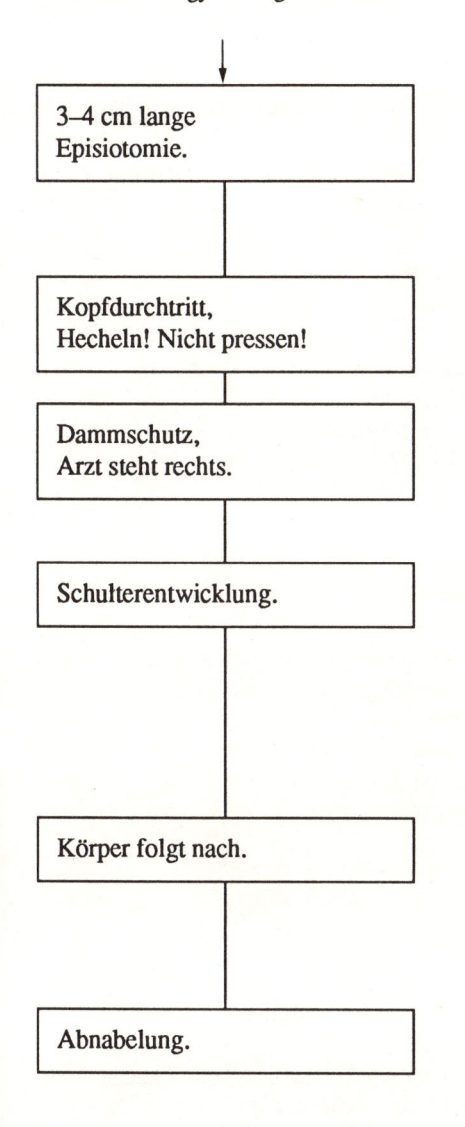

3–4 cm lange Episiotomie.	Ausgehend von der hinteren Scheidenkomissur mit einer geraden Schere (das stumpfe Blatt der Schere liegt *innen*) nach mediolateral schneiden.
Kopfdurchtritt, Hecheln! Nicht pressen!	Patientin zum schnellen Atmen auffordern (sonst erhöhte Gefahr eines Dammrisses, Sturzgeburt).
Dammschutz, Arzt steht rechts.	*Rechte* Hand mit Kompresse schützt Damm und After; *linke* Hand verhindert das zu rasche Heraustreten (dosierte Abbremsung).
Schulterentwicklung.	Der kindliche Kopf mit beiden Händen anfassen, Rotation des Kopfes in den queren Durchmesser, leichter, *kontinuierlicher* Zug nach unten, bis die vordere Schulter entwickelt; dann Zug nach oben, Entwicklung der hinteren Schulter.
Körper folgt nach.	Das Kind gut festhalten!
Abnabelung.	Nabelschnur zum Kind langlassen (ca. 1 Handbreit), zur Mutter *und* zum Kind abbinden (oder abklemmen), durchtrennen.

Absaugen des Kindes (z.B. mit sterilem Einmalblasenkatheter), Abwischen des Kindes mit trockenem Handtuch, Einwickeln in ein warmes Tuch, Legen des Kindes auf den Bauch der Mutter (Gefahr der Auskühlung).

Die *Plazenta* folgt normalerweise nach kurzer Zeit von selbst. Kein Zug an der verbliebenen Nabelschnur, sondern liegenlassen und *rasche Klinikeinweisung veranlassen!*

Medikamente in der Schwangerschaft

In der nachstehenden Liste sind Medikamente aufgeführt, die *bei einem Notfall* in der Schwangerschaft verabreicht werden dürfen. In allen Fällen ist es äußerst wichtig, die Medikamentengabe zu *dokumentieren* und *den Geburtshelfer zu informieren*, damit eventuelle Wirkungen beim Kind, nach Geburt, aufgefangen werden können.

Adrenalin	Furosemid
Aminophyllin	Halothan
Atropin	Insulin
Azetazolamid	Kortikosteroide
β-Blocker	Lidocain (lokal)
Bupivacain (lokal)	Mepivacain (lokal)
Cephalosporine	Methyldopa
Clindamycin	Morphin
Clonidin	Nitrofurantoin
Diazepam	Noradrenalin
Digoxin	Paracetamol
Digitoxin	Penicilline
Dihydralazin	Pethidin
Dimenhydrinat	Phenobarbital
Dobutamin	Phenytoin
Dopamin	Procain (lokal)
Erythromycin	Theophyllin
	Vitamin K

Notfälle im Wochenbett

Die wichtigsten Notfälle im Wochenbett sind der eklamptische Anfall, das Wochenbettfieber und die Blutung im Wochenbett.

Die Eklampsie kann bis zu 6 Wochen nach der Geburt als Komplikation einer vorbestehenden Präeklampsie auftreten. Die Therapie des Anfalles ist identisch mit der Therapie in der Schwangerschaft (s. S. 253).

Das unbehandelte *Wochenbettfieber* kann zu einer *Puerperalsepsis* führen. Die Symptome sind: hohes Fieber (über 39 °C), Tachykardie, warme Extremitäten, Unruhe, Hypotonie, Schock. Gefürchtete Komplikationen sind Verbrauchskoagulopathie, septische Thrombophlebitis, diffuse Peritonitis. Zur Therapie durch den Notarzt: i.v.-Zugang, energische Volumensubstitution, Vasoaktiva (z.B. Dopamin i.v.), O_2-Gabe, schnellster Transport in die Klinik.

Die *Blutung im Wochenbett* kann bis zu mehreren Tagen post partum zur Hypovolämie und Schock führen. Man unterscheidet 2 Blutungsmuster:

a) Blutung nach *außen* (vaginal).
   Ursachen: Atonie des Uterus, intrauterine Plazentareste.
b) Blutung nach *innen* (perivaginales Bindegewebe, okkulte Blutung),
   Ursachen: Gefäßläsionen perineal, vaginal oder subperitoneal.

Die Diagnose wird durch Palpation des Abdomens und durch bimanuelle vaginale Untersuchung gestellt. Ein gut kontrahierter Uterus post partum ist deutlich tastbar oberhalb der Symphyse, und die Konsistenz ist prallelastisch bis hart.

Die Therapie besteht in jedem Falle aus Legen eines i.v.-Zuganges, Volumensubstitution und Transport in die Klinik. Bei einer Uterusatonie und bei intrauterinen Plazentaresten sollten 5 IE (1/2 Amp.) Oxytocin langsam i.v. gegeben werden (Oxytocin führt zur Kontraktion des Uterus und dadurch zur Blutstillung).

Kindergynäkologische Notfälle

Vaginale Blutung beim Mädchen (unter 10 Jahren)

Die Mehrzahl der Blutungen vor der Pubertät ist auf eine Pubertas praecox zurückzuführen. Weitere Ursachen sind: Genitaltumoren, Verletzungen durch Fremdkörper oder durch Mißhandlungen, Vaginitis, Vaginalprolaps.

Bei Vorliegen einer *Pubertas praecox*, die in jedem Alter außer im 1. Lebensjahr auftreten kann, sind die sekundären Geschlechtsmerkmale wie Brustentwicklung, Scham- und Achselbehaarung vorzeitig entwickelt. Eine *Vulvovaginitis* kann manchmal zu Blutungen führen. Die Vulva ist gerötet, und Kratzspuren sind sichtbar.

Durch Inspektion des vollständig ausgezogenen Mädchens können Pubertas praecox, Vulvovaginitis, Verletzungen oder Vaginalprolaps diagnostiziert werden.

Die Blutung führt selten zur Hypovolämie und Schock. Eine Sedierung und/oder Analgesie kann notwendig sein. Die Klinikeinweisung muß erfolgen, falls eine Verletzung, Tumoren, oder ein Vaginalprolaps vorliegt. Auch nach Entfernen eines vaginalen Fremdkörpers ist eine Klinikeinweisung zum Ausschluß von Begleitverletzungen erforderlich.

Urologische Notfälle

H.-R. Ovelgönne

Mit zunehmender Industrialisierung, wachsendem Straßenverkehr und vermehrter Ausübung verletzungsträchtiger Sportarten haben Zahl und Schwere der Verletzungen eine deutliche Steigerung erfahren. Die in allen Lebensbereichen vermehrt festzustellenden Kombinationsverletzungen betreffen zunehmend auch den Harntrakt, ohne daß dessen Mitbeteiligung für die mit der Erstversorgung des Verletzten Verantwortlichen unmittelbar nach dem Trauma erkennbar wäre. Die im Regelfall nicht oder nur verschleiert erkennbare Symptomatik hat häufig zur Folge, daß die erforderliche Diagnostik versäumt oder verspätet durchgeführt wird, mit der Konsequenz vermeidbarer lebensbedrohlicher Komplikationen und irreparabler Folgeschäden.

Hinweise auf eine traumatische Mitbeteiligung des Harntraktes sind:

- adäquates Trauma (Fraktur des distalen Rippen bzw. des Beckens),
- äußere Zeichen einer inneren Verletzung (Prellmarken und Hämatome am Rumpf, insbesondere in den Flanken),
- Flankenschwellung und Zunahme des Bauchumfanges (Nierenruptur, Harnleiterverletzung),
- perineale Schwellung und Hämatombildung,
- bei rektaler Untersuchung dislozierte Prostata (Harnröhrenabriß und Douglas-Tumor (intraperitoneale Blutung),
- Anurie, Hämaturie und Blutung aus der Harnröhre.

Bei der Seltenheit urologischer Notfallsituationen die den Kompetenzbereich des Notfallarztes überschreiten, kommt eine spezifisch notärztliche Erstversorgung nur bei *offenen Verletzungen* des Harntraktes in Betracht und hat dem jeweiligen Verletzungsmuster entsprechend zu erfolgen, ohne daß konkrete Hinweise auf Art und Vorgehen der Versorgung gegeben werden können.

Schuß-, Stich- und Pfählungsverletzungen sind neben Verkehrsunfällen Ursache einer offenen Verletzung des Harntraktes mit der Folge von:

- Urinaustritt aus der Wunde,
- peritonealen Reizsymptomen,
- Unfähigkeit der Blasenentleerung,
- Blutung aus der Harnröhre (keine Katheterisierung!).

Nach Sicherung der Vitalfunktionen sowie unter Berücksichtigung von Begleitverletzungen ist die Blutstillung unter Vermeidung von Sekundärinfektionen, besonders durch unsachgemäße Katheterisierung, die notwendige Sofortmaßnahme. Die definitive Versorgung ist stets operativ.

Geschlossene Verletzungen der Harnorgane lassen sich hinsichtlich Lokalisation, Ausmaß und therapeutischen Konsequenzen nur durch die klinische Diagnostik beurteilen und bedürfen, abgesehen von der Schockbekämpfung, keiner speziellen notärztlichen Versorgung.

Literatur

Ackermann R (1988) Urologische Notfälle. In: Sefrin P (Hrsg) Notfalltherapie im Rettungsdienst. 4. Aufl. Urban & Schwarzenberg, München Wien Baltimore, S 369–376

Jacobi GH, Engelmann UH (1986) Notfälle aus der Urologie. In: Ahnefeld FW, Dick W, Kilian J, Schuster HP (Hrsg) Notfallmedizin. Springer, Berlin Heidelberg New York Tokyo, S 294–297

Lutzeyer W, Hannappel J (1983) Urologische Traumatologie. In: Hohenfellner R, Zingg EJ (Hrsg) Urologie in Klinik und Praxis. Thieme, Stuttgart New York, S 800–828

Trentz O (1981) Polytrauma unter besonderer Berücksichtigung des Urogenitaltraktes. In: Lutzeyer W (Hrsg) Traumatologie des Urogenitaltraktes. Springer, Berlin Heidelberg New York, S 333–344

Respiratorische Notfälle in der präklinischen Versorgung aus internistischer Sicht

M. Grunze

I. Notfalluntersuchung und erste Maßnahmen

Den Schweregrad der Erkrankung teilt man klinisch am besten anhand folgender Begriffe ein:
1) Dyspnoe: subjektive Atemnot,
2) Orthopnoe: Atemnot mit Einsatz der Atemhilfsmuskulatur, Zeichen der Zwerchfellermüdung (s. unter III, S. 275), Patient ist aber „hellwach",
3) Hypoventilation, Apnoe: flache, ungenügende Atmung, Schnappatmung bzw. Atemstillstand mit Somnolenz oder Bewußtlosigkeit.

Primärversorgung

Grundlage einer adäquaten Versorgung ist die sichere Kenntnis und Interpretation der „Leitsymptome" und der Pathophysiologie (s. unter III, S. 276).
  Der Rettungsarzt sollte immer intubationsbereit sein:
  Die Atemmuskulatur ist quergestreifte Muskulatur und nicht nur bei Hypoxie ermüdbar, daher müssen Patienten mit respiratorischen Notfällen immer begleitet werden.

Lagerung

Wacher, dyspnoischer oder orthopnoischer Patient:
  Wenn möglich sitzend, dies ermöglicht den Einsatz der Atemhilfsmuskulatur.
  Außer bei „inneren Verletzungen" (Hämoptoe, Aspiration) oder Trauma: Lagerung halbliegend mit lungengesunder Seite oben („sunny side up").
  Somnolenter Patient, komatöser Patient:
  Liegend mit „sunny side up", wichtig: Aspirationsprophylaxe (!), der Patient muß also flach liegen mit Kopfseitlage. Intubation ist sicherer.
  Mit dem Prinzip „sunny side up" beim Liegen soll das Überlaufen von Blut oder Aspirat auf die gesunde Seite verhindert werden.
  Bei orthopnoischen Patienten, die gelegt und/oder sediert werden, muß mit Intubationspflichtigkeit gerechnet werden, da die Atemhilfsmuskulatur nicht mehr eingesetzt werden kann.

Respiratorische Notfälle

O_2-Gabe

Da bei Atemnot meist über den Mund geatmet wird ist eine nicht dicht schließende Maske (meist mit hohem O_2-Fluß, 10 l/min) günstiger als eine Nasensonde.

Venöser Zugang

Ein iatrogener Pneumothorax beim Legen eines zentralen Weges verschlechtert: a) die restliche Spontanatmung, b) die Chance, komplikationsfrei zu beatmen. Bei respiratorischen Notfällen sollte als Zugang daher vorzugsweise eine periphere, ausreichend große „Braunüle" gewählt werden.

Medikamente

Für jede Medikamenteninhalation, die den Larynx oder die Bronchien gut erreichen soll, muß durch den Mund ein- und durch die Nase langsam ausgeatmet werden.

Sedativa nur bei Intubationsbedarf. Alle Sedativa sind atemdepressiv.

„Analeptikagabe" (z. B. Microren, Daptazile usw.) ist sinnlos, außer bei Intoxikationen (zentraler Atemdepression). Für Opiat- und Benzodiazepinintoxikationen sind heute bessere Antidote wie Naloxon (Narcanti) und Flumazenil (Anexate) im Handel.

Analgetika haben auch sedierende (atemdepressorische Wirkungen, dürfen deswegen aber einem Patienten nicht vorenthalten werden. Intubationsbereitschaft!

Infusionen bei Schockzuständen sollten aus kristallinen Lösungen bestehen.

Notfallbeatmung – Tubus oder Maske?

In Notfallsituationen sollte bei Lungenerkrankung immer mit Beutel über Tubus (s. unter Teil III; S. 277) und per Hand beatmet werden, um ein Gefühl für die Beatmungsdrücke zu haben. Hohes O_2-Angebot ist fast immer sinnvoll (Ausnahmen s. unter III, S. 276). Wenn vor der Intubation eine längere Maskenbeatmung erforderlich war, sollte eine Magensonde zur Luftentlastung gelegt werden.

Zu Atemzugvolumen und Frequenz s. Kapitel „Narkose".

Eine wichtige Komplikation ist die „Thoraxüberblähung": Da die Ausatmung bei Ermüdung und Somnolenz fast nur passiv erfolgt, ist sie bei schwerer Atemwegsobstruktion unvollständig. Die Lungenüberblähung kann soweit ansteigen, daß die Kapazität des Thorax gefüllt ist und (tatsächlich) „nichts mehr reingeht". Unter diesen Umständen ist manuelle Exspirationshilfe erforderlich.

Differentialdiagnosen: Tubusverlegung (Durchgängigkeit des Tubus mit Absaugsonde prüfen), Spannungspneumothorax (Rippenzwischenräume inspizieren), einseitige Intubation (Auskultation).

II. „Krankheitsbilder"

Zu Aspiration, Ertrinken, Insuffizienz bei Pleuraerguß s. S. 279 ff.

Apnoe, Hypoventilation

Leitsymptom

Atemstillstand bzw. Schnapp- oder langsame, flache Atmung.

Ursachen

Störung des Atemzentrums durch neurologische Erkrankungen (Apoplex, Hirndruck), Intoxikation (Opiate, Sedativa), Hypoxie. Erschöpfung der Atemmuskulatur.

Therapie

Intubation, Beatmung, i.v.-Zugang.

Bei Aspirationsverdacht: Vor der Intubation durch Druck auf den Thorax überprüfen, ob die Atemwege frei sind (Luftaustritt?) zum Ausschluß eines Bolus im Larynx oder der Trachea („Einröhrensystem der Atemwege"). Wenn keine Luft austritt: Heimlich-Manöver: Den Patienten halb aufrichten, von hinten unter den Achseln durchgreifen, die Arme des Patienten vor dem Brustkorb überkreuzen und den Thorax 2- bis 3mal kurz, ruckartig komprimieren, um Fremdkörper aus den Atemwegen herauszuschleudern.

Komplikationen des Heimlich-Manövers: s. Kapitel „Reanimation".

Weiteres Vorgehen bei Herz-Kreislauf-Stillstand: s. Reanimation.

Atemwegsstenosen

Leitsymptome

Bei extrathorakaler Lokalisation der Stenose inspiratorischer Stridor, bei intrathorakaler Lokalisation verlängertes Exspirium.

Ursachen

Extrathorakal: Larynxprozesse (Ödem durch Allergie, Insektenstiche), Fremdkörper, Laryngospasmus, Stimmbandlähmung, Larynxkarzinom, Struma, subglottische Stenosen nach Langzeitbeatmung, die durch Schleimverlegung, zusätzliche entzündliche Schwellung oder Fremdkörperaspiration „kritisch" werden.

Intrathorakal: Tumoren, Trachealstenosen, Schleimverlegung vorbestehender Engstellen.

Respiratorische Notfälle

Differentialdiagnosen zu intrathorakalen Stenosen

Asthma und andere obstruktive Atemwegserkrankungen, Aspiration.

Lagerung

Oberkörper aufrecht, Abstützen der Hände ermöglichen (Einsatz der Atemhilfsmuskulatur). Versuch der Besserung durch Lageänderung des Halses (Strecken, Beugen, Seitdrehung, dies ist bei Struma manchmal hilfreich).

Therapie

i.v.-Zugang, O_2-Gabe !!
  Bei inspiratorischem Stridor Ausschluß eines pharyngealen Fremdkörpers durch Inspektion/Austastung.

Medikamente

Kortikosteroide (z.B. Solu-Decortin 250 mg i.v.).
  Adrenalininhalation: über Vernebler, Adrenalin (1 Amp. 1:1000 in 10 ml NaCl 0,9%, davon 5 ml inhalieren) oder Inhalation mit Adrenalin (Adrenalin Medihaler, 2–4 Hübe, nach 3 min wiederholen).
  Bei allergischen Ursachen zusätzlich H_1-Blocker.
  Vorsicht bei Hypoxie und Gabe von Katecholaminen: Es besteht eine hohe Gefahr von Herzrhythmusstörungen!

Therapie bei progredienter Verschlechterung (Somnolenz, Apnoe)

Sedation, Intubation mit kleinem Tubus bis hinter die Engstelle. Bei Unmöglichkeit der Passage des Larynx bei Larynxödem Koniotomie oder Trachealpunktion mit großlumigen Kanülen (absolute Notfallmaßnahme, hohes Schädigungsrisiko).

Obstruktive Atemwegserkankungen (Asthma, chronische Bronchitis)

Leitsymptome

Schwere Dyspnoe oder Orthopnoe mit verlängertem Exspirium, Giemen, Brummen über allen Lungenfeldern, häufig schon als Distanzgeräusch. Lungenüberblähung. Zyanose bedeutet fast immer Hypoxie *und* Hyperkapnie (Erschöpfung). Anamnestisch sind meist leichtere Anfälle bekannt.
  Die Patienten sind bei Asthmaerstmanifestation meist < 40 Jahre, bei chronischer Bronchitis > 45 Jahre alt, dann auch fast immer mit Raucheranamnese. Mit zunehmendem Alter (> 55 Jahre) steigt die Inzidenz des Cor pulmonale und Emphysems bei beiden Erkrankungen.

Ursachen

Bei Asthma: Allergenexposition, infektbedingte Verschlechterung, Medikamenteneinnahme (β-Blocker, auch Augentropfen), nichtsteroidale Antiphlogistika, z.B. Acetylsalicylsäure, Indometacin („Grippemittel!"), aber auch andere Reize bei hyperreagiblem Bronchialsystem.

Bei chronischer Bronchitis: Infekte, unspezifische Reize, Rauchen.

Differentialdiagnosen

Bronchialobstruktion anderer Genese (Tumor, Bolusaspiration) oder Bronchospastik nach toxischer Inhalation (z.B. Chlorgas), „Asthma cardiale" (Lungenödem).

Lagerung

Sitzend, eine Möglichkeit bieten, die Hände aufzustützen (Einsatz der Atemhilfsmuskulatur).

Therapie bei Asthma

i.v.-Zugang, O_2-Gabe in hoher Konzentration!

Medikation

Über eine großvolumige Inhalationshilfe mit Ventil (Nebulator, Rondokugel, Volumatic) aus einem $β_2$-Mimetika-Dosieraerosol (Bricanyl, Sultanol) zunächst 5 Hübe, Wiederholen, bis die Gesamtdosis 20 (–40) Hübe ist, bei Verwendung hochdosierter Fenoterol-Aerosole (Berotec) maximale 15 Hübe (!).

Alternativ: Inhalation mit $β_2$-Sympatomimetikalösungen mit einem Vernebler (über ein Mundstück, z.B. Salbutamol (Sultanol), 3 mg = 2 Amp. Fertiginhalat, oder Terbutalin (Bricanyl) 5 mg).

Systemische Steroide: 2 mg Prednisonäquivalente/kg KG i.v.

Bei orthopnoischen Patienten zusätzlich:

3–5 mg/kg KG i.v. Theophyllin (langsam, 5–10 min!);

alternativ, falls mit Theophyllin vorbehandelt besser:

$β_2$-Sympathomimetika: Terbutalin (Bricanyl, 1/2 Amp. s.c. oder Reproterol (Bronchospasmin), 0,09 mg langsam i.v.

Bei fehlender Besserung nach 10–15 min: Weiter O_2! Wiederholung der Inhalation (s. oben). Zusatz von Vagolytika: z.B. Ipratopiumbromid (Atrovent, 0,5 mg als Inhalationslösung bzw. 6mal 5 Hübe aus einem Dosieraerosol über eine große Inhalationshilfe. Erneute Gabe der systemischen $β_2$-Mimetika-, Theophyllin- und Steroiddosis.

Therapie bei progredienter Verschlechterung (Somnolenz, Apnoe)

Intubation nach Sedation.

Bei dabei auftretendem reaktivem Bronchospasmus:

Lösung mit β_2-Mimetikum + Vagolytikum (Berodual Fertiginhalat, 0,5 ml) und evtl. ein Lokalanästhetikum (Lidocain, 5 ml) geben. Beatmung mit langer Exspirationsphase und hoher O_2-Konzentration. Da ein hohes Pneumothoraxrisiko besteht, sollte lieber eine leichte Hyperkapnie (hohe CO_2-Konzentration bei ausreichendem O_2-Angebot als zu hoher Beatmungsdruck (> 50 cm H_2O) toleriert werden.

Systemische Medikamente s. oben.

Bei Beatmungsproblemen muß auch an mögliche Komplikationen wie Pneumothorax, Tubusverlegung durch zähen Schleim und Thoraxüberblähung mit ungenügender Exspiration (s. oben) gedacht werden!

Bei fehlender Besserung trotz systemischer Medikation:

Bronchiale Lavage mit handwarmer NaCl 0,9%, je 10 ml 3–5mal, um zähen Schleim abzusaugen. Adrenalin (Suprarenin), 1 Amp. 1:1000 in 10 ml NaCl 0,9%, davon 5 ml über den Tubus intratracheal geben zur Bronchospasmolyse und um dem Schleimhautödem entgegenzuwirken. Bei Notwendigkeit einer Relaxation Vecuronium, nicht Succinylcholin (dieses kann die Bronchospastik verschlechtern)! Eventuell bei nicht beherrschbarem Status Ketanestnarkose!

Bei Adrenalingabe und Hypoxie Vorsicht: Gefahr von Rhythmusstörungen!

Therapie bei chronisch-obstruktiver Bronchitis

i.v. Zugang, (vorsichtige), O_2-Gabe.

Bei Patienten mit obstruktiver Bronchitis insbesondere beim pyknischen „blue bloater", ist immer Überwachung auf CO_2-Retention notwendig. Bei Auftreten von Symptomen der CO_2-Retention (Somnolenz, Tachykardie, Unruhe, „flapping tremor") lieber Intubation und Beatmung.

Medikation

Berodual-Dosieraerosol über großvolumige Inhalationshilfe mit Ventil (s. unter Asthma) verabreichen, erste Gabe 5 Hübe, diese wiederholen bis zu maximal 20 (–30) Hübe (!).

Alternativ: Inhalation mit einem β_2-Sympatomimetikum (s. Asthma) über einen Vernebler (Mundatmung!).

Systemische Steroide: 2 mg Prednisonäquivalente/kg KG i.v.

Bei orthopnoischen Patienten zusätzlich wie bei Asthma: Theophyllin, falls mit Theophyllin vorbehandelt, besser β_2-Sympathomimetika (Bricanyl s.c. oder Bronchospasmin i.v.).

Bei fehlender Besserung nach 10–15 min:

Wiederholung der Inhalation, der systemischen β_2-Mimetikas/Theophyllingabe und Kortikosteroidgabe.

Kardiale Medikation bei Hypertonie, feuchten Rasselgeräuschen und Zeichen des Schocks: s. unter Cor pulmonale.

Therapie bei progredienter Verschlechterung (Somnolenz, Apnoe)

Wie bei Asthma (s. oben). Die zusätzliche Rechtsherzbelastung durch Beatmung muß berücksichtigt werden (kein PEEP!). Angesichts des meist höheren Alters ist bei Beatmungsproblemen unbedingt an Komplikationen (Pneumothorax, Tubusverlegung, Thoraxüberfüllung, s. oben), zu denken. Der Spontanpneumothorax hat seinen zweiten Häufigkeitsgipfel bei Patienten über 50 Jahren mit Asthma, obstruktiver Bronchitis und Emphysem!

Bei obstruktiven Atemwegerkrankungen (Asthma und chronisch-obstruktive Bronchitis) ist die orale Gabe von Theophyllinampullen (200–400 mg, Resorptionszeit ca. 5 min) und Prednisolon (5–10 mg/kg/KG Resorptionszeit ca. 15–20 min) nur dann eine akzeptable Alternative, wenn kein venöser Zugang gelegt werden kann.

Lungenfibrose mit akuter Verschlechterung

Spätstadien der Lungenfibrose sind meistens nicht nur durch die Restriktion (und das Diffusionshindernis), sondern auch durch eine Atemwegsobstruktion und ein Cor pulmonale gekennzeichnet.

Leitsymptome

Dyspnoe, endinspiratorisches Fibroseknistern, Zyanose, starker Hustenreiz, häufig „Uhrglasfingernägel". Das Jugulum und die Supraklavikulargruben erscheinen eingezogen. Es bestehen Zeichen des Cor pulmonale (s. dort).

Ursachen

Chronisch-fibrosierende Lungenerkrankungen verschiedener Genese. Die akute Verschlechterung tritt meist im Rahmen eines Infektes auf.

Differentialdiagnosen

Aufgrund der Rasselgeräusche (RG): Linksherzinsuffizienz mit Prälungenödem; „feuchte" RG sind aber frühinspiratorisch hörbar.

Lagerung

Wenn möglich sitzend oder Oberkörper hoch, die Atemhilfsmuskulatur muß einsetzbar sein.

Therapie

i.v.-Zugang, hochdosierter O_2!! Dies ist die wichtigste Maßnahme und beseitigt meist auch den quälenden, Atemnot verursachenden Hustenreiz.

Bei spastischen RG: Bronchodilatation (s. Asthma), aber Theophyllin und systemische $β_2$-Mimetika wegen Gefahr der Rhythmusstörungen nur zurückhaltend.

Kardiale Medikation bei Hypertonie, feuchten Rasselgeräuschen und Zeichen des Schocks: s. bei Cor pulmonale.

Cave: Digitalis bei Cor pulmonale wegen der Rhythmusstörungen; die Gabe ist akut nur bei Vorhofflimmern mit schneller Überleitung sinnvoll.

Bei Schocksymptomen (RV- oder LV-Pumpversagen) s. Cor pulmonale.

Therapie bei progredienter Verschlechterung (Somnolenz, Apnoe)

Bei Zeichen der Ermüdung der Atemmuskulatur: falls noch kein Theophyllin gegeben wurde, 1–2 Amp. Theophyllin à 200 mg langsam i.v.

Bei fehlender Besserung und Eintrübung: Intubation, Beatmung. Beatmung mit hoher Frequenz (25/min), kleinem Volumen und hoher O_2-Konzentration. Da durch die Beatmung ein sehr hoher Pneumothoraxrisiko und eine Rechtsherzbelastung entstehen, lieber eine Hyperkapnie bei ausreichendem O_2-Angebot als zu hohe Beatmungsdrücke (> 40 cm/H_2O) tolerieren. Wichtig ist primär die Beseitigung der Hypoxie!

Bei Beatmungsproblemen an die möglichen Komplikationen (Pneumothorax, Tubusverlegung, Thoraxüberfüllung bei Begleitobstruktion, s. oben denken!

Cor pulmonale, Dekompensation

Chronisches Cor pulmonale

Leitsymptome

Ödeme, Hepatomegalie (evt. Aszites), gestaute Halsvenen, Tachykardie, fix gespaltener 2. Herzton, evtl. 3.Herzton, Zyanose.

Zeichen der bestehenden Lungenerkrankung (Fibrose, Emphysem usw.).

Ursachen

Respiratorische Notfallsituationen bei chronischem Cor pulmonale werden meist durch eine Exazerbation der zugrundeliegenden Lungenerkrankung mit manchmal zusätzlicher, hypoxiebedingter Verschlechterung der kardialen Funktion verursacht.

Differentialdiagnosen

Komplikationen obstruktiver Atemwegerkrankungen (Spannungspneumothorax, Mediastinalemphysem), globale Herzinsuffizienz, V. cava-superior-Syndrom, hämodynamisch wirksamer Perikarderguß (!).

Therapie

i.v.-Zugang, O_2-Gabe!!

Medikamente

Therapie der Lungenerkrankung s. dort.

Therapie möglicher kardialer Probleme

Bei Tachyarrhythmie Digitalis (0,4–0,8 mg β-Acetyldigoxin, z.B. Novodigal) langsam i.v.; cave: Rhythmusstörungen. Bei erhöhtem Blutdruck (RR < 160/ 90 mm/Hg) Nitrospray 2–4 Hübe (z.B. Nitrolingual) zur Nach- und Vorlastsenkung.

Bei feuchten RG über der Lunge: Furosemid 40–80 mg (z.B. Lasix) i.v., Theophyllin 200 mg langsam i.v. (wenn noch nicht gegeben). Bei Schocksymptomen Dobutamin (Dobutrex), 2,5–10 mg/kg KG/min) als Infusion (positiv-inotrop, senkt den Pulmonalarterien (PA)-Widerstand). Kein Noradrenalin (Arterenol), dies erhöht den PA-Widerstand!

Therapie bei progredienter Verschlechterung

Intubation und Beatmung mit O_2-Anreicherung unter Vermeidung höher Beatmungsdrücke (> 40 cm/H_2O) wegen der damit verbundenen RV-Belastung. Beatmungsfrequenz und Zugvolumen sollten sich nach der pulmonalen Grunderkrankung richten: bei restriktiven Erkrankungen (Fibrose) eher flache und schnelle, bei obstruktiven Erkrankungen (Asthma, chronische-obstruktive Bronchitis) langsame und tiefe Atemzüge. Kein PEEP!

Akutes Cor pulmonale

Leitsymptome

Dyspnoe, Zyanose, Hypotonie (Schock, Synkope), häufig Thoraxschmerz (pleural oder dumpf), Reizhusten. Kardial können Tachykardie, Bradykardie oder absolute Arrhythmie, eine Einflußstauung (+ hohe A-Welle im Venenpuls) und ein fix gespaltener 2. Herzton, evtl. 3 Herzton gefunden werden. Selten Hämoptoe (dies ist ein Spätzeichen der Lungenembolie).

Ursachen

Meistens Lungenembolie durch Einschwemmung von Blutgerinnseln aus den unteren Extremitäten oder Beckenbereich (bei Thrombosen, Immobilisation, paraneoplastisch, bei Protein-C- oder -S-Mangel), selten Fruchtwasser (post partum), Fetttröpfchen (nach Knochentrauma), Tumorzapfen (z.B. Nierentumoren) oder Luftembolie. Klinisch bedeutsame Embolien aus den oberen Extremitäten wären eine Rarität.

Andere Ursachen: Sekundär bei einem schwerem Anfall einer obstruktiven Atemwegerkrankung durch Spannungspneumothorax oder Mediastinalemphysem mit Überdruck.

Respiratorische Notfälle

Differentialdiagnosen

Erstickungsanfall (Larynxprozeße, Aspiration), hämodynamisch wirksamer Perikarderguß, Aortendissektion mit Herzbeuteltamponade, ausgedehnter Herzinfarkt mit rechtsventrikulärer Beteiligung.

Eine auskultatorische Spastik über der Lunge spricht nicht gegen eine Lungenembolie. Sie kann reflektorisch durch freigesetzte Thrombozytenmediatoren entstehen.

Lagerung

Halbsitzend.

Therapie

i.v.-Zugang, O_2-Gabe hochdosiert.

Medikamente

Bei Hypotonie Gabe von Katecholaminen (Dobutamin, Dobutrex 2, 5–10 µg/kg KG/min) als Infusion, kein Noradrenalin (Arterenol), dieses erhöht den PA-Widerstand.

Volumengabe (NaCl 0.9%, 500–1000 ml langsam i.v.), wenn keine Zeichen der Lungenstauung bestehen.

Wichtig: Kein „Aderlaß"!: Volumenentzug durch Aderlaß oder Diuretika kann sowohl beim akuten Rechtsherzversagen (Lungenembolie, RV-Infarkt) als auch bei Prozessen mit venösem Rückflußhindernis, insbesondere beim Hämodynamisch bedeutsamen Perikarderguß deletär sein!

Heparin 10000 I.E. i.v. bei Lungenembolieverdacht, wenn keine Kontraindikationen bestehen. Bei Hypertonie kein Heparin, da eine Aortendissektion wahrscheinlich ist.

Analgesie bei Schmerzen.

Therapie bei progredienter Verschlechterung (Schock)

Volumensubstitution, Katecholamine, Intubation, Beatmung mit hohem O_2-Partial-Druck. Bei Lungenembolie kann ein „reitender" Thrombus im Pulmonalisstamm durch Herzmassage manchmal weiter in die Peripherie verlegt werden. Nochmaliger Ausschluß eines Pneumothorax oder Medistinalemphysems, damit keine therapeutischen Möglichkeiten übersehen werden.

Hämoptoe

Leitsymptome

Auswurf von hellrotem, schaumigem Blut. Der Patient spürt meist, von welcher Seite das Blut kommt.

Ursachen

Tumor, Tbc, Lungenabzeß, Bronchiektasen, Trauma.

Selten: Lungeninfarkt, Polycythaemia vera, Lungenendometriose, pulmonale Hypertonie, Antikoagulation (meist nur im Zusammenhang mit einer anderen Ursache).

Zur Entscheidung über das weitere Vorgehen sollte man baldmöglichst erfragen, ob nicht ein terminales Tumorstadium vorliegt!

Differentialdiagnosen

Nasen-Rachen-Blutungen, gastrointestinale Blutung (eher dunkles Blut mit Erbrechen), Ösophagusvarizen.

Lagerung

Halbsitzend, „sunny side up".

Therapie

i.v.-Zugang, O_2-Gaben,
  Bei unstillbarem Hustenreiz: Dicodid 7,5–15 mg (1/2–1 Amp.) s.c. (Vorsicht: wirkt gleichzeitig sedierend).

Therapie bei progressiver Verschlechterung/Persistenz

Häufig nicht notwendig, da die Blutung meist spontan sistiert.
  Gabe von Volumen, Blutsubstitution. Bei respiratorischer Insuffizienz Intubation nach Sedation, Absaugung, evtl. Adrenalin intratracheal (Suprarenin, 1 Amp, 1:1000 in 10 ml NaCl 0.9%, davon 5 ml). Anschließend einseitige Intubation der nichtblutenden Seite, Beatmung mit O_2.

Hyperventilationssyndrom

Leitsymptome

Periorale und periphere (Arme, Beine) Parästhesien, Schwindel mit Dyspnoe bei beschleunigter, tiefer Atmung. Karpopedalspasmen (Pfötchenstellung der Hände), erhöhter Reflextonus (positives Chvostek-Zeichen = Gesichtszucken bei Perkussion des Fazialis (Beklopfen der Parotisregion))).
  Alter: jüngere Leute und Frauen mittleren Alters, selten bei alten Leuten.

Ursachen

Elektrolytverschiebungen durch Verschiebungen des pH und verminderte zerebrale Durchblutung bei inadäquat gesteigerter Atmung und CO_2-Abgabe im Rahmen von Erregungszuständen.

Differentialdiagnosen

Alle Ursachen höherfrequenter, v.a. aber tiefere Atmung mit und ohne Dyspnoe (Salicylatintoxikation, zerebrale Prozesse, metabolische Azidose, Fieber, organische Lungenerkrankungen mit Hypoxie (auch Asthma!!).

Elektrolytstörungen (hypokalzämische Tetanie nach Schilddrüsenoperation mit Nebenschilddrüsenzerstörung).

Die Diagnose wird
1) anhand der Parästhesien und
2) durch Ausschluß anderer Ursachen gestellt.

Lagerung

Halbsitzend oder liegend.

Therapie

i.v.-Zugang, „Droge Arzt", evtl. O_2 (Beruhigung); Rückatmung mittels einer vor den Mund (nicht über den Kopf!) gehaltenen Plastiktüte.

Therapie bei progressiver Verschlechterung

Diazepam 5–10 mg i.v. (Überwachung!!).

Mediastinalemphysem

Leitsymptome

Thoraxschmerz, Atemnot. Häufig entwickelt sich ein Hautemphysem im Hals und Klavikulabereich, an Augenlidern und (später) im Hodenbereich. Bei Durchbruch durch die Pleura parietalis am Mediastinum entsteht ein Pneumothorax.

Auskultatorisch besteht über dem Herzen meist „Hammans sign", dies sind Geräusche wie Perikardreiben, aber nicht mit konstantem, sondern ständig wechselndem Charakter und Bezug zur Herzaktion. Bei Überdruck im Medistinum (möglich bei unvollständigen Halsfaszien und Ventilmechanismus) entstehen Einflußstauung, Spannungspneumothorax und (selten) Pneumoperikard oder (gefährlich!!) Epiglottisemphysem.

Ursachen

Spontan: Durch Platzen von Alveolen oder intrapulmonaler Bullae mit Ausbreitung der Luft entlang der Gefäße und Bronchialmanschetten. Dies kann bei Asthma, nach Erbrechen, starkem Husten, Valsalva-Manöver (Stuhlgang, Rauschgiftabusus) und Überdruckbeatmung auftreten.

Als Traumafolge kommt das Medistinalemphysem bei Intubation, Ösophagusperforation, selten bei „gedeckter" Magenperforation in das Retroperitoneum vor.

Differentialdiagnosen

Spannungspneumothorax, Mediastinitis, Ösophagusperforation und (aufgrund des Schmerzes) Herzinfarkt.

Lagerung

Sitzend.

Therapie

i.v.-Zugang, O_2-Gabe, Ruhigstellung, evtl. Analgetika. Bei Auftreten von Stridor (Epiglottisemphysem!): Intubation, danach am besten Spontanatmung. Bei unterstützter Beatmung hohe O_2-Konzentration (wird bei Austritt ins Gewebe später besser resorbiert) und niedriger Beatmungsdruck, um Verschlechterung und Komplikationen (Spannungsentwicklung, Spannungspneumothorax) zu vermeiden.

Therapie bei progressiver Verschlechterung (Somnolenz, Apnoe)

Bei Spannungspneumothorax (sicherer Nachweis) Entlastungspunktion (s. unter Pneumothorax). Bei Einflußstauung mit Überdruck im Mediastinum Inzision im Jugulum, stumpfe Dissektion zum Mediastinum zur Entlastung (**cave:** Schilddrüse).

Kein Volumenentzug trotz gestauter Halsvenen: Volumenentzug durch Aderlaß/Diuretika kann bei Prozessen mit venösem Rückflußhindernis deletär sein!

Pneumothorax

Leitsymptome

Stechender akuter Thoraxschmerz mit Dyspnoe, einseitig abgeschwächtes oder fehlendes Atemgeräusch mit hypersonorem Klopfschall. Bei Spannungsentwicklung: Einflußstauung, exponiert vorstehende Rippenzwischenräume, evtl. Hautemphysem.

Ursachen

Platzen oberflächlicher Lungenbläschen oder Bullae bzw. über den Mechanismus des Mediastinalemphysems. Häufig verursacht durch Trauma (Stichverletzung, Rippenverletzung). „Spontan" meist bei asthenischen Jugendlichen bis zum 25. Lebensjahr, bei alten Patienten mit Emphysem ab dem 50. Lebensjahr.

Gehäuftes „spontanes" Auftreten nach Hustenanfall, Asthma, Valsalva-Manöver (Toilettengang, Rauschgiftabusus), aber auch ohne diese auslösenden Ursachen.

Respiratorische Notfälle

Differentialdiagnosen

Alle Zustände mit einseitiger Lungenüberblähung, so auch Ventilstenosen der Atemwege, Fremdkörperaspiration, Medisatinalemphysem.

Lagerung

Sitzend oder „sunny side up".

Therapie

i.v.-Zugang. Bei unkompliziertem Pneumothorax mit Dyspnoe oder geringer Orthopnoe: O_2, Beruhigung.

Therapie bei progredienter Verschlechterung (Somnolenz, Apnoe)

Weiter O_2!
 Bei sicheren Zeichen des Überdrucks Punktion in Lokalanästhesie (Lidocain 5 ml).
 Punktionsort: Beim liegenden Patienten: An der Rippenoberkante 1/2/3 ICR in der Medioklavikularlinie (**cave:** der Gefäßnervenstrang wird hier nicht vom Knochen gedeckt, streng an der Rippenoberkante bleiben). Beim sitzenden Patienten: An der Rippenoberkante 4/5 ICR, mittlere Axillarlinie.
 Komplikationen: Durch Fehldiagnose ohne Röntgenaufnahme des Thorax z.B. bei schwerer Obstruktion und „silent chest" kann ein Pneumothorax iatrogen entstehen, der bei Beatmung zum Spannungspneumothorax wird.

„Pneumonie und pneumonieähnliche Bilder"

Gemeint sind hiermit infiltrative und exsudative Erkrankungen der Lunge, die infektiöser, toxischer, allergischer Genese oder bei Trauma Zeichen einer beginnenden Schocklunge sein können.

Leitsymptome

Tachypnoe, Atemnot, Husten, Zyanose, „Nasenflügeln", „pneumonische" RG über der Lunge.
 Begleitend, je nach Ursache: Schüttelfrost, Fieber, Auswurf (auch blutig), Durchfälle, septische Bilder, Schock.

Ursachen

Infektiös (Bakterien, Viren), primär oder im Rahmen einer Sepsis. Auch toxische Inhalationen (beginnende Schocklunge) oder allergische Reaktionen (Kontrastmittel, Insektenstiche, Alveolitis) können ein derartiges Bild zeigen. Entscheidend sind die Anamnese und die Begleitumstände.

Differentialdiagnose

Lungenstauung bei Herzinsuffizienz, Lungenödem. Hier ist meist eine Anamnese bekannt; bei akuter Entwicklung (Herzinfarkt) steht der Schmerz im Vordergrund, bei chronischer Entwicklung bestehen meist Ödeme der Beine. Das Zeichen „basale RG" besteht nicht nur bei Lungenstauung. Auch Schocklunge, toxische Ödeme und allergische Alveolitiden machen sich primär basal bemerkbar!

Therapie

i.v.-Zugang, O_2-Gabe.

Nur bei toxischer Inhalation oder Allergenexposition:

Kortikosteroide, 5–10 mg Prednisonäquivalente/kg KG i.v. Bei Allergenexposition zusätzlich H_2- und H_1-Blocker i.v.: z.B. Tagamet (Cimetidin), 400 mg, und Tavegil (Clemastin), 2,86 mg (1 Amp) i.v.

Schockbekämpfung (s. dort). Bei begleitender Obstruktion der Atemwege auch inhalative Bronchospasmolyse (s. unter Asthma).

Im Falle von Volumensubstitution keine Plasmaexpander, sondern kristalline Lösungen verwenden, um einen Austritt hochmolekularer Substanzen in das Interstitium zu vermeiden.

Therapie bei progredienter Verschlechterung (Somnolenz, Apnoe)

Intubation, Beatmung mit PEEP 5–10 cm/H_2O.

Lungenödem

Leitsymptom

Tachypnoe, Zyanose, feuchte, nichtklingende Rasselgeräusche, von den basalen Lungenfeldern aufsteigend. Reflektorisch tritt häufig zusätzlich eine Bronchospastik auf („Asthma cardiale").

Kardial besteht eine Tachykardie; der Blutdruck ist anfangs häufig hoch, später niedrig (Schock), dann findet man kühle, feuchte, z.T. marmorierte Haut. Der häufig beschriebene „rosa Schaum vor Mund und Nase" ist ein Finalzeichen.

Ursachen

Ein Mißverhältnis von Kapillardurchlässigkeit und intravasalem (Lungenkapillaren-, Lungenvenendruck führt zu Flüssigkeitsaustritt in das Gewebe.

Das Verhältnis kann gestört werden durch:

akute Druckerhöhung: im Rahmen hypertensiver Krisen, z.B. bei akuten Harnverhaltung, Phäochromozytom usw.;

Herzinfarkt, Herzklappenfehler (Mitral- und Aortenklappe), selten Kugelthromben oder Tumoren in linken Vorhof;

toxische Schädigung der Lungenkapillaren, Flüssigkeitsüberladung;

Reexpansion nach Pneumothorax oder Pleurapunktion, wenn negative Drücke > 30–50 cm/H_2O auftraten;
Traumata im Hypothalamusbereich („neurogenes Lungenödem") und medikamentös (insbesondere Heroin);
nach Aspiration, Süß- und Salzwassertrinken.

Differentialdiagnosen

Lungenfibrose (hier aber spätinspiratorische RG!), bei gleichzeitiger Spastik: Asthma bronchiale.

Lagerung

Oberkörper hoch, Beine tief.

Therapie

i.v.-Zugang, O_2 hochdosiert.
Nitrospray 2-4-6 Hub sublingual bei hohem Blutdruck zur Vor- und Nachlastreduktion.
Furosemid (Lasix) 40–80–125 mg i.v. (**cave**: Harnverhaltung!). Bei Tachyarrhythmie: Digitalis (Novodigal, 0,4–0,8 mg i.v.). Bei toxischer oder allergischer Ursache: Kortikosteroide (5–10 mg Prednisonäquivalente/kg KG i.v.).

Therapie bei progredienter Verschlechterung

Morphium 10 mg, langsam fraktioniert i.v.
Dobutamin (Dobutrex), 2,5–10 µg/kg KG/min als Infusion über Spritzenpumpe.
Furosemid 250 mg i.v.
Intubation, Beatmung mit hohem O_2-Anteil.

Toxische Inhalation

Leitsymptome

Schäden nach toxischer Inhalation (z.B. ein Lungenödem) können sich erst mit einer Latenz von über 48 h machen. Eine zumindest vorübergehende Überwachung ist daher immer indiziert.
Substanz- und dosisabhängig können auftreten: Reizhusten (Bronchitis), Bronchospasmus, Lungenödem durch Kapillarschaden, pneumonische Reaktionen, Erstickung durch Larynxkrampf. Entscheidend ist die Identifikation des inhalierten Stoffes durch Anamnese, Arbeitsplatzanalyse, sowie, wenn möglich, Sicherung durch Teströhrchen (Draeger) oder Substanzsicherung.

Vorsichtsmaßnahmen

Keine „Mund-zu-Mund" oder andere Beatmung, bei der die Exspirationsluft des Patienten eingeatmet werden kann. „Gasmasken" können zwar Schadstoffe abhalten, aber nicht die O_2-Versorgung sicherstellen. Wichtig daher bei geschlossenen Räumen und Gruben: die O_2-Versorgung des Rettungspersonal muß sichergestellt sein! Den Patienten deshalb schnellstmöglich an die „frische Luft" bringen.

Therapie

i.v.-Zugang.
  Bei Beatmung und O_2-Gabe immer höchstmögliche (100% O_2) Konzentration.
  Bei krampfartigem Husten Antitussiva (Dicodid, 1/2 Amp. s.c.). Bei diffuser Atemwegsobstruktion: s. unter Asthma. Aber: cave: Adrenalingabe bei Vergiftung mit (zyklischen) Kohlenwasserstoffen: hohe Arrhythmiegefahr!

Inhalative Steroide:

Es gibt bisher keinen Nachweis für die Wirksamkeit einer alleinigen inhalativen Steroidtherapie, obwohl damit sicher positive lokale entzündungshemmende Effekte bei Reizung der großen Atemwege erzielt werden können.

Systemische Steroide:

Empfehlungen zur gezielten Applikation von 5–10 mg Prednisonäquivalente/kg KG liegen vor für Phosgeninhalation, Nitrosegaseinhalation, Chlorinhalation. Sichere Wirkungsnachweise in Form von großen Studien bestehen nicht. Eine einmalige Dosis im Rahmen der akuten Versorgung von Patienten nach Reizstoffinhalation und Rauchvergiftungen mit starken Atembeschwerden und/oder Hinweisen auf ein Prälungenödem erscheint trotzdem sinnvoll.
  Ausnahme: Aspiration von Petroleum-, Benzindämpfen und ähnliche Vergiftungen, hier wird ein negativer Einfluß (höhere Superinfektionsrate) nach Steroidgaben beschrieben. Diese höherer Infektionsrate muß auch bei Entscheidungen für eine längerdauernde hochdosierte Steroidtherapie bei anderen Intoxikationen mit abgewogen werden.

III. Zusatzinformationen

Interpretation von Leitsymptomen bei respiratorischen Notfällen

Bei der körperlichen Untersuchung müssen folgende Leitsymptome und deren Aussagekraft beachtet werden:

Zyanose

Unterschieden werden muß periphere Ausschöpfung (Nagelbett) von zentraler, durch Hypoxämie bedingter Zyanose (Zunge, Lippen). Eine Zyanose tritt auf wenn mehr als 5 g% (absoluter Wert!) nichtoxygeniertes Hämoglobin (Hb) im Blut sind. Bei normalem Hb (14 g/100 ml) bedeutet dies eine arterielle Sättigung < 65%, somit eine bedrohliche Hypoxämie. **Cave:** Anämie (z. B. Dialysepatienten, Hb 6–7 g%) und Blausäurevergiftung (HCN-Vergiftung) verhindern das Auftreten der Zyanose ebenso wie eine Kohlenmonoxidvergiftung (Rauchvergiftung, Autoabgassuizidversuch), hier besteht sogar eine „gesunde, rosige Farbe".

Warme, rote Haut, Tachykardie, Somnolenz

Hinweis auf Hyperkapnie. Bei obstruktiven Atemwegerkrankungen entsteht eine Hyperkapnie präterminal auch trotz hochfrequenter Atmung.

Tachykardie, Bradykardie

Tachykardie entsteht bei Hypoxie und rechtsventrikulärer (RV-Belastung), Bradykardie bei vagalen Reizen, terminaler Hypoxie und RV-Überlastung.

Einsatz der Atemhilfsmuskulatur

Zeichen der Orthopnoe. Sie ist am besten sichtbar an der Halsmuskulatur (Scaleni, Sternocleidomastoideus) und ist nur gut wirksam bei einem Aufsetzen der Hände zur Fixierung des Schultergürtels.

Zwerchfellparadox

Der Bauch sinkt dabei in der Inspiration ein. Normalerweise arbeiten Zwerchfell und Zwischenrippenmuskulatur synchron: bei Inspiration tritt der Bauch hervor, gleichzeitig wird der untere Thorax weiter. Geht diese Koordination verloren, so ist dies ein Hinweis auf Erschöpfung der Atemmuskulatur. Alarmzeichen, intubationsbereit sein!

Kehlkopf-Jugulum-Abstand

Beim Gesunden gehen am Ende der Exspiration 4 Querfinger (QF) zwischen Oberrand des Sternums und Unterrand des Schildknorpels. Unterschreitet dieser Abstand 2 QF, liegt eine bedeutsame Lungenüberblähung vor.

Thoraxasymetrie

Dienst als Hinweis auf einseitige Minderbelüftung (Zurückbleiben bei Inspiration), Überblähung bzw. Spannungspneumothorax (unzureichende Ausatmung) oder Vorerkrankung (Pleuraschwarte).

Zwischenrippenräume

Hervortreten deutet auf positiven Druck im Pleuraraum hin: großer Pleuraerguß, Spannungspneumothorax.

Hautemphysem

Supraklavikulär und im Jugulum Alarmzeichen des Spannungspneumothorax, aber nicht gleichbedeutend damit. Kann auch beim Mediastinalemphysem auftreten.

Halsvenenstau

Ursachen im Rahmen von Notfällen:
1) Akutes oder chronisches Rechtsherzversagen (Lungenembolie, rechtsventrikulärer Infarkt, Cor pulmonale),
2) globale Herzinsuffizienz,
3) positive Drücke im Thorax (Spannungspneumothorax) oder Mediastinum (Medistinalemphysem mit Spannungsentwicklung),
4) venöses Rückflußhindernis (Tumor mit Kompression der V. cava superior).

Normalerweise ist bei 45° Oberkörperneigung die rechte Halsvene nicht mehr als 4 QF oberhalb der Clavicula gefüllt. Bei freier V. cava superior entspricht die Höhe der Halsvenenfüllung bei aufrechtem Sitzen (in cm) + 4,5 dem zentralvenösen Druck in cm H_2O.

Atemzyklus

Atmung mit verlängertem Exspirium tritt bei intrathorakaler Atemwegobstruktion (Asthma, Tracheomalazie nach Intubation), verlängertem Inspirium (und „Stridor") bei extrathorakalen Hindernissen (Pharynx-, Larynxprozesse, Struma, Tracheomalazie nach Strumektomie) auf. „Stabile Stenosen (Trachealstenose nach Langzeitbeatmung, großer Tumor, Bolusaspiration) machen sich in- und exspiratorisch bemerkbar. Das normale zeitliche Verhältnis Inspiration zu Exspiration beträgt 1:2, die Frequenz bei körperlicher Ruhe 12–16/min. Frequenzen über 25/min bei Erwachsenen deuten auf (beginnende) Erschöpfung hin.

Auskultation

Die Frequenz von Giemen und Brummen bei obstruktiven Atemwegerkrankungen wird durch die Lokalisation der Obstruktion bestimmt: je höher die Frequenz, um so kleiner Atemwege und Restlumen. Pieptöne sind Alarmzeichen für einen subtotalen Verschluß kleinster Atemwege und damit einer akuten Gefährdung des Patienten. Verschwinden der spastischen Geräusche kann Besserung oder Verschlechterung („silent lung") bedeuten. Im Zweifelsfall muß die Klinik (Orthopnoe, Somnolenz, „flapping tremor" bei CO_2-Narkose) oder, wenn möglich, die forcierte Exspiration (auskultiert über der Trachea) entscheiden: Ist sie länger als 3 s, liegt eine bedeutsame Atemwegobstruktion vor. Rasselgeräusche bei Linksherzinsuffizienz treten frühinspiratorisch, „Fibroseknistern" bei Lungenfibrose tritt spätinspiratorisch auf.

Schmerzen

Pleurale Schmerzen sind atemabhängig, stechend (Lungenembolie, Pneumonie, initial bei Pneumothorax für kurze Zeit), kardiale Schmerzen (Herzinfarkt, Perikarditis, Rechtsherzbelastung bei Lungenembolie) und mediastinale Schmerzen (Ösophagusspasmen oder -perforation, Mediastinalemphysen) eher andauernd (dumpf, reißend) oder wellenförmig, „krampfartig". Schmerzen entstehen nie intrapulmonal, Lungentumoren z.B. sind schmerzlos, bis sie „ausbrechen".

O_2-Gaben

O_2-Gaben beseitigen fast immer (außer bei kardialen oder intrapulmonalen venoarteriellen Shuntverbindungen) eine Hypoxie und senken dadurch den reflektorisch erhöhten pulmonalarteriellen Widerstand. Sie erhöhen die O_2-Reserve in der Lunge und schaffen damit wichtige Zeitreserven für schwierige Intubationen.
Da bei Atemnot meist über den Mund geatmet wird, ist eine nicht dicht schließende Maske (mit hohem O_2-Fluß, 10 l/min) günstiger als eine Nasensonde. O_2 hat durch Linderung der Atemnot eine beruhigende Wirkung. Er ist bei Hypoxie am wenigsten atemdepressiv im Vergleich zu anderen Sedativa. Bei den Medikamenten wird das günstigste Verhältnis von Beruhigung zu Atemdepression dem Promethazin-HCl (Atosil) zugeschrieben. Alle Patienten mit ausgeprägter Dyspnoe und Orthopnoe (auch Asthmatiker im Anfall!!) profitieren von O_2-Gaben, da mit ruhigerer Atmung die Strömungswiderstände sinken (Übergang von turbulentem in quasilaminaren Fluß in den Atemwegen).
Hochdosierter O_2 ist bei kurzfristiger Gabe nicht gefährlich. Ausnahmen sind schwer erkrankte Emphysematiker vom Typ des „blue bloater" (pyknisch, zyanotisch) und Intoxikationen oder Therapien, deren Lungenschädigungsmechanismus auf O_2-Radikalen beruht (z.B. Pflanzenschutzmittel wie Paraquat, Bleomycintherapie). Hier ist Vorsicht geboten; primär Versuch mit 2 l O_2/min. Patienten, die O_2 erhalten, sind wegen möglicher CO_2-Retention immer zu überwachen.

Beatmung

Bei Beatmung über eine Maske besteht ständig Aspirationsgefahr. Ab Beatmungsdrücken über ca. 30 cm H_2O wird Luft über den Ösophagus in den Magen geleitet, um so mehr, je schlechter die (dynamische) Compliance der Lunge ist. Die Magenüberblähung erhöht die Aspirationsgefahr und führt zum Zwerchfellhochstand, dieser bedingt eine Verschlechterung der Beatmungsmöglichkeit. Deshalb bei erkrankter Lunge immer besser über einen Tubus beatmen!

Infusionen

Bei Lungenaffektionen muß mit der Entwicklung einer Schocklunge gerechnet werden. Bei Verwendung von Plasmaexpandern wäre ein Austritt von hochmolekularen (osmotisch aktiven) Substanzen in das Interstitium möglich. Ein Flüssigkeitsaustritt in das Interstitium der Lunge kann bei geschädigter alveolo-kapillärer Membran besser durch Intubation und Überdruckbeatmung mit PEEP (positiv-end-exspiratorischer Druck, 5–10 cm H_2O) vermieden werden.

Literatur

Brewis RAL, Gibson GJ, Geddes DM (eds) (1990) Respiratory medicine. Tindall, London
Crofton J, Douglas A (1969) Respiratory diseases. Blackwell, Oxford Edinburgh
Editorial (1990) $β_2$-Agonists in asthma: relief, prevention, morbidity. Lancet II/336:1411–1422
Fitzgerald FM, Hargreave FE (1989) The assessment and management of acute life-threatening asthma. Chest 95/4:888–894
Guidelines (1990) for management of asthma in adults/II: Acute severe asthma. Statement by the British Thoracic Society et al. Br J Med 301:797–800
Higenbottam T, Hay I (1990) Has the treatment of asthma improved? Chest 98:706–712
Kaplan JA (ed) (1983) Thoracic anestesia. Livingstone, New York
Koller F, Neuhaus K (Hrsg) (1987) Internistische Notfallsituationen, 4. Aufl. Thieme, Stuttgart
Matthys H (1988) Pneumologie, 2. Aufl. Springer, Berlin Heidelberg New York Tokyo

Ertrinkungsunfall – „Beinahe-Ertrinken"

U. Jost

In der Bundesrepublik Deutschland ist die Zahl der tödlichen Unfälle durch Ertrinken in den letzten Jahren stark zurückgegangen und hat sich auf etwa 400 pro Jahr eingependelt. Ungleich höher, wenn auch nicht erfaßt, soll die Zahl der nicht tödlich Verunfallten sein (1:10). Männliche Jugendliche im Alter zwischen 10 und 20 Jahren stellen das Hauptkontingent.

Definition: Ertrinken beschreibt einen asphyktischen Tod im Wasser. Demgegenüber spricht man vom Ertrinkungsunfall oder besser, dem internationalen Sprachbrauch angepaßt, vom „Beinahe-Ertrinken", wenn der Patient lebend gerettet wird oder der Patient zumindest Reanimationsmaßnahmen von 24 h Dauer überlebt.

Andere Ursachen als Wasseraspiration können dem Tod im Wasser als gemeinsame Endstrecke vorausgegangen sein. Bei der Aspiration wird ein sog. trokkenes Ertrinken, bei dem minimalste Wassermengen einen Laryngospasmus ausgelöst haben und es ohne Eindringen von weiterer Flüssigkeit zum asphyktisch-hypoxischen Tod oder, bezogen auf die Notfallmedizin, zum Kreislaufzusammenbruch kommt, von einem nassen Ertrinken mit Aspiration von Flüssigkeit unterschieden. In älteren Untersuchungen ließ sich in 85% der Fälle ein sog. nasses Ertrinken nachweisen. Der Ausdruck sekundäres Ertrinken hat nur historische Bedeutung. Darunter hat man das nachträgliche Zuschadenkommen in der Folge von pulmonalen Veränderungen, die beim „Beinahe-Ertrinken" auftreten, zu verstehen.

Differentialdiagnose des Todes im Wasser
- Süßwasseraspiration,
- Salzwasseraspiration,
- Laryngospasmus – trockenes Ertrinken,
- vagovagaler Reflextod – Immersionsschock,
- primär nicht asphyktischer Tod im Wasser
  - Krankheiten, die auch an Land zu ernsthaften Gesundheitsstörungen, aber nicht zum Tod geführt hätten,
  - Unfälle z.B. beim Wassersport,
  - Verbrechen oder Verschleierung einer Straftat.

Pathophysiologie: Ausgehend von tierexperimentellen Untersuchungen wird auch heute noch zwischen Salzwasserertrinken und Süßwasserertrinken unterschieden (Abb. 1 und 2).

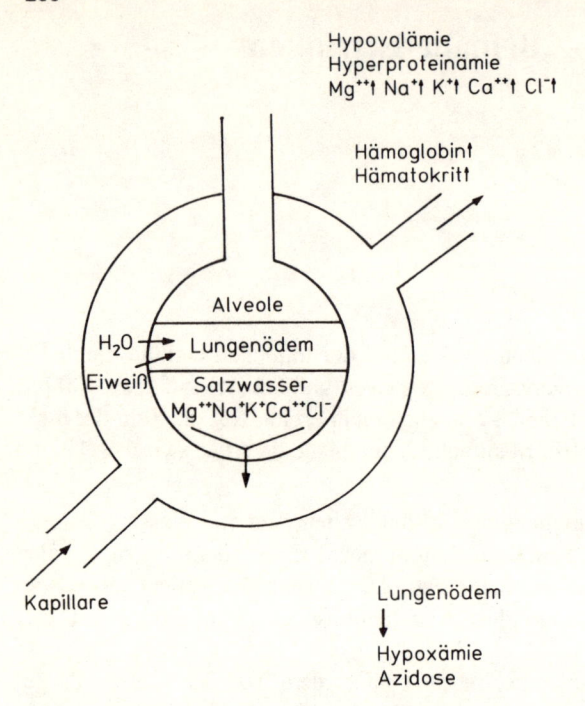

Abb. 1. Tierexperimentell hergeleitete Pathophysiologie des Salzwasserertrinkens

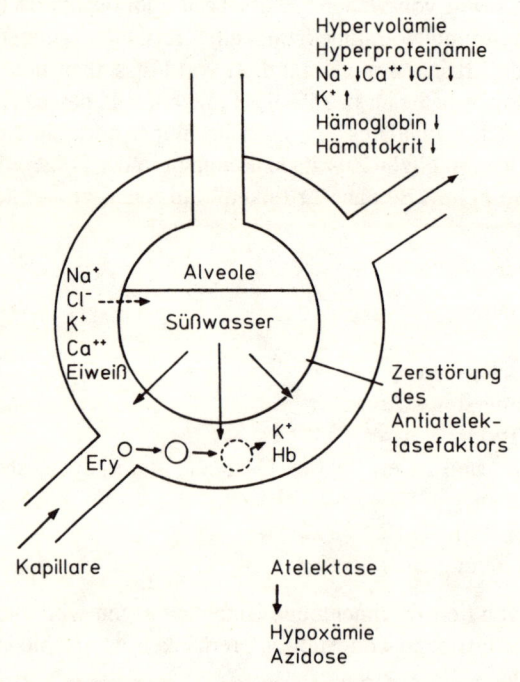

Abb. 2. Tierexperimentell hergeleitete Pathophysiologie des Süßwasserertrinkens

Veränderungen des Blutvolumens und der Elektrolytzusammensetzung des Blutes wurde, ausgehend von diesen Tierversuchen, eine überproportionale Bedeutung beigemessen. Diese Veränderungen spielen nach den Erkenntnissen der letzten Jahre beim menschlichen Ertrinkungsunfall, den wir im folgenden nur noch unter dem Ausdruck „Beinahe-Ertrinken" abhandeln, eine untergeordnete Rolle. Es handelt sich immer um eine Asphyxie. Ein Auskommen aus dieser Situation durch eigene Kraft ist entweder nicht möglich, weil äußere Bedingungen vorliegen, die diese verzweifelte Situation herbeigeführt haben, oder inzwischen eingetretene Erschöpfung, Auskühlung und Hypoglykämie, u.U. kombiniert mit Alkoholeinfluß, die Leistungsfähigkeit des Opfers reduzieren. Unter Alkoholeinfluß sollen 30% der Verunfallten gestanden haben, in Südosteuropa 5%; in Skandinavien werden Zahlen bis 80% angegeben.

Lungenveränderung: Relevant für die Wiederbelebung nach Ertrinkungsunfällen in Süßwasser sind die pulmonalen Veränderungen, die sich als Verteilungs- und Diffusionsstörung bemerkbar machen. Der Antiatelektasefaktor („pulmonary surfactant") wird aus den Alveolen ausgewaschen. Die Folge ist eine massive Atelektasenbildung. Diese bedingt eine Vergrößerung des Rechts-links-Shunts mit arterieller Hypoxämie. Zusätzlich kann der pulmonale Gasaustausch durch ein Lungenödem protrahiert behindert werden. Dieses Ödem entsteht oft klinisch unbemerkt als Folge der pulmonalen hypoxischen Schädigung durch Transsudation von Plasma in das Lungeninterstitium. Beim Ertrinkungsunfall im Salzwasser liegt der osmotische Gradient in umgekehrter Richtung. In Relation zum Salzwasser strömen hypotones Blut, Wasser und Plasmaproteine in die Alveolen. Elektrolytveränderungen und Änderungen des zirkulierenden Blutvolumens spielen eine untergeordnete Rolle. Es entwickelt sich sofort ein intraalveoläres Lungenödem. Die Anwesenheit von Proteinen in der Ödemflüssigkeit und die biochemischen Veränderungen des Lungenparenchyms durch das hypertone Salzwasser verhindern eine rasche Rückbildung dieses Lungenödems. So kommt es auch beim Ertrinkungsunfall im Salzwasser zur Nichtbelüftung von durchbluteten Alveolen und somit zum intrapulmonalen Rechts-links-Shunt mit Hypoxämie und Azidose.

Bei Unfällen in Schwimmbädern muß mit einer weiteren toxischen Schädigung der Lunge durch desinfizierende Wasserzusätze gerechnet werden (Proteinfällungsmittel). Damit stellt bei allen Ertrinkungsunfällen die Lungenschädigung und die daraus resultierende arterielle Hypoxämie mit all ihren Folgen das Hauptproblem dar. In Abhängigkeit von der Zeit kommt es zu einer hypoxämischen Schädigung aller Organsysteme:

```
            Ertrinken
               |
            Asphyxie
               |
           Hypoxämie
               |
              Zeit
               |
              Hirn
               |
   Herz   —   Lunge
         Niere
```

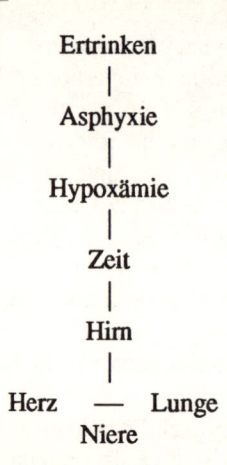

Neben der hypoxämischen Schädigung aller Organsysteme ist bei Ertrinkungsopfern immer mit einer mehr oder weniger starken Auskühlung und dadurch bedingten Beeinträchtigung der Herz-Kreislauf-Tätigkeit zu rechnen. Der Wärmeverlust eines sich im Wasser bewegenden, wenig bekleideten Menschen liegt um das 40fache höher als in Luft gleicher Temperatur. Bei Erreichen einer Körperkerntemperatur von 30 °C tritt in der Regel Bewußtlosigkeit ein, unterhalb von 26–28 °C ist damit zu rechnen, daß durch Manipulationen Kammerflimmern ausgelöst werden kann. Dies scheint der wesentlichere Mechanismus für das Auslösen von Herzkammerflimmern bei Süßwasserertrinkungsunfällen zu sein, als die K^+-Freisetzung bei der Hämolyse durch hypotones Süßwasser. Analoges gilt für das nach erfolgreicher Wiederbelebung drohende Nierenversagen, welches eher als Folge der Hypoxämie anzusehen ist (Synopsis der Pathophysiologie in Abb. 3).

Hypoxämie und Katecholaminfreisetzung während des „Beinahe-Ertrinkens" führen zunächst zu einer Tachykardie. Verbunden mit der durch das umgebende Medium bedingten Auskühlung ergeben sich damit erhöhte Wiederbelebungschancen und verlängerte Asphyxiezeiten, die vom Gehirn toleriert werden. So kann bei einer Umgebungstemperatur von 30 °C ein O_2-Mangel von 8–10 min und bei einer von 20 °C von 20 min ohne irreversible Schäden überstanden werden. Je jünger und organgesünder das Ertrinkungsopfer ist, desto besser stellt sich die Prognose dar. Eher in der Hypothermie als in dem gelegentlich zitierten Tauchreflex liegt die erhöhte Reanimationschance für Kleinkinder (Tauchreflex: Immersion – Bradykardie – reduzierter O_2-Verbrauch).

Bei Kleinkindern sind schon erfolgreiche Wiederbelebungen noch nach mehr als 60 min Immersion beschrieben worden. Wie jedoch eine retrospektive skandinavische Studie gezeigt hat und neuere schweizer Arbeiten belegen, sind spektakuläre Wunderrettungen eher die Ausnahme. Je schneller die Rettung erfolgt, desto besser sind die Aussichten für eine erfolgreiche Reanimation. Durch neurointensivmedizinische Maßnahmen (Überwachung und Senkung des Hirndruckes) lassen sich gewisse prognostische Verbesserungen erreichen.

Ertrinkungsunfall – „Beinahe-Ertrinken" 283

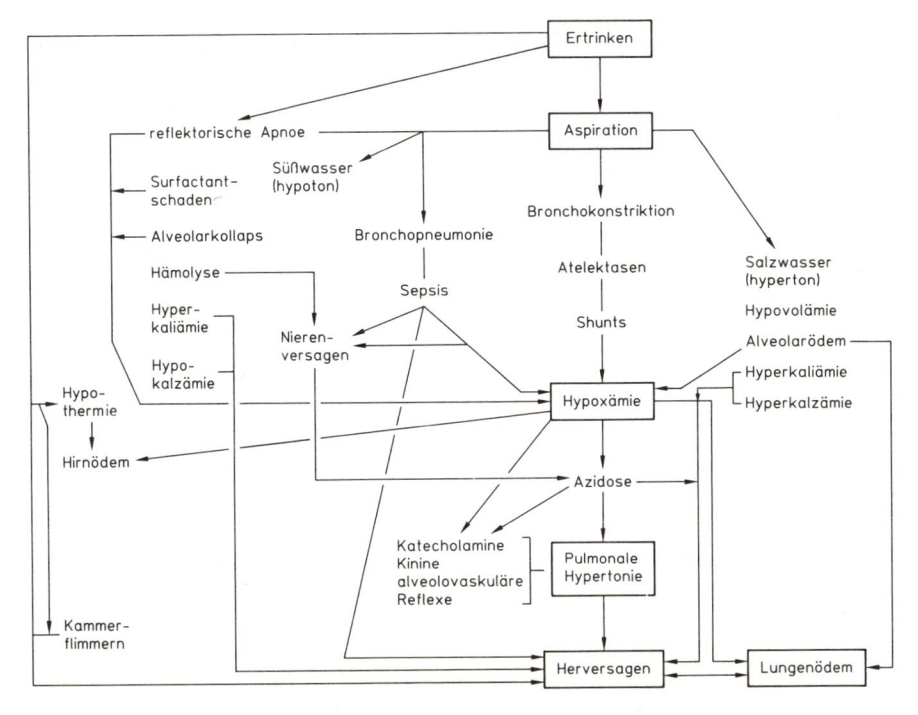

Abb. 3. Synopsis pathophysiologischer Abläufe, die bei Ertrinkungsunfällen eine Rolle spielen können. Von zentraler Bedeutung ist dabei die Hypoxämie

Liegt beim erwachsenen normothermen Patienten bei der Rettung ein Herz-Kreislaufstillstand vor, ist die Prognose als extrem schlecht zu bezeichnen.

Dessen ungeachtet wird der „Beinahe-Ertrunkene" nach den notfallmedizinischen Grundregeln versorgt. Das heißt, nur in Ausnahmefällen Abbruch der Reanimationsmaßnahmen am Unfallort und Einhalten der Maxime: Niemand ist tot, es sei denn, er ist warm und tot (Synopsis der Überprüfung und Sicherung der Vitalfunktionen in Abb. 4).

Dringliche Erstversorgung des „Ertrunkenen" (Rettungssanitäter)
- Reanimation – falls erforderlich – nach allgemein gültigen Regeln; sonst
- Monitoring,
- Wärmen,
- O_2-Insufflation,
- venöser Zugang.

Soforttherapie: Entscheidend für die Überlebensrate und v.a. für das neurologische Auskommen nach Ertrinkungsunfällen ist die möglichst rasche und vollständige Stabilisierung der pulmonalen Funktion.

Vom Notarzt ist die Indikation zur endotrachealen Intubation großzügig zu stellen. Nur so ist ein sicherer Schutz vor Aspiration gewährleistet und die Vor-

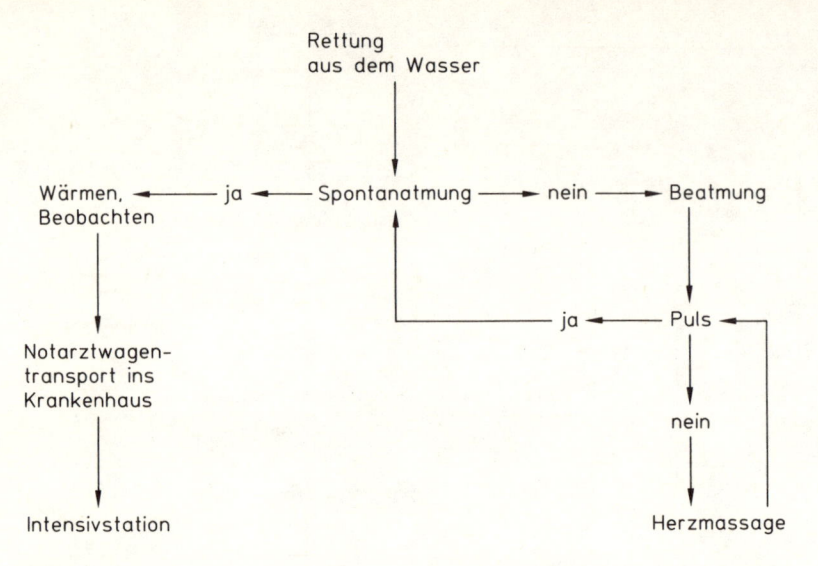

```
                    Rettung
                    aus dem Wasser
                         │
                         ▼
Wärmen,    ◄── ja ── Spontanatmung ── nein ──► Beatmung
Beobachten                                         │
    │                                              │
    │                                              ▼
    ▼                     └── ja ◄── Puls ◄────────┤
Notarztwagen-                         │
transport ins                         │
Krankenhaus                           ▼
                                     nein
    │                                 │
    ▼                                 ▼
Intensivstation                   Herzmassage
```

Abb. 4. Schematisiertes Vorgehen nach der Rettung von „Beinahe"-Ertrunkenen. Symptomlose Opfer können durch mangelhafte Nachsorge besonders gefährdet sein

aussetzung für eine ausreichende Ventilation geboten. Bis zum Vorliegen einer Blutgasanalyse empfiehlt es sich mit reinem O_2 zu beatmen. Durch Anheben des endexspiratorischen Druckes auf 5 cm H_2O (500 Pa) läßt sich die funktionelle Residualkapazität anheben und die Störung der Lungenfunktion sowohl nach Süß- als auch nach Salzwasseraspiration deutlich positiv beeinflussen, ohne daß negative Einflüsse auf das Gehirn zu befürchten wären. Die übrige Versorgung von „Beinahe-Ertrunkenen" richtet sich nach notfallmedizinischen Standards. Bei der Blindpufferung ist größte Zurückhaltung angebracht. Der „Beinahe-Ertrunkene" ist gefährdet durch seine pulmonale Schädigung und den pulmonalen Hypertonus. Medikament der ersten Wahl zur Behandlung des letzteren stellt O_2 dar! Inwieweit weitere invasive Maßnahmen im Notarztwagen ergriffen werden, sollte man auch von der in Frage stehenden Transportzeit abhängig machen. Wir empfehlen eine gewisse Zurückhaltung beim Anlegen eines zentralen Venenkatheters in solchen Fällen. Analoges gilt für den Blasenkatheter. Aus den geschilderten Einschätzungen der pathophysiologischen Situation ergibt sich, daß eine forzierte Diurese bei Süßwasserertrinken im Notarztwagen absolut kontraindiziert ist.

Wesentlich mehr Aufmerksamkeit muß dem Wärmehaushalt des Unfallopfers gelten. Hier gilt es vor allen Dingen für Schutz vor weiterer Auskühlung durch Trocknen und Einhüllen des Verunfallten zu sorgen. Nasse Kleidung muß unbedingt entfernt werden. Eine medikamentöse Hirnprotektion im Notarztwagen kann nicht empfohlen werden. Prospektive Untersuchungen haben keinen positiven Effekt einer prophylaktischen Kortikoidgabe nachweisen können.

Erweiterte Erstversorgung des „Ertrunkenen" (Notarzt)
– Beatmung mit hohem O_2-Anteil (100%) und PEEP,
– EKG-Kontrolle (Defibrillation, Katecholamine?),
– zurückhaltende Blindpufferung (Natriumbikarbonat),
– Kontrolle des Flüssigkeitshaushaltes,
– Plasmaproteingabe, Diuretika,
– Magensonde, Blasenkatheter, Wärmedecken.

Schwere Fälle von „Beinahe-Ertrinken" führen heute zwangsläufig zur notfallmedizinischen Versorgung des Opfers und zur Überführung in eine Intensivbehandlung.

Demgegenüber sind leichtere Fälle von „Beinahe-Ertrinken" der besonderen Gefährdung durch Fehleinschätzung der Situation ausgesetzt. Die Lungenfunktion kann sich aufgrund der eingetretenen Schädigung von anfänglichen Minimalbefunden aus protrahiert zunehmend verschlechtern und zur plötzlichen Dekompensation im akuten Lungenversagen führen. Nur bei subtiler intensivmedizinischer Überwachung können mögliche hypoxämiebedingte Organfunktionsstörungen rechtzeitig erkannt und behandelt werden (s. auch Pathophysiologieschema in Abb. 4). Es muß daher mit aller Deutlichkeit als ein Verstoß gegen die ärztliche Sorgfaltspflicht bezeichnet werden, einen „Beinahe-Ertrunkenen", auch wenn er beschwerdefrei ist, nicht mindestens 24 h intensivmedizinisch zu überwachen. Im Zweifelsfall läßt sich erst nach 3 Tagen eine hypoxämisch bedingte Nierenschädigung nachweisen. Deletäre Verläufe bei unzureichender Überwachung auf der Allgemeinstation sind in der Literatur beschrieben und dürfen heute nicht mehr vorkommen! *Jeder „Beinahe-Ertrunkene" gehört für mindestens 24 h, besser aber für 2–4 Tage auf die Intensivstation!*

Hypertensive Krise

R. Nowack

Definition

Ein hypertensiver Notfall liegt vor, wenn infolge eines krankhaft erhöhten Blutdrucks eine lebensbedrohliche Situation entstanden ist. Die klinische Situation macht eine sofortige Drucksenkung notwendig, um hochdruckinduzierte Organschäden zu verhindern. Das Auftreten des Krankheitsbildes ist nicht von einem kritischen Blutdruckwert abhängig, das klinische Beschwerdebild kann unter bestimmten Voraussetzungen bereits durch mäßige bis mittelgradige Drucksteigerung ausgelöst werden.

Nicht identisch mit der hypertensiven Krise ist die maligne Hypertonie. Sie ist durch eine dauernde Erhöhung des diastolischen Blutdrucks über 120 mm Hg und einen ausgeprägten vaskulären Schaden in Form von fibrinoiden Nekrosen der Arteriolen charakterisiert. Klinisch finden sich neben der Hypertonie eine renale Schädigung, meist als Niereninsuffizienz und Proteinurie, und spezifische Augenhintergrundsveränderungen.

Ursachen

Die hypertensive Krise entsteht zumeist auf dem Boden einer lange bestehenden Hypertonie; in 80% der Fälle handelt es sich um eine essentielle Hypertonie. Bestimmte Formen der sekundäre Hypertonie prädisponieren in besonderem Maße zur hypertensiven Krise, für die folgende Ursachen in Betracht kommen:

a) Katecholaminsyndrome:
   - Phäochromozytom,
   - Clonidinentzugssyndrom,
   - Tyraminaufnahme unter Einnahme von Monooxidasehemmern,
   - postoperative Hypertonie,
   - lokale Applikation von Sympathomimetika (Nasentropfen);
b) renoparenchymatöse und renovaskuläre Hypertonie;
c) maligne Hypertonie;
d) Transplantatniere;
e) Schwangerschaftshypertonie (Präklampsie);
f) essentielle Hypertonie.

Klinik der hypertensiven Krise

Die Beschwerden des Patienten bei einer hypertensiven Krise sind vielfältig und häufig uncharakteristisch. Sie hängen von dem in erster Linie betroffenen Organsystem ab.

Häufige Symptome sind Kopfschmerz, Schwindel, Übelkeit, motorische Unruhe, Angstgefühl, pektanginöse Beschwerden und Sehstörungen.

Grob aufgeteilt kann man einen zerebralen Symptomenkomplex von einem kardiopulmonalen Symptomenkomplex unterscheiden, entsprechend der hypertensiven Enzephalopathie und der hypertensiven Krise mit vorrangiger Herzbeteiligung. Eine besondere Komplikation ist das akute disseziierende Aortenaneurysma.

Hypertensive Enzephalopathie

Fallbeispiel

65jähriger Mann, seit 2 h zunehmende Kopfschmerzen und Verschwommensehen; seit 1 h Übelkeit; der Patient hat einmal erbrochen.

Seit 15 Jahren Bluthochdruck; vor 5 Jahren Nierenarterienstenose rechts, die durch einen gefäßchirurgischen Eingriff korrigiert wurde.

Der Blutdruck beträgt 200/100 mm Hg beidseits, die Pulsfrequenz 95 min^{-1}; grobneurologisch finden sich mittelweite, nicht seitendifferente Pupillen; die Muskeleigenreflexe sind seitengleich und lebhaft.

Es wird zunächst 1 Kaps. Nifedipin 5 mg sublingual appliziert. Nach 10 min beträgt der Blutdruck 170/95 mmHg. Bei Ankunft in der Klinik ist der Patient deutlich aufgeklart und ansprechbar.

Die hypertensive Enzephalopathie ist selten!

Zur Pathogenese: In einem weiten Bereich des arteriellen Mitteldrucks wird die zerebrale Durchblutung durch Autoregulation der Hirngefäße konstant gehalten. So kommt es bei einem Normotoniker erst bei einem Abfall des Mitteldrucks unter 50 mm Hg zu einer Reduktion des zerebralen Blutflusses und zu neurologischen Symptomen. Beim Hypertoniker findet diese Autoregulation im Bereich höherer Mitteldruckwerte statt, ist also nach rechts verschoben (Abb. 1).

Diese Anpassung schützt den Hypertoniker vor einer zerebralen Hyperperfusion; eine Absenkung des Drucks führt allerdings bei vergleichsweise hohen Werten bereits zu neurologischen Ausfällen infolge zerebraler Hypoperfusion. Im Rahmen der hypertensiven Krise kommt es zum Verlust der autoregulatorischen Kontrolle und zur druckpassiven Hyperperfusion des Gehirns und damit zum Hirnödem. Kopfschmerzen verbunden mit Übelkeit und Erbrechen sind die prominenten Symptome. Im weiteren Verlauf kommt es zu Bewußtseinsstörungen bis hin zum Koma. Sehstörungen beginnen mit Verschwommensehen und Skotomen und können schließlich bis zur permanenten Blindheit führen.

Zerebrale Insulte, die ebenfalls von einem schweren Hypertonus begleitet sein können, sind mitunter klinisch schwer von der hypertensiven Enzephalopathie ab-

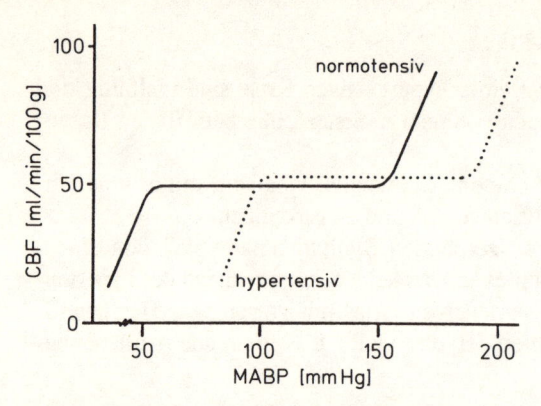

Abb. 1. Autoregulation des zerebralen Blutflusses *(CBF)*. Eine intakte Autoregulation findet beim Hypertoniker im Bereich höherer Druckwerte statt (*MABP* ≠ mittlerer arterieller Blutdruck)

grenzbar. Die endgültige Diagnose kann nur mit Hilfe der Computertomographie gestellt werden. Klinische differentialdiagnostische Kriterien sind in Tabelle 1 aufgelistet.

Beim zerebrovaskulären Insult ist der Beginn der Symptomatik plötzlich, während sich die hypertensive Enzephalopathie meist allmählich entwickelt. Die neu-

Tabelle 1. Differentialdiagnose der hypertensiven Enzephalopathie und zerebrovaskulärer Insulte

Störung	Entwicklung	Kopfschmerz	Mentaler Zustand	Symptome
Hypertensive Enzephalopathie	Subakut, (12–48 h)	Schwer, generalisiert	Initial klar, zum Koma fortschreitend	Übelkeit, Erbrechen, Sehstörungen, Krämpfe, passagere neurologische Ausfälle
Hirninfarkt	Schnell (Minuten bis 6 h)	Fehlend oder mild	Vigilanzverlust	Fixierte neurologische Ausfälle
Hirnembolie	Plötzlich	Fehlend mild	Lethargie	Fixierte neurologische Ausfälle
Hirnblutung	Schnell	Schwer, okzipital	Rasch zum Koma fortschreitend	Fixierte neurologische Ausfälle
Subarachnoidalblutung	Schnell	Plötzlich, schwer, lokal bis generalisiert	Normal oder gestört	Fieber, Nackensteifigkeit, Aphasie, Nervenbeteiligung

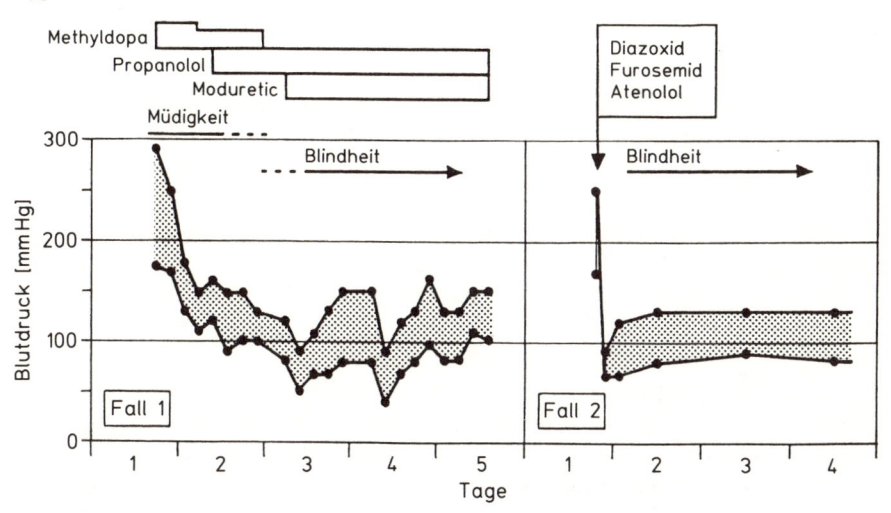

Abb. 2. Akute Blindheit nach drastischer Blutdrucksenkung bei 2 Patientinnen mit maligner Hypertonie. (Nach Cove et al. 1979)

rologische Symptomatik ist bei der hypertensiven Enzephalopathie diffus; beim zerebralen Insult läßt sich in der Regel ein Herdbefund nachweisen. Von wertvoller Hilfe können in diesem Zusammenhang die Angaben von Personen sein, die den Beginn der Krankheitssymptome bei dem Patienten miterlebt haben. Eine vorsichtige antihypertensive Therapie sollte bei extremen Blutdruckwerten auch im Zweifelsfall begonnen werden. Dabei ist eine kontrollierte, nicht zu forcierte Senkung des Blutdrucks entscheidend. Eine Hypotonie muß vermieden werden. Es können eine irreversible Blindheit und neurologische Defizite sowie eine akute Koronarinsuffizienz provoziert werden. Abbildung 2 zeigt beispielhaft das Auftreten einer akuten Blindheit als Konsequenz einer zu drastischen Blutdrucksenkung.

Besondere Vorsicht ist bei älteren Patienten geboten, bei denen häufig bereits arteriosklerotische Stenosen der großen hirnversorgenden Gefäße vorliegen. Zentral angreifende Antihypertensiva wie Clonidin sollten bei hypertensiver Enzephalopathie vermieden werden, da sie zur Sedierung führen und damit das klinische Bild verschleiern.

Bei hypertensiver Enzephalopathie: schonende Blutdrucksenkung; keine Antihypertensiva mit zentralem Angriffspunkt!

Kardiale Komplikationen

Fallbeispiel

55jähriger Mann, nachts um 2 Uhr zunehmende Atemnot, die sich beim Aufsetzen im Bett bessert. Er leidet unter Angst und thorakalem Engegefühl.

Patient ist seit 6 Jahren Diabetiker, Adipositas, Hypertonus seit 10 Jahren, es besteht Verdacht auf KHK.

Dyspnoischer Patient mit Tachypnoe und Lippenzyanose. Der Blutdruck ist 190/100 mm Hg bei einer Pulsfrequenz von 100 min^{-1}. Auskultatorisch finden sich fein- bis mittelblasige Rasselgeräusche über den Unter- und Mittelfeldern beidseits.

Der Patient wird zunächst mit einer Kapsel Nifedipin 5 mg und einer Injektion von 40 mg Furosemid behandelt.

Weitaus häufiger als die Enzephalopathie prägen Symptome einer kardialen Dekompensation das klinische Bild des Patienten mit Hochdruckkrise. Mit dem Anstieg des peripheren Widerstands nimmt die Nachlast zu, so daß das Ventrikelmyokard nicht mehr in der Lage ist, das erhöhte enddiastolische Volumen auszuwerfen, d.h. die Ejektionsfraktion wird erniedrigt. Der O_2-Bedarf und die systolische Wandspannung des hypertrophierten und dilatierten Ventrikels sind erhöht. Besonders bei gleichzeitig bestehender koronarer Herzerkrankung kann die Minderperfusion der subendokardialen Myokardbezirke kritisch werden, so daß es zu Angina-pectoris-Beschwerden kommt. Klinisch bedeutsam ist bei Dekompensation v.a. das drohende Lungenödem. Bei der medikamentösen Drucksenkung kommen neben den klassischen Antihypertensiva auch Nitrate ebenso wie Schleifendiuretika zum Einsatz. Damit wird der Ventrikel in mehrfacher Hinsicht entlastet und die myokardiale O_2-Versorgung verbessert. Reine Vasodilatanzien wie Dihydralazin und Diazoxid sind ungeeignet, da sie eine Reflextachykardie provozieren und die Herzarbeit vergrößern. Nifedipin bietet in dieser Situation mit seinen antianginösen Eigenschaften Vorteile.

Bei bestehender koronarer Herzkrankheit und bei Angina pectoris keine reinen Vasodilatanzien!

Akutes disseziierendes Aortenaneurysma

Fallbeispiel

70jähriger Mann: plötzlicher heftiger thorakaler Schmerz und Rückenschmerzen mit Punctum maximum in der Interskapularregion.

Blutdruck: 200/100 mm Hg, Puls 100 min^{-1}; über dem 2. ICR rechts ist ein diastolisches Strömungsgeräusch auskultierbar.

Es bestand seit vielen Jahren ein ausgeprägter Bluthochdruck, der medikamentös behandelt wurde.

Der Notarzt führt eine Blutdrucksenkung auf 170/90 mm Hg mit einer i.v.-Injektion von 5 mg Propranolol durch.

Im Rahmen einer Hochdruckkrise kann es beim älteren Patienten mit zusätzlicher schwerer Arteriosklerose zum akuten disseziierenden Aortenaneurysma kommen. Das Beschwerdebild ist vom Sitz der Dissektion abhängig. Charakteristisch sind plötzlich einsetzende stechende Schmerzen, die als lebensbedrohlich empfunden werden. Schmerzlokalisationen sind meist Brust und Rücken, eine Ausstrahlung in den Kopf, in das Abdomen oder in die Extremitäten ist ebenfalls möglich. Die initiale Intimaläsion liegt in 60% der Fälle in der aszendierenden Aorta, in 30% in der deszendierenden Aorta distal des Abgangs der linken A. subclavia. Bei der klinischen Untersuchung sind die Zeichen einer Aorteninsuffizienz besonders charakteristisch: Pulsus celer et altus, diastolisches Herzgeräusch.

Therapeutisch ist meist eine wirksame Schmerzbekämpfung mit Opiaten unumgänglich. Bei hohen Blutdruckwerten sollte eine Blutdrucksenkung nicht mit Vasodilatanzien herbeigeführt werden, da sie die Herzarbeit verstärken; durch Zunahme der Ventrikelkontraktilität entstehen Scherkräfte an der lädierten Aortenwand. Empfohlen wird die i.v.-Gabe von 0,1 mg Propranolol/kg KG, evtl. auch 10 mg oral. Dabei sollte die Herzfrequenz nicht unterhalb 60 min^{-1} fallen.

Zur Vermeidung von Scherkräften an der Aortenwand keine Vasodilatanzien!

Hypertensive Krise in der Schwangerschaft

Die hypertensive Krise in der Schwangerschaft ist besonders gefährlich, da durch den Bluthochdruck Mutter und Kind gefährdet sind. Besonders rasch kann es bei bereits geringen Blutdrucksteigerungen zur hypertensiven Enzephalopathie kommen. Bei drohender Eklampsie sollten Antihypertensiva parenteral verabfolgt werden. Zusätzlich sollte eine Sedierung mit Benzodiazepinen und eine antikonvulsive Therapie erfolgen. Zur Blutdrucksenkung werden bevorzugt Dihydralazin und α-Methyldopa eingesetzt. Wichtige Kriterien sind die gute Steuerbarkeit und die Konstanthaltung der Durchblutung in der uteroplazentaren Einheit. Unter Therapie mit Natriumnitroprussid und Diazoxid fällt diese ab. Bei der Hochdruckkrise in der Schwangerschaft sollte man sich strikt an die genannten Präparate halten, da für andere Antihypertensiva embryotoxische Wirkungen bekannt sind (z.B. Nifedipin) oder nicht ausgeschlossen werden können.

Konkretes Handeln beim hypertensiven Notfall

Auch in der Eile sollten einige anamnestische Daten erhoben werden, die für die therapeutische Entscheidung von Bedeutung sind.

Wichtige anamnestische Angaben:
1) Wie schnell hat sich Symptomatik entwickelt (Angaben von Zeugen)?
2) Wie lange besteht bereits ein Hypertonus?
3) Mit welchen Medikamenten wird der Hypertonus behandelt?
4) Werden Antidepressiva eingenommen?
5) Begleiterkrankungen (v.a. koronare Herzkrankheit, Apoplex)?
6) Besteht der Verdacht auf ein Phäochromozytom?

Außerdem sollte eine orientierende körperliche Untersuchung des Patienten erfolgen:
1) Blutdruckmessung an beiden Armen,
2) Hydratationszustand (Ödeme vs. Exsikkose),

3) Neurostatus,
4) Auskultation.

Therapie

Ergibt sich durch Anamnese und Untersuchung der Verdacht auf eine Hochdruckkrise bei Phäochromozytom, so ist folgendes Vorgehen zu wählen:
 Elerantil, 10–50 mg, als Einzeldosis am liegenden Patienten;
 Blutdrucksenkung nach 8–10 min;
 orale Gabe nicht ausreichend, da parenteral 4fach stärkere Wirksamkeit.
Cave: Hypotonie; Antidot: Noradrenalin.
 Für die überwiegende Mehrzahl der hypertensiven Krisen ist der Einsatz eines Kalziumantagonisten (vorzugsweise Nifedipin) angezeigt.

Nifedipin

Wirkmechanismus: Vasodilatation.
 Applikation: 5-mg- oder 10-mg-Kapsel zerbeißen und herunterschlucken. Die Substanz wird im Gastrointestinaltrakt resorbiert.
 Wirkungseintritt innerhalb von 5–10 min.
 Nebenwirkungen: Kopfschmerz, Exanthem, Flush, Ödeme.
 Argumente für Nifedipin:

1) Es wird eine schonende Blutdrucksenkung erzielt, die abhängig vom Ausgangsblutdruck ist (Abb. 3). Hypotonien sind vergleichsweise selten.
2) Die Responderrate liegt bei 90%; auch in der Hochdruckkrise bei Phäochromozytom ist Nifedipin wirksam.
3) Die zerebrale Durchblutung und der Koronarfluß werden nicht beeinträchtigt.

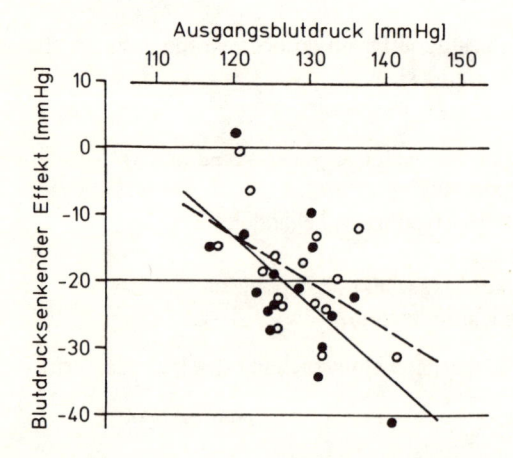

Abb. 3. Abhängigkeit der Blutdrucksenkung durch Nifedipin vom Ausgangsblutdruck

Nifedipin wirkt antianginös. Es kann daher bei Enzephalopathie und bei kardialer Dekompensation eingesetzt werden.
4) Keine Beeinträchtigung des Reizleitungssystems.

Wird durch Nifedipin keine ausreichende Blutdrucksenkung erzielt, müssen Präparate 2. Wahl zum Einsatz kommen. Da ihre Applikation nur im Ausnahmefall bis zum Eintreffen in der Klinik notwendig wird, werden ihre Charakteristika nur stichwortartig hervorgehoben.

Clonidin

150–300 µg s.c. oder i.v.
    Cave: Phäochromozytom, Enzephalopathie.
    Wirkungseintritt: nach 5–10 min.
    Antidot: Tolazolin (Priscol), 30 mg, antagonisieren 300 µg Clonidin.
    Nebenwirkungen: initialer Blutdruckanstieg bei zu rascher i.v.-Injektion, Sedierung, Bradykardie.

Dihydralazin

6,25–25 mg i.v.
    Wirkungseintritt: 5–10 min.
    Gegenanzeigen: akute Koronarinsuffizienz, Aortendissektion.
    Nebenwirkungen: Tachykardie, Aortenwandbelastung, Flush, Kopfschmerz, Erbrechen, erhöhtes Herzminutenvolumen.

Diazoxid

150–300 mg i.v.; rasche Injektion, da hohe Eiweißbindung.
    Wirkungseintritt: nach 1–2 min.
    Gegenanzeigen: akute Koronarinsuffizienz, Zerebralsklerose, Aortendissektion.
    Nebenwirkungen: Flush, Übelkeit, Natriumretention bei Langzeittherapie.

Literatur

Cove DH, Seddon M, Fletcher RF, Dukes CD (1979) Blindness after treatment for malignant hypertension. Br Med J 2:245–246

Akute Herzinsuffizienz

H. C. Mehmel

Bei der akuten Herzinsuffizienz, die im Rettungsdienst eine schnelle Diagnose und Therapie verlangt, handelt es sich in der Regel um eine akute Linksherzinsuffizienz. Eine akute Rechtsherzinsuffizienz kommt am ehesten im Rahmen einer Lungenembolie vor und wird dort (s. Beitrag „Respiratorische Insuffizienz") diskutiert. Die Rechtsherzinsuffizienz, die als Spätfolge einer Linksherzinsuffizienz auftreten kann, steht nicht im Vordergrund einer Diagnostik und Therapie, da die Linksherzinsuffizienz das klinische Bild und auch die Gefährdung des Patienten bestimmt.

Die akute Linksherzinsuffizienz verursacht eine akute Lungenstauung durch eine Erhöhung des Drucks im linken Vorderhof und in den Lungenvenen, so daß die Grenzen zum Lungenödem fließend sind. Die klinischen Erscheinungsbilder des Lungenödems sind unabhängig von der Ursache einander sehr ähnlich, so daß differentialdiagnostisch nicht nur an eine akute Linksherzinsuffizienz gedacht werden muß.

Ursachen eines Lungenödems können sein:
- hämodynamische Störungen (s. unten),
- Störungen der alveolokapillären Membran (ARDS),
- Störungen der Lymphdrainage (Karzinomatose, fibrosierende Lymphangitis, z. B. bei Silikose),
- unbekannte Ursachen, z. B. beim neurogenen Lungenödem oder beim Hochgebirgslungenödem usw.

Hämodynamische Ursachen liegen meist in einer Funktionsstörung des linken Herzens begründet und führen zu einer Erhöhung des Pulmonalvenendruckes. Diese Ursachen sind:
- erhöhter Pulmonalvenendruck:
  - linksventrikuläre Insuffizienz,
  - Mitralklappenfehler,
  - Pericarditis constrictiva,
  - Vorhoftumor;
- Hypoalbuminämie:
  - renal,
  - hepatisch,
  - gastrointestinal,
- negativer Druck im Interstitium:
  - rasches Absaugen eines Pneumothorax.

Eine Hypoalbuminämie kann nicht nur periphere Ödeme, sondern auch ein Lungenödem verursachen. Schließlich kann ein negativer Druck im Interstitium durch eine zu rasche Beseitigung eines Pneumothorax entstehen und ein Lungenödem bewirken (s. Übersicht).

Die Grundkrankheiten bei der akuten Linksherzinsuffizienz beeinträchtigen entweder die Funktion des linksventrikulären Myokards wie z.B. die arterielle Hypertonie oder die koronare Herzerkrankung (besonders bei Zustand nach Myokardinfarkt), oder die Krankheit betrifft primär den Herzmuskel wie bei der dilatativen Kardiomyopathie. Aortenklappenfehler führen bei der Aortenstenose zu einer Druckbelastung und bei der Aorteninsuffizienz zu einer Volumenbelastung des linken Ventrikels, der schließlich dekompensieren kann. Bei den Mitralklappenfehlern bedeutet die Mitralinsuffizienz ebenfalls eine Volumenbelastung des linken Ventrikels, während die Mitralstenose ebenso wie die Pericarditis constrictiva oder (selten) ein Tumor im linken Vorhof den Blutfluß mechanisch so behindern, daß es zum Aufstau in die Lungenvenen kommt.

Grundkrankheiten bei der akuten Linksherzinsuffizienz
- Arterielle Hypertonie,
- koronare Herzerkrankung,
- dilatative Kardiomyopathie,
- Aortenklappenfehler,
- Mitralklappenfehler,
- Pericarditis constrictiva,
- Tumor im linken Vorhof.

Während die einer akuten Linksherzinsuffizienz zugrundeliegenden Krankheiten der Therapie im Rettungsdienst nur beschränkt zugänglich sind (z.B. Behandlung einer hypertensiven Krise) ist die Kenntnis auslösender Ereignisse wichtig, weil hier eine Akuttherapie einsetzen kann. Diese Ereignisse sind:
- akuter Myokardinfarkt,
- hypertensive Krise,
- Tachyarrhythmia absoluta,
- fieberhafter Infekt bei vorbestehender Herzerkrankung,
- Überwässerung.

Beim akuten Myokardinfakt kommt es immer zu einer akuten Erhöhung des Füllungsdrucks im linken Ventrikel. Bei einer hypertensiven Krise, die auf dem Boden einer chronischen arteriellen Hypertonie auftritt, kann der linke Ventrikel akut dekompensieren. Ein plötzlich auftretendes Vorhofflimmern mit Tachyarrhythmia absoluta kann zu einer plötzlichen Steigerung des Drucks im linken Vorhof führen, besonders wenn eine Mitralstenose vorliegt. Über eine Frequenzerhöhung kann auch ein fieberhafter Infekt bei vorbestehender Herzkrankheit eine Lungenstauung auslösen. Häufig wird eine sich über Tage entwickelnde Überwässerung durch Diätfehler bei vorbestehender Herzkrankheit vom Patienten nicht rechtzeitig bemerkt (keine Gewichtskontrolle!), so daß eine oft dramatische Situation sich akut entwickelt.

Das klinische Erscheinungsbild eines Patienten mit akuter Linksherzinsuffizienz und Lungenstauung ist unabhängig von der zugrundeliegenden Krankheit ziemlich gleichbleibend: Der Patient nimmt meist spontan eine sitzende Position ein, weil in dieser Haltung der venöse Rückfluß zum Herzen vermindert wird. Er erscheint agitiert und fühlt sich bei einem Lungenödem akut bedroht. Die Dyspnoe steht ganz im Vordergrund der Beschwerden. Zur Atmung wird durch Aufstützen der Arme die Atemhilfsmuskulatur ergänzend eingesetzt. Der Patient erscheint zyanotisch, da die O_2-Sättigung des arteriellen Blutes durch die akute Lungenstauung abnimmt. Insgesamt bietet der Patient mit einer akuten Linksherzinsuffizienz ein dramatisches Bild, das den sofortigen Einsatz von orientierender Diagnostik und Notfalltherapie erfordert.

Die Therapie der akuten Linksherzinsuffizienz läßt sich unterteilen in:
- allgemeine Maßnahmen,
- Therapie der auslösenden Ursachen,
- Therapie der zugrundeliegenden Krankheit.

Im Rahmen des Rettungsdienstes sind v. a. die akut einsetzbaren allgemeinen Maßnahmen und in zweiter Linie die Behandlung der auslösenden Faktoren wichtig. Die zugrunde liegende Krankheit kann in der Regel erst während des folgenden stationären Aufenthaltes behandelt werden.

Die allgemeinen Maßnahmen bei akuter Linksherzinsuffizienz, die als Ersttherapie vorzunehmen sind, sind in ihrer Wichtigkeit geordnet aufgelistet:

Allgemeine Maßnahmen bei akuter Linksherzinsuffizienz
- sitzende Position;
- Vasodilatation:
  - Nitroglyzerin 0,8–1,6 mg sublingual oder 1,5–3,0 mg/h i.v. zur Vorlastsenkung,
  - Nifedipin 10 mg sublingual (Kapsel aufbeißen) zur Nachlastsenkung (z. B. bei hypertensiver Krise);
- Diuretika: Furosemid 20–40 mg i.v.;
- Morphin 3–5 mg i.v. in 3 min, Wiederholung alle 20 min, 2- bis 3mal möglich; Kontraindikationen:
  - intrakranielle Blutung,
  - Somnolenz,
  - Bronchialasthma,
  - Atemdepression ($pCO_2 > 55$ mm Hg),
- O_2-Atmung: über Maske bis zu 20 l/min;
- Intubation und Beatmung, wenn trotz O_2-Gabe und der anderen konservativen Maßnahmen eine massive Zyanose persistiert ($p_aO_2 < 60$ mm Hg);
- Katecholamine (Monitorüberwachung!):
  - Dobutamin 2,5–15 µ/kg KG/min,
  - Dopamin 2–5 µ/kg KG/min;
- Digitalis: z. B. 0,4–0,6 mg Digoxin i.v.
  - bei Tachyarrhythmia absoluta,
  - wenn vorher noch keine Digitalistherapie erfolgte;

- Tourniquets: je 3 Extremitäten, 10 mm unter diastolischem Druck, alle 15 min wechseln; heute keine Standardmaßnahme mehr!
- Aminophyllin (Theophyllin-Ethylendiamin): 5 mg/kg KG i.v. in 10 min., dann 1 mg/kg KG/h.

Eine sitzende Position hat der Patient mit akuter Linksherzinsuffizienz in der Regel schon von selbst eingenommen, weil dadurch der venöse Rückstrom zum Herzen und damit die Lungenstauung vermindert wird. An zweiter Stelle steht die Gabe von Vasodilatanzien wie z.B. Nitroglyzerin in der Dosis von 0,8–1,6 mg sublingual oder 1,5–3,5 mg/h i.v. zur Vorlastsenkung. Besonders bei der dekompensierten Aortenstenose ist allerdings eine vorsichtige Gabe von Nitroglyzerin wichtig, da sonst das Herzzeitvolumen kritisch abfallen kann. Bei hypertensiver Krise hat sich die Gabe von Nifedipin 10 mg sublingual (Kapsel aufbeißen) zur schonenden Nachlastsenkung bewährt. Bei der kombinierten Gabe von Nitroglyzerin und Nifedipin kann es beim Aufstehen des Patienten zu orthostatischer Reaktion mit deutlichem Blutdruckabfall kommen. Diese Komplikation ist bei liegendem Transport des Patienten kaum zu befürchten.

Die Gabe von schnell wirkenden Diuretika steht an der nächsten Stelle. Furosemid 20–40 mg i.v. hat als sofortige Wirkung ebenfalls eine Verminderung des venösen Rückflusses zum Herzen durch Venodilatation zur Folge, kurz darauf setzt die diuretische Wirkung ein. Bei sehr niedrigem Ausgangsblutdruck (systolischer Wert unter 90–100 mm Hg) kann Furosemid zu weiteren unerwünschten Blutdrucksenkungen führen.

Wegen der Unruhe des Patienten, der sich in der Situation einer akuten Linksherzinsuffizienz oft vital bedroht fühlt, ist eine zentrale Sedierung notwendig, u.a. um die Steigerung des O_2-Verbrauchs durch die körperliche Unruhe zu senken. Dabei hat sich Morphin, in der Dosis von 3–5 mg i.v. gegeben innerhalb von 3 min, besonders bewährt, da neben der zentralen sedierenden Wirkung auch eine Erhöhung der venösen Speicherkapazität beobachtet wird. Diese Dosis kann alle 20 min wiederholt werden, insgesamt ist 2- bis 3mal eine solche Wiederholung möglich. Kontraindikationen gegen die Morphingabe sind der Verdacht auf eine intrakranielle Blutung, Somnolenz, Bronchialasthma und eine Atemdepression, die in der klinischen Medizin einer Erhöhung des pCO_2 über 50 mm Hg entsprechen würde.

Wegen der verlängerten Diffusionsstrecken in der Lunge bei der akuten Linksherzinsuffizienz und wegen der daraus sich ergebenden arteriellen Hypoxämie ist eine O_2-Atmung indiziert. Es können über eine Maske bis zu 20 l/min gegeben werden. Beim Nasenschlauch werden meist nicht mehr als 2–3 l/min toleriert. Intubation und künstliche Beatmung können indiziert sein, wenn trotz O_2-Gabe u.a. konservativen Maßnahmen eine massive Zyanose und evtl. eine Atemdepression persistiert. In der klinischen Medizin entspricht das einem p_aO_2 unter 60 mm Hg. Bei entsprechender apparativer Ausrüstung (Monitorüberwachung, Infusionspumpe) können auch in der Prähospitalphase Katecholamine gegeben werden. Dobutamin (Dobutrex) wird in der Dosis von 2,5–15 µ/kg KG/min gegeben. Es wirkt positiv-inotrop und blutdrucksteigernd. Dopamin in der Dosis von 2–5 µ/kg

KG/min fördert die Diurese. Bei den Katecholaminen ist als wichtigste Nebenwirkung auf ventrikuläre Arrhythmien zu achten.

Digitalispräparate stehen in der Notfalltherapie der Linksherzinsuffizienz im Hintergrund. Bei Tachyarrhythmia absoluta können 0,4–0,6 mg Digoxin i.v. gegeben werden, besonders wenn vorher noch keine Digitalistherapie erfolgt ist. Wenn die oben genannten Maßnahmen zur Verminderung des venösen Rückflusses zum Herzen noch nicht ausgereicht haben sollten, kommt die Anwendung von Tourniquets in Betracht: An je 3 Extremitäten werden Blutdruckmanschetten auf einen Druck aufgeblasen, der 10 mm Hg unter dem diastolischen Druck liegt. Die Tourniquets werden alle 15 min gewechselt. Ein Aderlaß von 250–500 ml ist in der heutigen präklinischen Notfallmedizin nur noch selten indiziert. Schließlich wird auch noch Aminophyllin (Theophyllin-Ethylendiamin) wegen seiner (relativ schwachen) positiv-intropen Wirkung in der Dosis von 5 mg/kg KG i.v. in 10 min dann 1 mg/kg KG/h.

Literatur

Bussmann WD (1984) Akute und chronische Herzinsuffizienz. Springer, Berlin Heidelberg New York Tokyo

Mason DT (1976) Congestive heart failure. Yorke Medical, New York

Smith TW, Kelley RA (1988) The management of heart failure. In: Braunwald E (ed) Heart disease. Saunders, Philadelphia London Toronto Montreal Sidney Tokyo, p 485

Herzrhythmusstörungen

C. Schmitt

Mit akuten Herzrhythmusstörungen, die u.U. ein sofortiges Eingreifen erfordern, um das Leben des Patienten zu retten, wird der Notarzt während seines Einsatzes häufiger konfrontiert werden. In der Regel wird er lediglich einen Monitorstreifen zur Verfügung haben, weshalb anhand typischer EKG-Beispiele das Vorgehen im Notarztwagen erläutert werden soll. Wichtig für das weitere Vorgehen in der Klinik ist die *Dokumentation* auftretender Rhythmusstörungen, die oft in entscheidender Weise weitere diagnostische oder therapeutische Schritte beeinflussen (elektrophysiologische Untersuchungen, Schrittmacherimplantation)

Bradykarde Rhythmusstörungen

- Sinusbradykardien,
- Bradyarrhythmia absoluta,
- sinuatriale Blockierungen (SA-Block),
- atrioventrikuläre Blockierungen (AV-Block),
- vagale Synkope,
- hypersensitiver Karotissinus.

Bradykardie Rhythmusstörungen sind teils Folge gestörter Reizbildung (etwa beim Sick-sinus-Syndrom), teils Folge gestörter Reizleitung (SA-Block oder AV-Block). Im allgemeinen sind bradykarde Rhythmusstörungen weniger bedrohlich als hochfrequente tachykarde Rhythmusstörungen, da meistens Ersatzrhythmen in tiefergelegenen Strukturen, wie etwa im AV-Knoten, in der His-Bündelregion oder auf Ventrikelebenen, auftreten. Selbst bei höhergradigen AV-Blockierungen wie etwa beim Mobitz-Block (2:1-, 3:1- oder 4:1-Überleitung der p-Welle auf die Herzkammer) oder beim AV-Block III. Grades (s. Abb. 1) bleibt in der Regel genügend Zeit, den Patienten sicher in die Klinik zu transportieren, wo eine passagere Schrittmachersonde gelegt werden kann.

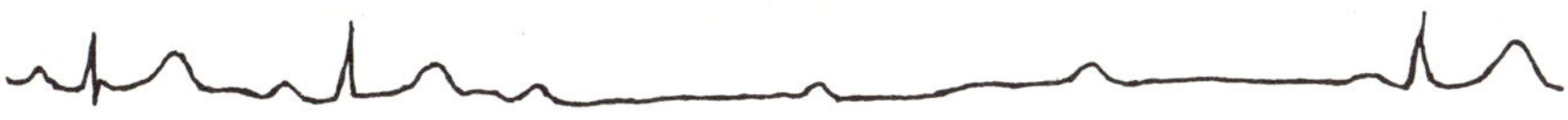

Abb. 1. AV-Block III. Grades

Sinusbradykardien bzw. bradykardes Vorhofflimmern werden kaum je zum therapeutischen Eingreifen zwingen. Überhaupt wird bis zum Eintreffen des Notarztes die Symptomatik bei bradykarden Rhythmusstörungen häufig vorüber sein: so etwa bei einer vagalen Reaktion, einer Synkope oder Schwindelerscheinungen bei hypersensitivem Karotissinussyndrom oder bei einem Morgagni-Adams-Stokes-Anfall (MAS-Anfall) bei höhergradigem AV-Block. Differentialdiagnostisch wichtig ist, daß bei kardialen Synkopen das Bewußtsein schnell wiederkehrt und die Patienten rasch aufklaren, während bei neurogenen Ursachen (z.B. bei einem epileptischen Anfall) häufig ein längerandauernder Dämmerzustand zu beobachten ist.

Schwere bradykarde Rhythmusstörungen bis zur Asystolie können bei Hyperkaliämie auftreten (Nierenversagen, metabolische Entgleisungen), sind jedoch eher selten.

Mit Bradykardien muß auch beim akuten Myokardinfarkt gerechnet werden, insbesondere beim Hinterwandinfarkt, da die Sinusknotenarterie in ca. 60% und die AV-Knotenarterie in ca. 90% der Fälle von der rechten Koronararterie versorgt werden.

Schwere Bradykardien, meist mit Kammerersatzrhythmen und breiten schenkelblockartig deformierten Kammerkomplexen bis zu asystolischen Phasen, können im Endstadium nach Ablauf maligner Kammerarrhythmien vom Notarzt angetroffen werden und sind therapeutisch kaum zu beeinflussen, da meistens zu diesem Zeitpunkt bereits eine elektromechanische Entkopplung vorliegt.

```
                        Bradykardie (<60 min⁻¹)
                   ↙                            ↘
            keine p-Welle                      p-Welle
           ↙            ↘                         ↓
Bradyarrhythmia      Sinusarrest            AV-Block II.-III. Grades
absoluta             (höhergradiger
(unregelmäßig)       SA-Block)
           ↘            ↓                        ↙
                  falls Patient symptomatisch
                            ↓
                    Atropin 0,5-1mg i.v.
                            ↓
              Adrenalin (1:10000) 1-2ml langsam i.v.
                (cave tachykarde Rhythmusstörungen)
                            ↓
                     Brustwandstimulation
```

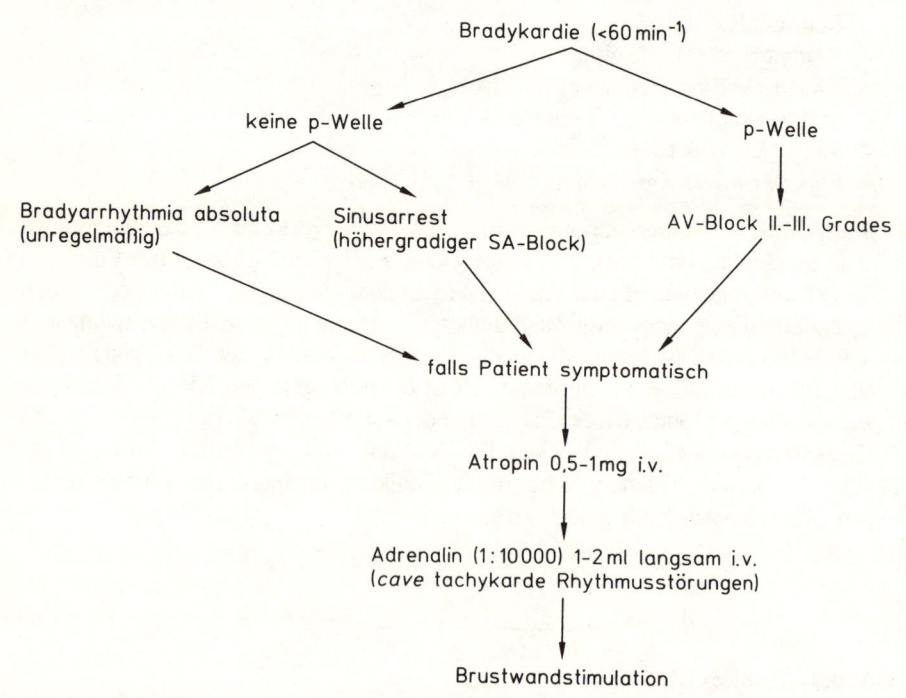

Abb. 2. Therapeutisches Vorgehen bei bradykarder Rhythmusstörung

Therapeutisches Vorgehen (Abb. 2)

- Monitorüberwachung,
- sicherer i.v.-Zugang,
- medikamentöse Therapie nur bei symptomatischen Bradykardien (Schwindel, Blutdruckabfall: Atropin 0,5 mg–1,0 mg; Suprarenin (1:10 000) 1–2 ml (**cave:** tachykarde Rhythmusstörungen!).

Für den notfallmedizinischen Bereich hat sich in den letzten Jahren auch die sog. Brustwandstimulation durch 2 großflächige externe Elektroden bei symptomatischen Bradykardien bewährt. Beim Infarktgeschehen ist jedoch durch Ischämie die Reizschwelle erhöht, so daß die Brustwandstimulation in dieser Situation schwierig sein kann. Ösophageal einführbare Schrittmacherelektroden haben sich wegen Verletzungs- bzw. Aspirationsgefahr nicht bewährt.

Tachykarde Rhythmusstörungen

- Vorhofflimmern (Sonderfall WPW-Syndrom),
- Vorhofflattern,
- AV-nodale Tachykardien,
- supraventrikuläre Tachykardien beim WPW-Syndrom,
- Kammerflattern/-flimmern,
- ventrikuläre Tachykardien (Sonderform polymorphe Tachykardien: QT-Syndrom, „Chinidinsynkope").

Vorhofflimmern (Abb. 3)

Tachykardes Vorhofflimmern, das bei schneller Leitung über den AV-Knoten durchaus Kammerfrequenzen von 150–180 min^{-1} aufweisen kann, ist insbesondere bei Vorliegen einer Mitralstenose gefährlich, da diese Patienten sehr schnell in ein akutes Lungenödem geraten können. Typischerweise sind die Kammerkomplexe schnell und „absolut" unregelmäßig übergeleitet (s. Abb. 3), so daß die Diagnose nicht schwerfällt.

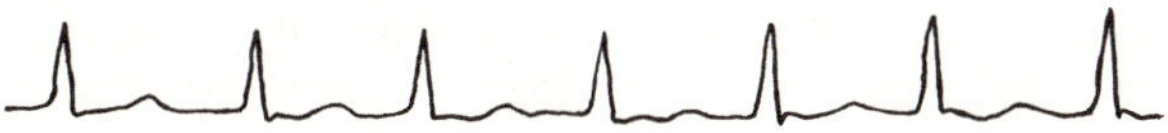

Abb. 3. Vorhofflimmern

```
                        Tachykardie (100-250 min⁻¹)
                                  │
                           Kammerkomplexe
              ┌──────schmal──────┴──────breit──────┐
         ┌────┴────┐                          ┌────┴────┐
    unregelmäßig  regelmäßig              regelmäßig  unregelmäßig
         │       ┌───┼───┐                     │           │
   Tachyarrhythmia Vorhofflattern (orthodrome) Tachykardie   ventrikuläre  Vorhofflimmern
   absoluta     (meist 150 min⁻¹)  bei WPW-Syndrom   Tachykardie       bei
                "Sägezahn"       (retrograde p-Welle)                WPW-Syndrom
                         │                              │                │
                    AV-nodal                      Xylocain i.v.     Ajmalin i.v.
                  (keine p-Welle)                  (100-200 mg)      (50-100 mg)
                                                       │                │
                                                      oder         Kardioversion
   Digitalis i.v. (0,4-0,8 mg)  Karotissinusmassage   Ajmalin i.v.
   Verapamil i.v. (5-10 mg)     Valsalva-Versuch     (50-100 mg)
                                Verapamil i.v. (5-10 mg)

                                      Ajmalin i.v.   cave Antiarrhythmikakombinationen
                                      (50-100 mg)    Kardioversion erwägen bei RR syst.
                                                     <80 mm Hg
                                                     Kein Verapamil bei breiten Kammer-
                                                     komplexen
```

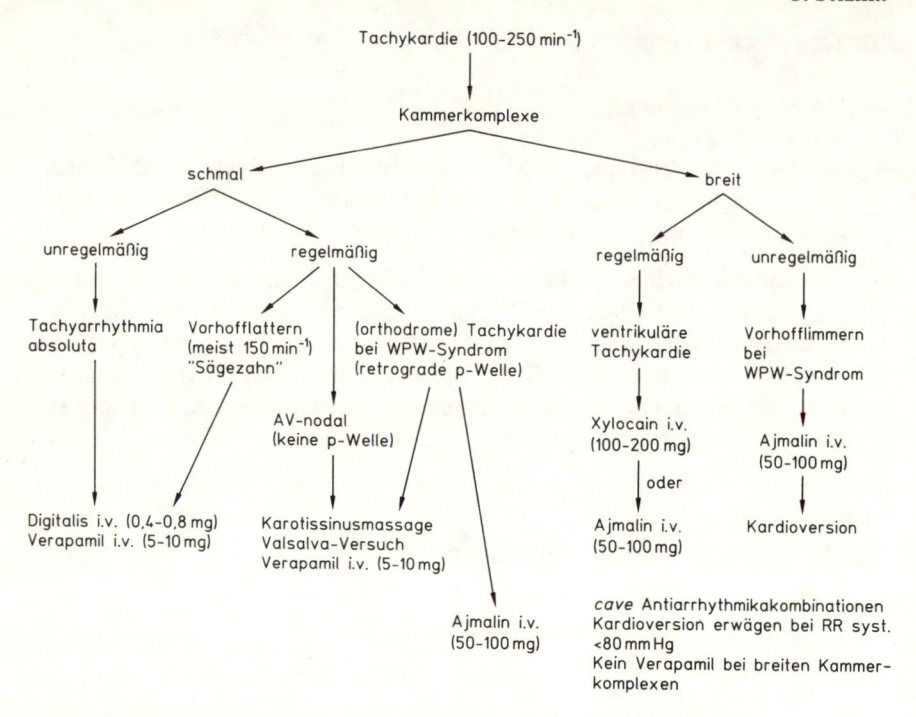

Abb. 4. Therapeutisches Vorgehen beim Vorhofflimmern

Therapeutisches Vorgehen (Abb. 4)

Frequenzsenkung mit Digitalis, etwa β-Acetyldigoxin 0,4–0,8 mg i.v., alternativ Gabe eines Kalziumantagonisten (z. B. Verapamil 5 mg i.v.), dies insbesondere bei erhöhten Blutdruckwerten, etwa im Rahmen einer hypertensiven Krise mit tachykardem Vorhofflimmern. Akut auftretendes Vorhofflimmern kann auch Ausdruck einer plötzlichen Rechtsherzbelastung, z. B. einer Lungenembolie, sein, die in die differentialdiagnostischen Überlegungen einbezogen werden sollte.

Einen *Sonderfall* stellt das *Vorhofflimmern beim WPW-Syndrom* dar (Abb. 5). Durch die bei schnell leitendem Kent-Bündel fast ungebremste atrioventrikuläre Überleitung kann es zu lebensbedrohlichen Situationen kommen. Elektrokardiographisch zeigt sich ein schneller, unregelmäßig übergeleiteter Kammerrhythmus (bis 300 min⁻¹) mit wechselnd breiten Kammerkomplexen (bedingt durch unterschiedliche Präexzitation). Am Monitor bzw. am Monitorstreifen wird die Diagnose bei den oft jugendlichen Patienten nicht sofort klar sein, erfordert jedoch sofortiges Eingreifen.

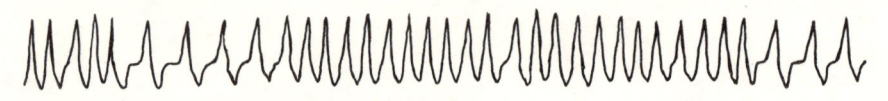

Abb. 5. Vorhofflimmern beim WPW-Syndrom

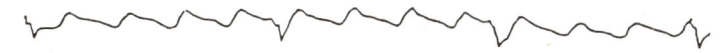

Abb. 6. Vorhofflattern (4:2-Überleitung)

Therapie

50–100 mg Ajmalin (Gilurytmal), notfalls sofortige Defibrillation.

Keine Digitalisgaben oder Injektionen von Kalziumantagonisten wegen Gefahr der Überleitungsverbesserung der Vorhofaktionen auf die Herzkammer, da diese Substanzen die Refraktärzeit des akzessorischen Bündels verkürzen können.

Vorhofflattern (Abb. 6)

Beim Vorhofflattern liegen ebenfalls schlanke Kammerkomplexe vor, die jedoch regelmäßig übergeleitet werden. Typischerweise liegt eine Kammerfrequenz von etwa 150 min^{-1} vor, bei 2:1-Überleitung einer Vorhoffrequenz von 300 min^{-1} (Abb. 4: 4:1-Überleitung, Kammerfrequenz 75 min^{-1}). Selbst im Monitorstreifen ist nicht allzu selten das typische „Sägezahnmuster" erkennbar.

Therapie

Frequenzsenkung mit Digitalis oder Kalziumantagonisten, Begleitung unter Monitorüberwachung in die Klinik, dort Kardioversion oder „Überstimulation" mittels passagerer Schrittmachersonde, falls medikamentöse Maßnahmen erfolglos sind.

Zu warnen ist vor der Gabe von Antiarrhythmika am Einsatzort, da diese (z.B. Procainamid) die AV-Überleitung verbessern und damit die Kammerfrequenz erhöhen können.

AV-nodale Tachykardien (Abb. 7)

Paroxysmale Tachykardien bei AV-Knotentachykardien sind relativ häufig und stellen den Notarzt vor keine großen Probleme. Die Kammerkomplexe sind schmal, regelmäßiger Rhythmus, Frequenzspektrum sehr variabel (140–220 min^{-1}), keine erkennbaren p-Wellen.

Therapie

In der Regel wissen die Patienten am besten, wie sie ihre Rhythmusstörungen stoppen können (Vagusreiz durch Trinken eines Glases kalten Wassers, Valsalva-

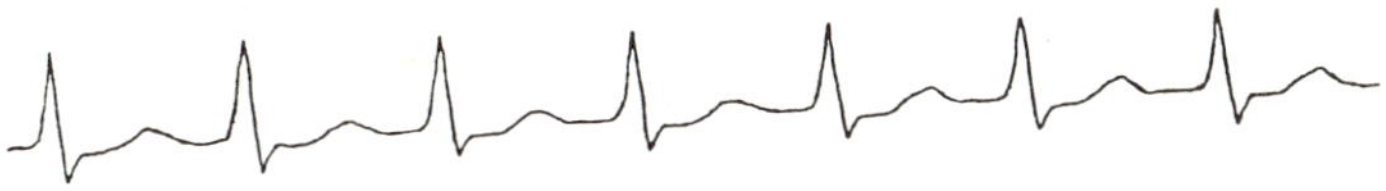

Abb. 7. AV-nodale Tachykardie

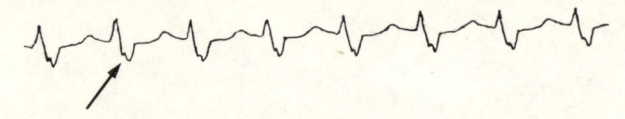

Abb. 8. Tachykardie beim WPW-Syndrom, *Pfeil* p-Welle am Ende des QRS-Komplexes

Manöver, Karotissinusdruck). Nur bei hartnäckigen Fällen ist die i.v.-Gabe eines Kalziumantagonisten (z. B. Verapamil 5 mg i.v.) wahlweise (aber nicht zusätzlich!) eines β-Blockers (z. B. Sotalol 1/2–1 Amp.) indiziert.

Tachykardien bei WPW-Syndrom (Abb. 8)

Die gefährlichste Rhythmusstörung, nämlich das Auftreten von Vorhofflimmern beim akzessorischen atrioventrikulären Leitungsbündel mit schneller Überleitung auf die Herzkammer, wurde bereits erwähnt. Viel häufiger sind sog. AV-Reentrytachykardien, d. h. kreisende Erregungen, die typischerweise anterograd über den AV-Knoten und retrograd über das Kent-Bündel leiten (sog. orthodrome Tachykardien). Bei retrograder Überleitung über das Kent-Bündel ist deshalb keine δ-Welle erkennbar (im Gegensatz zum Vorhofflimmern, bei dem eine wechselnde anterograde Leitung über das akzessorische Bündel läuft). Die kreisenden Erregungen der Tachykardien beim WPW-Syndrom sind regelmäßig; auch hier ist das Frequenzspektrum sehr variabel (ähnlich wie bei AV-Knotentachykardien); typischerweise sind p-Wellen am Ende des QRS-Komplexes erkennbar (retrograd übergleitete Vorhofaktionen über das Kent-Bündel), die mitunter auch im Monitorstreifen erkennbar sind (Pfeil in Abb. 8).

Therapie

Ähnlich wie bei AV-Knotentachykardien; alternativ hat sich jedoch auch die Gabe von Ajmalin (Gilurytmal) 1/2–1 Amp. bewährt.

Kammerflimmern (Abb. 9)

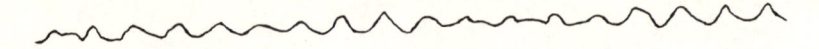

Kammerflimmern ist die gefährlichste Rhythmusstörung und, falls nicht innerhalb von wenigen Minuten durch Defibrillation beendet, nicht mit dem Leben vereinbar. Elektrokardiographisch ist Kammerflimmern gekennzeichnet durch ein regelloses niedrigamplitudiges Flimmern um die Grundlinie. Die Patienten verlieren innerhalb von Sekunden das Bewußtsein; nicht selten werden von Umstehenden Krampfanfälle berichtet. Häufigste Ursache von Kammerflimmern ist der akute

Abb. 9. Kammerflimmern

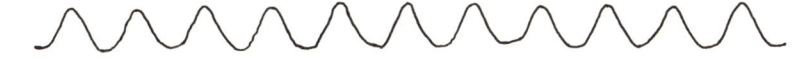

Abb. 10. Kammerflattern

Myokardinfarkt. Falles es gelingt, Kammerflimmern innerhalb kürzester Zeit zu beenden, scheinen diese Patienten keine schlechtere Prognose zu haben als andere Infarktpatienten ohne maligne Arrhythmien in der akuten Infarktphase. Deshalb sollte bei jedem Patienten mit Verdacht auf Herzinfarkt eine Monitorüberwachung bis zum Transport auf die Intensivstation erfolgen. Kammerflimmern außerhalb eines akuten Infarktgeschehens (d.h. in der chronischen Infarktphase oder bei Kardiomyopathie usw.) hat eine dubiose Prognose und ist mit einer hohen jährlichen Mortalität belastet (bis zu 30%).

Therapeutisches Vorgehen

Sofortige Defibrillation mit hohen Energiestufen (200–400 Ws), bei Erfolglosigkeit Intubation und Herzmassage, Ausgleich des Säure-Basen-Haushaltes durch vorsichtige Gabe von Bikarbonat (s. in Kap. „Reanimationsmaßnahmen"), Gabe von Lidocain 100–200 mg i.v. (1–2 Amp.). Von einigen Autoren wird nach Gabe von Adrenalin i.v. von einer besseren Defibrillationsmöglichkeit bei mehrfachen erfolglosen Defibrillationsversuchen berichtet.

Kammerflattern (Abb. 10)

Kammerflattern ist neben Kammerflimmern die nächst bedrohliche Rhythmusstörung. Elektrokardiographisch undulierende Sinusschwingungen, keine erkennbare isoelektrische Linie.

Therapie

Sofortige Defibrillation, wobei man meist mit niedrigeren Energiestufen als beim Kammerflimmern auskommt. Ansonsten gilt das für Kammerflimmern beschriebene Vorgehen.

Ventrikuläre Tachykardien (Abb. 11)

Im Gegensatz zum Kammerflattern noch erkennbare isoelektrische Linie zwischen den einzelnen Kammerkomplexen.

Frequenzen variable (120–250 min^{-1}). Fast immer breite Kammerkomplexe, regelmäßig (Abb. 11). In der akuten Infarktphase von geringer prognostischer

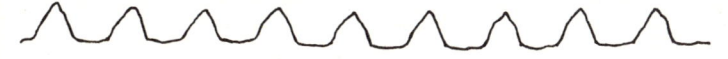

Abb. 11. Ventrikuläre Tachykardie

Aussagekraft, in der chronischen Infarktphase (> 72 h nach Infarkteintritt) ominöses Zeichen. Auftreten auch bei verschiedenen Formen von Kardiomyopathien, bei rechtsventrikulärer Dysplasie, auch bei Herzgesunden (idiopathische Formen). Das Vorgehen wird ganz entscheidend von der klinischen Symptomatik bestimmt.

Therapeutisches Vorgehen

Bei stabilen Kreislaufverhältnissen (systolischer Blutdruck zwischen 80 und 100 mm Hg) ist es durchaus gerechtfertigt, den Patienten mit laufender Tachykardie unter Monitorüberwachung in die Klinik zu begleiten, wo das Problem unter weit besseren Bedingungen gelöst werden kann. Wichtig: Dokumentation der beobachteten Rhythmusstörung, die u.U. bis zum Eintreffen des Patienten in die Klinik spontan sistiert.

Übliche therapeutische Empfehlungen: Lidocain i.v. 100–200 mg, es kann auch Ajmalin (Gilurytmal) 50–100 mg i.v. gegeben werden oder ein anderes Antiarrhythmikum, wobei die beiden zuerst genannten Medikamente den Vorteil einer relativ kurzen Halbwertszeit und insbesondere bei Lidocain einer relativ geringen negativen Inotropie aufweisen. Auch wenn die Rhythmusstörung nicht unterbrochen werden kann, ist damit doch in den meisten Fällen eine Frequenzsenkung erreichbar. Nicht eindringlich genug zu warnen ist vor Gabe von Antiarrhythmikakombinationen, da hierbei unvorsehbare Wirkungen eintreten können (Blutdruckabfall, Asystolie)

Falls eine ventrikuläre Tachykardie bedrohlich wird durch zunehmende Kurzatmigkeit des Patienten, Schwindel, Blutdruckabfall ist eine kurzfristige Kardioversion auf niedriger Energiestufe (50 Ws einer medikamentösen Therapie auf jeden Fall vorzuziehen [nach vorausgegangener milder Sedation mit Diazepam oder auch Gaben eines Hypnotikums z.B. Edomidat (Hypnomidate)]. In diesem Fall ist eine getriggerte QRS-gesteuerte Funktionsweise des Defibrillators erforderlich, um nicht Kammerflimmern auszulösen. Ganz entscheidend für das jeweilige Vorgehen wird die bestehende Grunderkrankung und insbesondere die Ejektionsfraktion sein, da schon relativ langsame Tachykardien bei niedriger Auswurffraktion erheblich hämodynamische Konsequenzen haben.

Sonderformen ventrikulärer Tachykardien (Abb. 12)

Dies sind polymorphe Tachykardien beim QT-Syndrom und unter Antiarrhythmika (z.B. Chinidin). Diese lebensbedrohlichen Rhythmusstörungen sind charakterisiert durch eine ständige wechselnde Achse, Drehung um einen Punkt (franz. „torsade de pointes"), die einmal beim angeborenen QT-Syndrom auftreten, aber

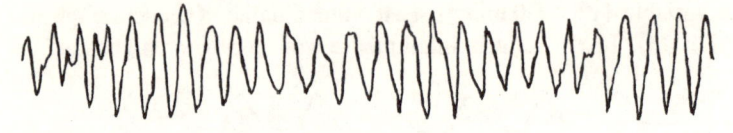

Abb. 12. Ventrikuläre polymorphe Tachykardie

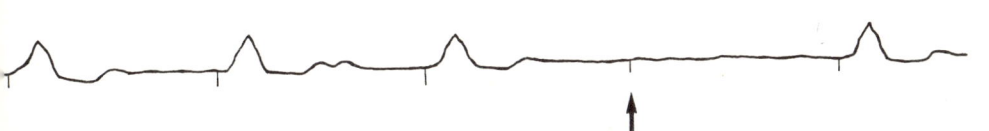

Abb. 13. Exitblock unter Schrittmacherimplantation durch Elektrodendislokation

auch als proarrhythmische Wirkung unter Antiarrhythmika. Typisch ist das Auftreten dieser Tachykardien aus einer bradykarden Phase heraus.

Therapie

Defibrillation, Gabe von Atropin i.v. zur Frequenzanhebung, Gabe von Magnesium i.v (Unterdrückung von Nachpotentialen).

In der Klinik Schrittmachertherapie mit Frequenzen um 100 min^{-1}; damit gelingt es die akute Phase zu unterdrücken. Schrittmachertherapie extrathorakal mittels Klebeelektroden auch im Rettungsdienst indiziert.

Schrittmacherprobleme

Antibradykarde Systeme

Der Ausfall eines Schrittmachers, der wegen bradykarder Rhythmusstörungen implantiert wurde, ist in den meisten Fällen relativ unproblematisch, da meistens Ersatzrhythmen auftreten. Zudem ist meistens nur ein langsamer Frequenzabfall des Schrittmachers bemerkbar bei zunehmender Batterieerschöpfung, so daß genügend Zeit für einen Batterieaustausch bleibt. Akute Probleme können auftreten bei einem sog. Exitblock, bei dem die Schrittmacherimpulse etwa durch eine Elektrodendislokation nicht mehr beantwortet werden (Abb. 13).

Therapie
Siehe bradykarde Rhythmusstörungen; in der Regel keine Intervention notwendig, evtl. Atropin 0,5–1 mg i.v.

Das sog. „Schrittmacherrasen" bei älteren Aggregaten ist heute kein Problem mehr, auch sog. Schrittmachertachykardien bei Zweikammersystem (DDD-Schrittmacher) sind heute durch die Multiprogrammierbarkeit dieser Geräte eine

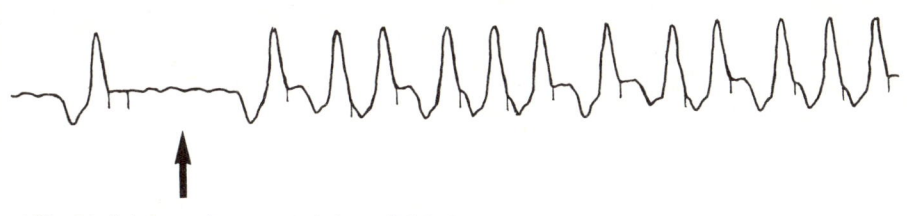

Abb. 14. Schrittmacherrasen bei einem DDD-Schrittmacher

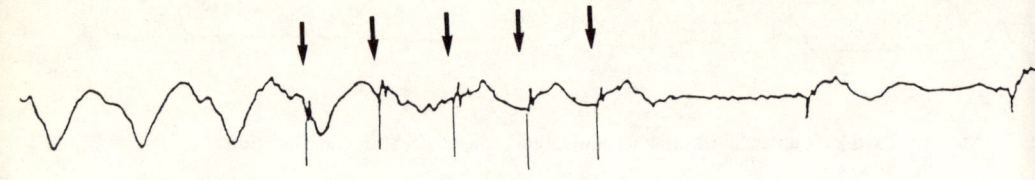

Abb. 15. Funktionsweise eines antitachykarden Schrittmachers

Rarität. Weiterhin problematisch ist das Auftreten von Vorhofflimmern bei DDD-Schrittmachern, wobei die Vorhofimpulse auf die Herzkammer übergeleitet werden können (Abb. 14). Durch Einführung von oberen Grenzfrequenzen ist jedoch auch dieses Problem entschärft.

Durch Magnetauflage asynchrones Pacing (meistens mit 70 min^{-1}) und Unterbrechung der schnellen AV-Überleitung.

Antitachykarde Systeme

In den nächsten Jahren wird der Notarzt zunehmend mit antitachykarden Schrittmachersystemen bzw. internen, automatisch arbeitenden Defibrillatoren konfrontiert werden. Diese neuen Schrittmacher/Defibrillatorsysteme sind vielfach noch in der klinischen Erprobungsphase; damit scheint das Auftreten des plötzlichen Herztodes bei gefährdeten Patienten erheblich reduziert werden zu können.

Exemplarisch ist die Funktionsweise eines antitachykarden Schrittmachers in Abb. 15 dargestellt. Nach Auftreten einer ventrikulären Tachykardie werden automatisch schnelle Schrittmacherimpulse mit etwas höherer Frequenz („overdrive") abgegeben, die die Rhythmusstörung unterbrechen. Antitachykarde Schrittmacher auf Ventrikelebene werden heute wegen der Gefahr der Akzeleration in Kammerflimmern nur noch in Kombination mit internen Defibrillatoren implantiert. Diese Geräte geben nach Auftreten von Kammerflimmern (Abb. 16) einen internen Defibrillationsimpuls ab. Außenstehende können dadurch nicht gefährdet werden. Bei Erfolglosigkeit des Defibrillators werden je nach Hersteller noch weitere 4–6 Impulse abgegeben, bevor das Gerät abschaltet. Dann wird im Notfall eine externe Defibrillation erforderlich sein. Fehlgesteuerte Abgaben von Defibrillationsimpul-

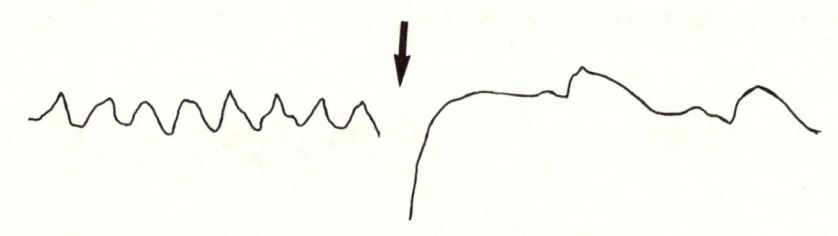

Abb. 16. Interner Defibrillationsimpuls eines antitachykarden Schrittmachers nach Auftreten von Kammerflimmern

sen (etwa bei Sinustachykardie oder tachykardem Vorhofflimmern) können durch Auflegen eines Magneten (die Geräte sind subdiaphragmal implantiert) verhindert werden.

Literatur

Braunwald E (1988) Heart disease, 3rd edn. Saunders, Philadelphia
Josephson ME, Seides SF (1979) Clinical cardiac electrophysiology. Saunders, Philadelphia
Lüderitz B (1983) Herzrhythmusstörungen. Springer, Berlin Heidelberg New York (Handbuch der inneren Medizin, Bd IX: Herz und Kreislauf, 5 Aufl)

Akute diabetische Stoffwechselentgleisungen

P. Wahl

Das Coma diabeticum und der hypoglykämische Schock sind Notfälle in der inneren Medizin. Die jährliche Häufigkeit wird für das Koma mit 3–5 Fällen pro 1000 Diabetiker angegeben; die Letalität liegt mit 6–10% in Schwerpunktkrankenhäusern noch relativ hoch. Schwere Hypoglykämien sind etwa 20mal häufiger. In tabellarischer Form werden Definitionen und Einteilung des Komas, auslösende Faktoren, Klinik, Fehldiagnosen, Diagnostik und Therapie des erstbehandelnden Arztes zusammengestellt. Es folgen Einteilung, Symptomatik einschließlich Diagnostik und Ersttherapie der Hypoglykämie. Den Schluß bildet eine Synopsis komatöser Zustände bei Diabetikern.

Definition und Einteilung des diabetischen Komas

1) Ketoazidotisches Koma:
   a) schwere Ketoazidose:
      – Blutzucker > 500 mg/dl,
      – Standardbikarbonat < 10 mmol/l;
   b) Präkoma:
      – zusätzlich Bewußtseinstrübung;
   c) Koma
      – zusätzlich Bewußtlosigkeit.
2) Hyperosmolares Koma:
   – Blutzucker > 500 mg/dl,
   – Osmolalität > 350 mosmol/l
   – Bewußtseinstrübung oder
   – Bewußtlosigkeit.
3) Mischformen (häufig).

Typische Merkmale diabetischer Komaformen

Ketoazidotisches Koma:	Hyperosmolares Koma:
– keine Insulinwirkung mehr;	– noch Restinsulinwirkung zur Lipolysehemmung;
– jüngere, insulinpflichtige Typ-I-Diabetiker;	– ältere Patienten mit Typ-II-Diabetes;

– seltener Erstmanifestation; – kann innerhalb weniger Stunden entstehen; – Hyperglykämie oft wenig ausgeprägt, Blutzucker oft < 600 mg/dl.	– häufiger Erstmanifestation; – Entwicklung über mehrere Tage; – massive Hyperglykämie, immer über 600 mg/dl, oft über 1000 mg/dl; – besonders starke Exsikkose.

Auslösende Faktoren

1) Bakterielle und virale Infektionen:
   – Atemwegsinfekte,
   – Harnwegsinfekte,
   – lokale Eiterherde,
   – Gangrän.
2) Inadäquate Insulintherapie:
   – z. B. bei Infekten.
3) Erstmanifestation.
4) Vaskuläre Komplikationen:
   – z. B. Myokardinfarkt und Apoplexie.
5) Gabe von Medikamenten:
   – z. B. Kortikosteroide.

Symptomatik

– Polydipsie,
– Polyurie,
– Gewichtsabnahme,
– Adynamie,
– Übelkeit, Brechreiz, Erbrechen,
– Bauchschmerzen,
– subjektive Atemnot,
– Somnolenz, Bewußtlosigkeit (bei jungen Patienten oft wenig ausgeprägt).

Klinik

– Exsikkose:
  – trockene, gerötete, in Falten abziehbare Haut,
  – trockene Zunge;
– Bewußtseinseinschränkung:
  – Somnolenz,
  – Koma;
– Kußmaul-Atmung;
– Azetongeruch;
– Bauchschmerzen (Pseudoperitonitis);
– verminderte Reflexe;

- Tachykardie;
- Blutdruck normal bis erniedrigt.

Mögliche Fehldiagnosen

Symptom:	Fehldiagnose:
– Gewichtsabnahme:	Tumor, Hyperthyreose, Anorexie.
– Erbrechen, Bauchschmerzen:	abdominelle Erkrankung, akutes Abdomen (z. B. Appendizitis).
– Kußmaul-Atmung:	Hyperventilationstetanie, kardiale oder pulmonale Dyspnoe.
– Mundtrockenheit/Exsikkose:	HNO-Erkrankung.
– Koma:	hypoglykämischer Schock.

Diagnostik des erstbehandelnden Arztes

1) Bewertung von Anamnese bzw. Fremdanamnese und klinischem Befund;
2) Diagnose der Hyperglykämie mit Blutzuckerschnelltests;
3) Diagnose der Glukosurie und Ketonurie mit Teststreifen.

Therapie des erstbehandelnden Arztes

1) Wichtigste Maßnahme: Infusion von Flüssigkeit, ca. 1 l/h (z. B. 0,9%ige NaCl-Lösung);
2) schneller Transport ins Krankenhaus.

Einteilung der Hypoglykämien

1) Spontane Hypoglykämien:
   a) Nüchternhypoglykämien:
      - Insulinom und Inselzellkarzinom;
      - extrapankreatische Tumoren;
      - Lebererkrankungen:
         - Glykogenosen,
         - erworbene diffuse Lebererkrankungen;
      - Endokrinopathien:
         - Unterfunktion von Nebenniere und Hypophyse,
         - Glukagonmangel;
      Alkoholexzess bei Nahrungskarenz.

b) Reaktive Hypoglykämien:
   - reaktiv funktionell,
   - Diabetesfrühstadien,
   - nach Magenoperation (Dumping).

2) Exogen verursachte Hypoglykämien:
   - Überdosierung von Insulin oder Sulfonylharnstoffen:
     - iatrogen,
     - suizidal,
     - versehentlich (Dosierungsfehler, Auslassen einer Mahlzeit).

Symptome

Vegetativ:	Psychisch:	Neurologisch:
- Herzklopfen,	- Angst, Unruhe,	- Kopfschmerzen,
- Tachykardie,	- Beklommenheit,	- Müdigkeit,
- kalter Schweiß,	- Kritiklosigkeit,	- Parästhesien,
- Zittern,	- Verwirrtheit,	- Sehstörungen,
- Hunger.	- Somnolenz,	- Sprachstörungen,
	- depressive Verstimmung,	- Paresen,
	- verstärkte Reizbarkeit,	- Koma.
	- Teilnahmslosigkeit, Apathie,	
	- Krämpfe,	
	- Psychotische oder delirante Zustände.	

Atypische Hypoglykämien bei Diabetikern (ohne adrenerge Symptomatik)

1) Bei längerer Diabetesdauer (mehr als 5 Jahre);
2) bei Neuropathie mit Beteiligung des autonomen Nervensystems;
3) bei sehr langsamem Blutdruckabfall (Langzeitinsuline, Sulfonylharnstoffe, Insulinpumpen), sog. „Glückliche Hypoglykämie";
4) Gelegentlich plötzliche, überfallsartige zerebrale Symptomatik.

Diagnostik

1) Eigenanamnese/Fremdanamnese:
   - (Diabetes mellitus? Therapie?).
2) Typischer klinischer Befund:
   - kaltschweißige Haut,
   - Tachykardie,
   - Reflexanomalien,
   - Paresen mit apoplexieähnlichen Bildern,
   - psychische Symptome,
   - Somnolenz,

- Bewußtlosigkeit,
- Krämpfe.
3) Blutzuckerbestimmung mit Teststäbchen.

Therapie

1) Bei erhaltenem Bewußtsein: oral schnell resorbierbare Kohlenhydrate (Zucker, Säfte, Brot, Zwieback).
2) Bei bewußtlosen Patienten:
Aspirationsgefahr!
Nie orale Kohlenhydratzufuhr erzwingen!
a) 20–50 ml Glukose 50% i.v., evtl. mehr;
b) nach Erwachen sofort oral Kohlenhydratzufuhr;
c) weitere Überwachung erforderlich;
d) Einweisung ins Krankenhaus bei
- protrahiertem oder rezidivierendem Verlauf,
- neurologischer Symptomatik.

Synopsis der komatösen Zustände bei Diabetikern

	Ketoazidotisches Koma:	Hyperosmolares Koma:	Hypoglykämischer Schock:
Anamnese:	nicht selten < 1 Tag, länger bei Erstmanifestation.	mehrere Tage, oft Erstmanifestation.	meist wenige Minuten.
Leitsymptome:	Kußmaul-Atmung, Erbrechen, Pseudoperitonitis, Exsikkose.	Exsikkose, Schock.	kaltschweißige Haut, Krämpfe.
Bevorzugt betroffen:	junge Typ-I-Diabetiker.	ältere Typ-II-Diabetiker.	Insulin spritzende Diabetiker.

Endokrine Krisen

F. Raue

Thyreotoxische Krise

Definition

Die akut einsetzende, vital bedrohliche Exazerbation einer nicht erkannten oder unzureichend behandelten floriden Hyperthyreose wird thyreotoxische Krise oder hyperthyreotes Koma genannt. Der Übergang von einer schweren Hyperthyreose zu einer thyreotoxischen Krise ist fließend. Die Häufigkeit in der BRD wird mit 50–100 Fällen angegeben (Hermann 1982), die Letalität der schweren Verlaufsform beträgt ca. 30%.

Ätiologie und Pathogenese

Eine zusätzliche Belastung kann bei vorbestehender Hyperthyreose, bedingt entweder durch eine Immunthyreopathie (M. Basedow) oder durch ein dekompensiertes autonomes Adenom, zu einer vitalen Störung verschiedener Organsysteme führen. Ein wichtiger auslösender Faktor einer thyreotoxischen Krise ist die Iodexposition bei nicht erkannter Schilddrüsenüberfunktion, z.B. durch Röntgenkontrastmittel, Amiodaron, Desinfizienzien oder jodhaltige Augentropfen oder eine Sepsis sowie eine Stoffwechselentgleisung bei Diabetes und vorbestehender latenter Hyperthyreose. Die Konzentration der Schilddrüsenhormone im Serum korreliert nicht mit dem Schweregrad der Krise, d.h. der auslösende Faktor ist nicht unbedingt in einer Verstärkung der Sekretion von Schilddrüsenhormonen zu suchen, sondern eher in einer Dekompensation von vorgeschädigten Organsystemen.

Klinik und Diagnostik

Der durch Schilddrüsenhormonexzeß ausgelöste Hypermetabolismus äußert sich klinisch in einer Hyperthermie (Temperatur bis 41 °C), profusem Schwitzen sowie heißer und hochroter Haut. Herz- und Kreislauf reagieren mit Tachykardie, häufig Tachyarrhythmie und erhöhtem Herzzeitvolumen mit großer Blutdruckamplitude. Die gesteigerte Magen- und Darmtätigkeit zeigt sich in profusen Durchfällen und Erbrechen mit der Folge einer zunehmenden Exsikkose, die durch die Hyperhidrosis weiter verstärkt wird. Die direkte Schilddrüsenhormonwirkung am ZNS zusammen mit der Dehydratation bedingt einen feinschlägigen Tremor, psychomotorische Unruhe, Agitiertheit und zunehmende Bewußtseinstrübung. Im fortgeschrittenen Stadium kommt es zum Bewußtseinsverlust, Blutdruckabfall, Oligurie und Zentralisation.

Die Diagnose läßt sich klinisch aufgrund der oben genannten Symptome und einer typischen Anamnese, bekannte Hyperthyreose mit zusätzlichen auslösenden Faktoren, stellen. Findet sich zusätzlich eine schwirrende Struma und eine endokrine Orbitopathie, so ist die Diagnose sicher. Die Einleitung der Therapie sollte durch das Abwarten des Ergebnisses der Schilddrüsenhormonbestimmung nicht verzögert werden, da hierdurch wertvolle Zeit verloren geht.

Therapie

Therapieziel bei thyreotoxischer Krise ist die Hemmung der exzessiven Synthese und Sekretion von Schilddrüsenhormonen, die Unterdrückung der peripheren Hormonwirkung und die Aufrechterhaltung der Herz-, Kreislauf- und Nierenfunktion sowie der Thermoregulation. Unter ambulanten Bedingungen sind folgende Sofortmaßnahmen indiziert: Sedierung des Patienten (z.B. Atosil), Volumenersatz (z.B. 0,9% NaCl) und Klinikeinweisung in Begleitung.

Hypothyreotes Koma

Definition

Der Endzustand einer unbehandelten Hypothyreose wird als hypothyreotes oder Myxödemkoma bezeichnet. Es ist noch seltener als die thyreotoxische Krise, sein Häufigkeitsgipfel ist das 7. Lebensjahrzehnt (Hackenberg u. Reinwein 1978).

Ätiologie und Pathogenese

Eine erworbene primäre Hypothyreose kann Folge einer Jahre zuvor durchgemachten Hashimoto-Thyreoiditis, einer subtotalen Thyreoidektomie beidseits (Kocher-Kragenschnitt) oder einer Radioiodtherapie sein; seltener ist die sekundäre Hypothyreose im Rahmen einer Hypophysenvorderlappeninsuffizienz (s. „Hypophysäres Koma" auf S. 321) Auslöser für die Entwicklung eines Komas. Häufiger sind Kälteexposition (Wintermonate), Psychopharmaka und Sedativa sowie Streß verantwortlich für das hypothyreote Koma. Der Mangel an Schilddrüsenhormonen äußert sich in einer allgemeinen Reduktion aller Stoffwechselvorgänge.

Klinik und Diagnostik

Eine seit Jahren oder Monaten bestehende Hypothyreose kann innerhalb von Tagen in ein Myxödemkoma übergehen. Der Patient weist dann meist alle typischen Zeichen einer Hypothyreose auf: trockene, schuppige, kühle Haut, teigige Schwellung der Augenlider, Makroglossie und eine rauhe Stimme. Eine progrediente Apathie, auffallende Schläfrigkeit und hochgradige Kälteintoleranz sind Zeichen des beginnenden Komas. Die ausgeprägte Hypothermie mit Werten unter 30 °C (nur mit Spezialthermometern zu erfassen), die Bradykardie mit Frequenzen um 40 min^{-1} sowie die Hypoventilation mit Hypoxie und Hyperkapnie, die durch Sedativa lebensgefährlich verstärkt werden kann, führen zur Somnolenz und schließlich zum Koma. Die Diagnose „hypothyreotes Koma" wird aufgrund klinischer Untersuchungen und Befunde gestellt. Die möglicherweise längerdauernde Schilddrüsenhormonbestimmung sollte die Einleitung der notwendigen Therapie nicht verzögern.

Therapie

Das Therapieziel ist die Normalisierung der Schilddrüsenwerte im Blut durch Substitution von Schilddrüsenhormonen. Die Behandlung muß stationär unter intensivmedizinischer Betreuung erfolgen (sofortige Einweisung mit der Verdachtsdiagnose „hypothyreotes Koma"). Immer O_2-Gabe sowie Basismaßnahmen.

Tetanischer Anfall

Definition

Eine gesteigerte neuromuskuläre Erregbarkeit kann zum Bild des klassischen tetanischen Anfalls führen. Dieses Krankheitsbild kommt gehäuft bei Frauen zwischen dem 2. und 4. Lebensjahrzehnt vor (Ziegler 1985).

Ätiologie und Pathogenese

Der Mangel an Kalzium oder Magnesium, eine Alkalose oder eine Hyperkaliämie können Ursachen für eine gesteigerte Erregbarkeit sein. Die häufigste Ursache des tetanischen Anfalls ist die respiratorische Alkalose, bedingt durch eine Hyperventilation. Sie wird häufig ausgelöst durch Konfliktsituationen im Rahmen einer neurotischen Entwicklung und kann durch Erbrechen mit Entwicklung einer Alkalose verstärkt werden. Neben dieser normokalzämischen Tetanie steht an zweiter Stelle der Häufigkeit die hypokalzämische Tetanie, deren Ursache in der Regel ein Parathormonmangel im Rahmen eines idiopathischen oder postoperativen Hypoparathyreoidismus ist.

Klinik und Diagnostik

Das klinische Bild des tetanischen Anfalls ist unverkennbar. Verkrampfungen von Arm- und Beinmuskulatur (Geburtshelferstellung der Hände, Spitzfußstellung), der Gesichtsmuskulatur (Fischmaulstellung) und der Rumpfmuskulatur werden beobachtet. Diese werden begleitet von Parästhesien, gelegentlich funktionellen Herzbeschwerden und gastrointestinalen Symptomen sowie Angstgefühlen. Der Zustand der Hilflosigkeit wird von den Patienten als vitale Bedrohung empfunden, sie reagieren mit einer Verstärkung der Hyperventilation und damit der klinischen Symptomatik (Circulus vitiosus). Nur selten kommt es zum Bewußtseinsverlust. Die Hyperventilation, die typische Muskelverkrampfung sowie Alter und Geschlecht erlauben die klinische Diagnostik des tetanischen Anfalls.

Therapie

- Kalzium i.v., z.B. 10–20 ml Kalzium Sandoz 20% bei Verdacht auf Hypokalzämie,
- Rückatmung in die Plastiktüte,
- beruhigendes Gespräch,
- Sedierung, z.B. 10 mg Valium langsam i.v.

Unabhängig von der Ursache des tetanischen Anfalls (Normokalzämie oder Hypokalzämie) kann durch Erhöhung des ionisierten Kalziums im Blut die Schwelle der neuromuskulären Erregbarkeit angehoben werden. Aus der Wirksamkeit des Kalziums darf nicht als Ursache der Tetanie auf einen Kalziummangel geschlossen werden. Bei milder Ausprägung der Tetanie sollte der Versuch einer Rückatmung in einen Plastikbeutel unternommen werden und durch ein beruhigendes Gespräch der Patient zu einer entspannten Atmung veranlaßt werden (aufgeregte Angehörige aus dem Raum schicken).

Hyperkalzämische Krise

Definition

Ein Anstieg des Serumkalziums über die obere Norm führt zu einem Hyperkalzämiesyndrom, aus dem sich eine lebensbedrohliche hyperkalzämische Krise entwickeln kann (Raue 1981).

Ätiologie und Pathogenese

Die häufigsten Ursachen der Hyperkalzämie sind ein primärer Hyperparathyreoidismus mit gesteigerter Osteolyse durch eine Parathormonmehrsekretion und eine Tumorerkrankung mit direkter oder humoral vermittelter Osteolyse. Eine zunehmende Dekompensation der Kalziumhomöostase (bei Serumkalziumspiegeln über 4 mmol/l) führt zu lebensbedrohlichen Komplikationen an ZNS (Koma) und Niere (akutes Nierenversagen).

Klinik und Diagnostik

Die Symptome der Hyperkalzämie sind unabhängig von der auslösenden Erkrankung und betreffen besonders Niere, Gastrointestinaltrakt, Herz und ZNS. Die durch die Hyperkalzämie verursachte Nierenschädigung mit Zwangspolyurie und Diabetes-insipidus-ähnlichen Bildern kann mit Entwicklung der Krise in eine Oligurie/Anurie umschlagen. Die dabei stark ansteigenden Serumkalziumspiegel führen zur Verstärkung der neuropsychiatrischen Symptome mit Desorientierung, Somnolenz und Koma. Gastrointestinale Symptome wie Übelkeit, Erbrechen und Obstipation können sich in der hyperkalzämischen Krise zu ileusähnlichen Bildern steigern. Von seiten des Herzens kann es bei einer ausgeprägten Digitalisempfindlichkeit zu Rhythmusstörungen kommen.

Therapie

Das Therapieziel ist die Senkung des Serumkalziums, zunächst symptomatisch bis zur Klärung der Ursache. Solange die Nierenfunktion erhalten ist, sollte durch eine forzierte Diurese soviel Kalzium wie möglich über die Nieren ausgeschieden werden. Maßnahmen, die sofort wirksam sind, sind 6–8 l Kochsalzlösung mit Kaliumsubstitution in Kombination mit einem Schleifendiuretikum.

Addison-Krise

Definition

Die Addison-Krise ist ein lebensbedrohlicher Zustand, ausgelöst durch eine zusätzliche Belastung bei chronischem Gluko- oder Mineralkortikoidmangel oder durch eine akut auftretende primäre Nebennierenrindeninsuffizienz (Beyer 1988).

Ätiologie und Pathogenese

Die häufigste Ursache einer primären Nebennierenrindeninsuffizienz ist die Autoimmunadrenalitis, seltener eine Tuberkulose oder eine Metastasierung in die Nebennierenrinden (z.B. durch ein Bronchialkarzinom). Nach Absetzen einer langjährigen Steroidmedikation, die zur Suppression der Nebennierenrinde und möglicherweise zu deren Atrophie geführt hat, kann ebenfalls eine Nebennierenrindeninsuffizienz auftreten. Die Krise entwickelt sich in diesem Stadium meist durch eine zusätzliche Belastung wie Operation oder Absetzen der Substitutionsbehandlung. Eine perakute Nebennierenrindeninsuffizienz wird bei hämorrhagischer Infarzierung im Rahmen einer Meningokokkensepsis oder einer Antikoagulanzientherapie beobachtet.

Klinik und Diagnostik

Der chronische Mangel an Glukokortikoiden führt zu Schwäche, Ermüdbarkeit, Adynamie, Hyperpigmentation (besonders an den Handlinien und Schleimhäuten), Erbrechen und Übelkeit. Der Mineralkortikoidmangel bewirkt eine Hypotonie. In der Krisensituation kommt es zu einer Verstärkung der Symptome mit beginnendem Schock, Apathie, Brechdurchfall und bedrohlicher Dehydratation. Bei hämorrhagischer Infarzierung der Nebennierenrinde fehlen die Zeichen der chronischen Nebennierenrindeninsuffizienz, es entwickelt sich rasch ein Kreislaufkollaps.

Therapie

- *Glukokortikoide:*
  100 mg Hydrokortison (Hydrokortison Upjohn[R]) sofort i.v., dann über 24 h 200 mg Hydrokortison; bei Besserung der Symptomatik tägliche Reduktion um 50 mg Hydrokortison bis auf die orale Erhaltungsdosis: 20–10–5 mg Hydrokortison.
- *Mineralkortikoide:*
  Fludrokortison (Astonin H) 0,1–0,2 mg oral/Tag, erst wenn die tägliche Hydrokortisongabe 100 mg unterschritten ist.
- *Elektrolyt-, Glukose- und Flüssigkeitsersatz.*

Das Therapieziel der Addison-Krise ist eine ausreichende Hormonsubstitution und Beseitigung der Stoffwechselentgleisung. Auch im Verdachtsfall sollte zunächst 100 mg Hydrokortison i.v. verabfolgt werden und eine Rehydratation erfolgen. Sollte Hydrokortison (100 mg i.v.) nicht vorhanden sein, können äquipotente Mengen von Prednisolon, z.B. 25 mg, gegeben werden. Das Flüssigkeitsdefizit sollte durch Kochsalz und Glukoseinfusion ausgeglichen werden. Ein Mineralkortikoid, z.B. Fludrokortison (Astonin H), ist erst bei Reduktion der Hydrokortisongabe unter 100 mg/Tag ab dem 3. Tag notwendig.

Hypophysäres Koma

Definition

Eine krisenhafte Stoffwechseldekompensation bei akutem Ausfall hypophysärer Hormone oder im Endzustand einer unbehandelten, unbekannten Hypophyseninsuffizienz wird als hypophysäres Koma bezeichnet.

Ätiologie und Pathogenese

Der Ausfall der glandotropen Hormone ACTH, TSH und der Gonadotropine (LH; FSH) führt zur sekundären Nebennierenrindeninsuffizienz, zur sekundären Hypothyreose und zum sekundären Hypogonadismus. Diese komplette Hypophysenvorderlappeninsuffizienz kann sich durch Wachstum eines Hypophysentumors über Jahre entwickeln. Zum Koma kommt es, wenn zusätzlich bei unbehandelter Insuffizienz eine stärkere Belastung (Operation, Trauma) hinzukommt. Anders dagegen kommt es nach einer Blutung oder einer Nekrose (z.B. postpartal, Sheehan-Syndrom) zu einem akuten Ausfall der Hypophysenfunktion. Selten findet sich bei hypophysären Prozessen eine Hypophysenhinterlappeninsuffizienz.

Klinik und Diagnostik

Hat sich das hypophysäre Koma aus einer chronischen Hypophyseninsuffizienz entwickelt, finden sich Zeichen einer Hypothyreose (Hypothermie, Myxödem, Bradykardie, Hypoventilation, (s. „Klinik und Diagnostik des hypothyxotischen Komas", S. 316) eines Kortisonmangels (Hypotonie, Adynamie, s. „Klinik und Diagnostik der Addison-Krise", S. 319 f.) und eines Hypogonadismus (Ausfall der Sekundärbehaarung, Atrophie des Genitals). Ist der Tumor selbst endokrin aktiv, gibt er dem Patienten das typische Aussehen (z.B. Akromegalie). Sind der Hypophysenhinterlappen und der Hypothalamus betroffen, kann sich ein Diabetes insipidus mit einer Zwangspolyurie von 3–15 l/24 h entwickeln.

Therapie

– *Glukokortikoide:*
  100 mg Hydrokortison (Hydrokortison Upjohn) sofort i.v., dann über 24 h 200 mg i.v., stufenweise (50 mg) Abbau auf Erhaltungsdosis 20–10–5 mg Hydrokortison/Tag.
– *Schilddrüsenhormone:*
  500 µg L-Thyroxin i.v. am 1. Tag, dann 100–150 µg/Tag Erhaltungsdosis (erst in der Klinik).

- *ADH (antidiuretisches Hormon) bei Diabetes insipidus:*
  Desmopressinazetat (Minirin) 0,05–0,2 ml intranasal/Tag, Vasopressin-tannat (Pitressin Tannat) 5 E i.m./Tag (Klinische Therapie).

Die spezifische endokrine Sofortmaßnahme besteht in einer Kortisol- und Schilddrüsenhormonsubstitution, wie bei der Addison-Krise bzw. beim hypothyreoten Koma angegeben. Ein begleitender Diabetes insipidus wird durch Desmopressin oder Vasopressintannat (Minirin 1–2 µg s.c.) behandelt.

Literatur

Beyer J (1988) Die Addison Krise: Was tun, wenn sich die Krise anbahnt? Notfallmedizin 14:96–100
Hackenberg K, Reinwein D (1978) Diagnose und Therapie des Myxödem-Koma. Dtsch Med Wochenschr 103:1224–1229
Herrman J (1982) Die thyreotoxische Krise. Therapiewoche 32:1620–1626
Raue F (1981) Das Hypercalciämie-Syndrom. Symptomatik – Ursachen – Differentialdiagnose – Therapie. Internistische Welt 4:157–164
Ziegler R (1985) Die Therapie des tetanischen Syndroms. Dtsch Med Wochenschr 110:424–427

Barotraumen

U. Jost

Zu Barotraumen kann es immer dann kommen, wenn auf den Körper oder auf gasgefüllte Räume in diesem ein veränderter Druck einwirkt. Abnehmender Umgebungsdruck beispielsweise beim Fliegen, Bergsteigen u.a. oder Überdruck beim Tauchen, bei Arbeiten in Kammern, welche das Eindringen von Wasser verhindern sollen (Hafen-, Tunnelbau), oder bei Verschüttungen können eine Rolle spielen.

Bei zunehmendem Umgebungsdruck versucht der Organismus das relative Vakuum durch Flüssigkeitsverlagerung auszugleichen (Einblutungen).

Die physikalische Grundlage ist das Gesetz von Boyle-Mariotte: Das Produkt aus Druck und Volumen ist bei gegebener Temperatur konstant. Da mit zunehmendem Druck in starren Höhlen ein Volumenausgleich zunächst nicht möglich ist, entsteht ein relatives Vakuum.

Barotraumen bei zunehmendem Umgebungsdruck sind:

Betroffenes Organ:
- Nasennebenhöhlen,
- Mittelohr (Trommelfellperforation),
- Augen in Brille (bei Tauchern),
- Kopf im Helm (bei Tauchern),
- Lunge (Ödem).

Die Therapie ist immer symptomatisch (abschwellend).

Barotraumen bei abnehmendem Umgebungsdruck sind:

Betroffenes Organ:
- Lunge
    - (Pneumothorax),
    - (Pneumomediastinum),
    - Luftembolie,
    ↓
    - zerebral,
    - pulmonal,
    - koronar,
- Magen/Darm(Ruptur).

Bei abnehmendem Umgebungsdruck dehnen sich Hohlorgane aus, unter Umständen bis zur Ruptur (z.B. der Lunge bei Panik im Laryngospasmus und *überhaste-*

tem Aufstieg aus großen Tauchtiefen, ohne auszuatmen). Auch hier ist die Therapie symptomorientiert (Drainage, Laparotomie usw.). Bei Luftembolie ist evtl. eine Druckkammer sinnvoll, vorher Pleuradrainage!

Bei längerem Aufenthalt unter Überdruck sättigen sich die einzelnen Gewebearten unterschiedlich schnell mit Inertgas (N_2) auf.

Physikalische Grundlagen:

- Gesetz von Dalton: Am Gesamtdruck eines Gasgemisches sind die einzelnen Gase entsprechend ihrem Volumenanteil beteiligt.
- Gesetz von Henry: Gase lösen sich in Flüssigkeiten entsprechend ihrem Partialdruck abhängig von Lösungskoeffizienten und Temperatur.

Für biologische Gewebe kommt der Faktor Zeit hinzu. Die in der Regel verwendete Preßluft enthält 80% N_2. Bei relativ plötzlicher Druckentlastung werden die Inertgase an das strömende Blut abgegeben. Wenn das Löslichkeitsprodukt überschritten wird, kommt es zur N_2-Blasenbildung. Letztere lösen die sog. Caissonerkrankung aus, die je nach Schweregrad Symptome an Haut, Gelenken, Lunge und Rückenmark hervorruft:

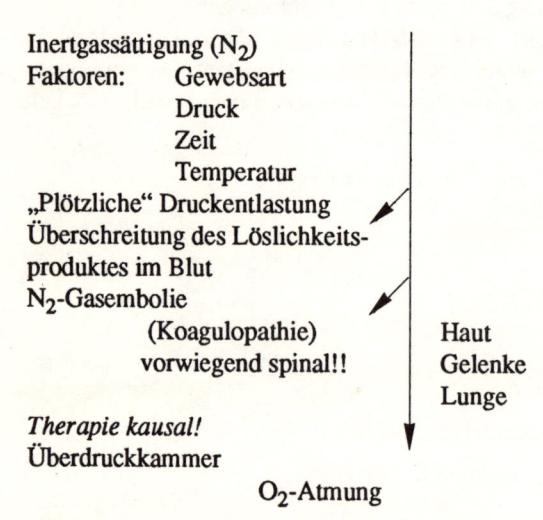

Inertgassättigung (N_2)
Faktoren: Gewebsart
            Druck
            Zeit
            Temperatur
„Plötzliche" Druckentlastung
Überschreitung des Löslichkeitsproduktes im Blut
N_2-Gasembolie
        (Koagulopathie)   Haut
        vorwiegend spinal!!   Gelenke
                                  Lunge

Therapie kausal!
Überdruckkammer
                O_2-Atmung

Hinweise zur Differentialdiagnose Luftembolie (Folge der Lungenruptur) vs. N_2-Embolie (Caissonkrankheit) sind:

Caissonkrankheit		Lungenruptur
	Anamnese	
Lange Tauchzeit, Größere Tiefe		Überhasteter Aufstieg (aus geringer Tiefe)
	Symptome	
protrahiert		sofort
spinal		zerebral

Die Bedeutung dieser Differentialdiagnose liegt in der therapeutischen Konsequenz. Die kausale Therapie der Caissonkrankheit besteht *einzig* in der Behandlung in einer Überdruckkammer, die unverzüglich angestrebt werden muß, aber auch noch nach 1–2 Tagen sinnvoll sein kann. Eine adjuvante symptomatische Therapie kann erforderlich sein (Schockbekämpfung, O_2-Atmung), darf aber nicht die kausale Therapie verzögern (Rückführung der N_2-Blasen in Lösung).

An allen gewerblichen Arbeitsstätten, auf denen unter Überdruck gearbeitet wird, muß der Standort der nächsten Druckkammer kenntlich gemacht sein (BG Tiefbau).

Für den Bereich der Sporttaucherei empfiehlt es sich im Bedarfsfall sich mit einer der beiden folgenden Adressen in Verbindung zu setzen!

Überdruckkammer

Auf der Intensivstation der Abteilung für Anästhesiologie, Bundeswehrkrankenhaus, 7900 Ulm, Tel. 0731/1711; am Bundeswehrkrankenhaus ist ein *SAR-Hubschrauber* stationiert!

Lehr- und Forschungsstätte der DLRG Berlin Pichelsee, Tel. 030/3623021/22.

Der Strahlenunfall:
Präklinische Diagnostik und Erstversorgung

L. Ohlenschläger

Aus didaktischen Gründen wird zwischen dem klassischen und dem kombinierten Strahlenunfall unterschieden.

Der klassische Strahlenunfall und seine Grundformen:

Kontamination und Inkorporation

Diagnostik: Die Diagnostik einer Kontamination oder Inkorporation im Unfallort entzieht sich dem Notarzt und seinem Team wegen fehlender meßtechnischer Ausstattung und Erfahrung in der Handhabung einschlägiger Meßgeräte.

Erstmaßnahmen: Bei Verdacht und/oder Inkorporation sofortige Benachrichtigung des technischen Rettungsdienstes: In diesem Fall Anforderung des Strahlenschutzmeßtrupps der Feuerwehr, der die Ausmessung und Rettung der Unfallbeteiligten durchführt und die weitere Vorgehensweise festlegt.

Externe lokale Strahlenüberlastung

Radiodermatitis erythematosa

Symptomatik: Calor, Rubor, Dolor.
Eingestrahlte Dosis: ca. 8–9 Gy.

Erstmaßnahmen:

- Wenn erforderlich, analgetisch und sedierend,
- Kühlung des betroffenen Hautbezirks mit Eisbeutel oder kaltem Umschlag,
- Transport zur weiteren stationären Abklärung des Befundes.

Radiodermatitis bullosa

Symptomatik: Calor, Rubor, Dolor, Bulla.
Eingestrahlte Dosis: zwischen 10 und 30 Gy.

Erstmaßnahmen:

- analgetisch und, wenn erforderlich, sedierend;

Der Strahlenunfall

- Kühlung des betroffenen Hautbezirks mit Eisblase oder kalten Umschlägen;
- Transport zur stationären Aufnahme zwecks weiterer Abklärung des Befundes und Durchführung einer Behandlung.

Radiodermatitis ulcerosa
Symptomatik: Calor, Rubor, Dolor, Ulkus.
Eingestrahlte Dosis: > 30 Gy.

Erstmaßnahmen:
- analgetisch und sedierend,
- Kühlung des betroffenen Hautbezirks mit Eisbeutel,
- Schaffung eines peripheren venösen Zugangs,
- Transport zur stationären Weiterbehandlung.

Externe generalisierte Strahlenüberlastung

Symptomatik des akuten Strahlensyndroms: Nausea, Emesis, vermehrte konjunktivale Injektion, Zephalgie, Erythem, Erhöhung der Körpertemperatur, Strahlenschock, Somnolenz, Konvulsionen.
Eingestrahlte, kurzzeitige und einmalige Körperdosis: ca. 4 Gy.

Erstmaßnahmen: Im Vordergrund steht der Strahlenschock, der als kardiogener Schock aufzufassen ist.

- Schaffung eines peripheren venösen Zugangs mit anschließender dosierter Flüssigkeitszufuhr und Applikation von Katecholaminen,
- bei erhaltenem Bewußtsein Sedierung und Analgesierung,
- bei Konvulsionen Sedierung,
- schonender Transport zur stationären Weiterbehandlung (Berufsgenossenschaftliche Unfallklinik für schwer Brandverletzte in Ludwigshafen-Oggersheim).

Der kombinierte Strahlenunfall

Er kann kombiniert sein mit
- einer konventionellen Verbrennung oder Verbrühung,
- einfachen oder komplizierten Frakturen,
- stumpfen oder durchdringenden Verletzungen,
- Riß-, Platz- oder Schürfwunden.

Bei Kombinationsschäden hat die schwere konventionelle Verletzung aus vitaler Indikation gegenüber den strahlenschutzmedizinischen Erstmaßnahmen Vorrang.

Bei Verdacht auf Kontamination am Unfallort

- Anlegen einer Schutzkleidung (z.B. Einmaloverall) sowie Benutzung von Einmalhandschuhen und -kopfbedeckung,
- Tragen eines Stabdosimeters.

Dann Erstmaßnahmen wie

- Freilegung der Atemwege und, wenn erforderlich, Intubation mit nachfolgender Reanimation. Wenn Intubation nicht möglich, künstliche Beatmung mit Hilfsgerät (Beatmungshilfe Life-way oder Ambubeutel),
- Bei Kontamination im Mund-, Kinn-, Nasenbereich und Fehlen eines Hilfsgerätes für Mund-zu-Mund-Beatmung Bedecken der Mundöffnung des Verletzten mit einer sauberen Gaze oder einem sauberen Taschentuch,
- Schaffung eines peripheren venösen Zugangs,
- Stabilisierung des Kreislaufs,
- Erstversorgung der schweren konventionellen Verletzungen,
- Durchführung des Transports in ein geeignetes Krankenhaus.

Maßnahmen des Notfallteams nach Beendigung des Einsatzes:

- Ablegen und Sammeln der Schutzkleidung in Plastikbeuteln bzw. -säcken zur Entsorgung,
- Einsammeln und Auswertung der Stabdosimeter durch den technischen Rettungsdienst,
- Ausmessung des Notarztteams zum Ausschluß einer Kontamination oder Inkorporation.

Diagramm für die Kooperation zwischen technischem und medizinischem Rettungsdienst

Technischer Rettungsdienst:

- Rettung des Strahlenunfallverletzten,
- Ausmessung der Kleidung und der Körperoberfläche der betroffenen Personen auf Radioaktivität,
- Weiterleitung des Strahlenunfalls an den medizinischen Rettungsdienst,
- Kennzeichnung des strahlungs- und kontaminationsgefährdeten Bereiches durch Markierungen.

Medizinischer Rettungsdienst:

- Übernahme des Strahlenunfalls außerhalb des strahlungs- und kontaminationsgefährdeten Bereichs,
- Kleiderwechsel der Kontaminierten unter Aufsicht des medizinischen Rettungsdienstes an der Übergabestelle,
- bei Kombinationsschäden vorrangige Behandlung der schweren, konventionellen Verletzung unter Beachtung der Eigenschutzmaßnahmen.

Der Strahlenunfall

Maßnahmen zum Eigenschutz

Eigengefährdungen ergeben sich durch
- Übertragung einer Kontamination,
- Inkorporation von radioaktivem Material durch Inhalation oder Ingestion,
- externe lokale oder generalisierte Strahlenüberexposition.

Maßnahmen zum Eigenschutz vor Kontaminationsübertragungen

- Vor dem Einsatz Anlegen von Einmaloveralls und Tragen von Einmalkopfbedeckungen sowie -handschuhen und Gesichtshalbschutzstaubmasken,
- Ausrüstung des medizinischen Einsatzteams mit Stab- und Filmdosimetern, die vom technischen Rettungsdienst ausgegeben werden.

Maßnahmen zum Eigenschutz vor Inkorporationen

- Vor dem Einsatz, Anlegen von Einmaloveralls und Tragen von Einmalkopfbedeckungen sowie -handschuhen.
- Tragen von geeigneten Atemschutzfiltermasken bei Einsätzen, die mit hoher, staubförmiger Kontamination der Umgebung und des Verletzten einhergehen.

Maßnahmen zum Eigenschutz bei hohen Strahlenfeldern

- Einsätze unter den Bedingungen hoher Strahlenfelder nur bei Tragen von Stab- und Filmdosimetern und unter der Leitung eines erfahrenen Strahlenschutzingenieurs,
- Ausnutzung von zu errichtenden Abschirmungen,
- Einhaltung eines entsprechenden Sicherheitsabstandes von der Strahlenquelle,
- Begrenzung der Einsatzzeit.

Nach Beendigung der Tätigkeit in hohen Strahlenfeldern ist eine besondere strahlenschutzärztliche Untersuchung bei den am Einsatz beteiligten Personen zu veranlassen (§ 50, Absatz 1 und 2, sowie § 70, Absatz 5 der Strahlenschutzverordnung).

Hilfsmittel zum Eigenschutz

- Schutzkleidung (z.B. Papieroveralls, Einmalhandschuhe, -überzugschuhe und -kopfbedeckung),
- Gesichtshalbschutzstaubmasken bzw. Atemschutzmasken,
- Errichten von Abschirmungen, Einhaltung eines entsprechenden Abstandes von der Strahlenquelle und Begrenzung der Einsatzzeiten.

Verzeichnis der regionalen Strahlenschutzzentren

Strahlenschutzzentren sind Einrichtungen, die von den Berufsgenossenschaften bestimmt wurden und in deren Auftrag sie eine beratende, diagnostische und therapeutische Tätigkeit bei Strahlenunfällen vornehmen.

Regionales Strahlenschutzzentrum
Abteilung Strahlentherapie und Abteilung Nuklearmedizin im Allgemeinen Krankenhaus St. Georg,
Lohmühlenstr. 5, 2000 Hamburg 1
Telefon: 040/2488-2371, -2362 von 8.00 Uhr bis 16.00 Uhr,
 040/2488-2256 von 16.00 Uhr bis 8.00 Uhr

Regionales Strahlenschutzzentrum
Klinikum Steglitz der Freien Universität Berlin, Abteilung für Nuklearmedizin,
Hindenburgdamm 30, 1000 Berlin 45
Telefon: 030/789-3992, -2845

Regionales Strahlenschutzzentrum
Medizinische Hochschule Hannover, Abteilung IV: Nuklearmedizin und spezielle Biophysik,
Konstanty-Gutschow-Str. 8, 3000 Hannover 61
Telefon 0511/3197

Regionales Strahlenschutzzentrum
Institut für Medizin der Kernforschungsanlage Jülich GmbH,
Postfach 1913, 5170 Jülich 1
Telefon: 02461/61-5763, -5852, -5222

Regionales Strahlenschutzzentrum
Abteilung für Nuklearmedizin der Radiologischen Klinik, Universitätskliniken im Landeskrankenhaus,
Postfach, 6650 Homburg/Saar
Telefon: 06841/16-2201 Montag bis Freitag 8.00–17.30 Uhr,
 06841/163305 zu allen übrigen Zeiten

Regionales Strahlenschutzzentrum
Kernforschungszentrum Karlsruhe GmbH,
Postfach 3640, 7500 Karlsruhe 1
Telefon: 07247/82-3333

Regionales Strahlenschutzzentrum
Gesellschaft für Strahlen- und Umweltforschung GmbH,
Ingolstädter Landstr. 1, 8042 Neuherberg bei München
Telefon: 089/3187-333

Regionales Strahlenschutzzentrum
Städtisches Krankenhaus Schwabing, Abteilung Strahlentherapie,
Kölner Platz 1, 8000 München 40
Telefon: 089/3068-541, -444

Spezialabteilung zur stationären Behandlung bei schweren Strahleneinwirkungen
Berufsgenossenschaftliche Unfallklinik Ludwigshafen,
Spezialabteilung für schwere Verbrennungen,
Ludwig-Guttmann-Str. 13, 6700 Ludwigshafen-Oggersheim
Telefon: 0621/68101

Literatur

International Atomic Energy Agency (1988) Medical handling of accidentally exposed individuals, recommendations. Safety Series No. 88. Wien
Ohlenschläger L, Messerschmidt JP (1989) Allgemeine Empfehlungen für die Personendekontamination. KfK 4576, April 1989
Verordnung über den Schutz vor Schäden durch ionisierende Strahlen vom 13. Oktober 1976. Bundesgesetzblatt 1976, Teil I, Nr. 125

Intoxikationen

S. Schuster und L. S. Weilemann

Akute exogene Intoxikationen sind die Folge schädigender Einwirkung von Giften mit vorübergehenden oder bleibenden Störungen oder Tod. Intoxikationen betreffen 5–10% der Gesamtaufnahme in medizinischen Kliniken und 15–20% der Notarzteinsätze.

Nichttraumatische Komafälle sind in 35–40% die Folge von Vergiftungen.

Anlaß: Der Hauptteil der Vergiftungen geschieht in suizidaler Absicht (80–90%), akzidentell (10–15%) und gewerblich (5%).

Sofortdiagnostik

1) Inspektionen der Umgebung, Asservieren (gerichtsmedizinische Untersuchung): Leere Arzneipackungen, suspekte Fläschchen, Gläser, Chemikalien, Kanülen, Spritzen.
2) Befragen der Patienten und Bezugspersonen: Was, wann wieviel, wie und warum eingenommen, wie lange exponiert?
3) Typische Befunde: Haut- und Schleimhautläsionen, Blasen, auffälliger Fötor, abdominelle und zerebrale Krämpfe, Erbrechen, Durchfall, Erregung, Eintrübung, Koma, Rhythmusstörungen, Einstichstellen.
4) Nachweis: Drägerröhrchen, BZ-Bestimmungteststreifen, pH-Bestimmungteststreifen.
5) Giftinformation anrufen.

Auffälliger Fötor

- Alkohol: Alkohole, Phenole;
- Aceton: Lacke, Nagellackentferner;
- Bittermandeln: Blausäure, Nitrobenzol;
- Knoblauch: Parathion (E 605), Phosphorwasserstoff;
- faules Heu: Phosgen.

Intoxikationen

Soforttherapie

Allgemeine Maßnahmen

- Entfernen aus der Gefahrenzone;
- Entfernen der kontaminierten Kleidung, Hautreinigung;
- Freimachen und Freihalten der Atemwege;
- stabile Seitenlage;
- bei Schock Volumengabe;
- ggf. Reanimation (Gefahr der Intoxikation bei oraler Ingestion durch Mund-zu-Mund-Beatmung).

Spezielle Maßnahmen

Provoziertes Erbrechen

Erwachsene: Apomorphinemesis (0,1 mg Apomorphin/kg KG in Mischspritze mit 1/2–1 Amp. Novadral i.v. Nach erfolgreicher Emesis beendigen mit Narcanti.
Kinder: Ipecacuanhasirup: 10 ml < 6 Monate, 15 ml < 4 Jahre, 20 ml > 4 Jahre.
Reichlich vor Emesis trinken lassen!
Kontraindikationen: – Bewußtseinstrübung,
 – ätzende Substanzen,
 – schäumende Substanzen,
 – organische Lösungsmittel.

Giftneutralisation

- Ätzende Substanzen: reichlich Flüssigkeit (Tee, Wasser) – Laugen > Zitronensaft, verdünnte Essigsäure, Säuren > Milch, Antazida;
- Schaumbildner: Polysiloxan (Lefax, Sab Simplex);
- organische Lösungsmittel:
  - Paraffinöl Erwachsene: 200 ml, Kinder: 3 mg/kg KG,
  - Kohle 10 g;
- Reizgase: steroidhaltige Dosieraerosole: 2 Hübe alle 3 min, bis die 1. Dose leer ist (z. B. Auxilosonspray).

Antidota

- Alkylphosphate: Atropin 2–5–10 mg i.v., ggf. nachdosieren;
- Zyanide/Blausäure: 4-DMAP 3 mg/kg KG; Natriumthiosulfat 100 ml 10%ige Lösung;
- Anticholinenergika: Physostigminsalicylat 1–2–4 mg über ca. 10 min;
- Methanol: 100 ml Cognac (40%);
- Morphin: Naloxon (Narcanti) 0,2–1,0 mg i.v,;

Tabelle 1. Stadieneinteilung nach Proudfoot

Stadium	Zustand des Patienten
0	bewußtseinsklar
I	schläfrig, ansprechbar
II	bewußtlos, Reaktion auf leichte Schmerzreize
III	bewußtlos, Reaktion auf starke Schmerzreize
IV	bewußtlos, keine Reaktion auf Schmerzreize

- Reizgase: kortikoidhaltige Sprays (z. B. Auxilosonspray 2 Hübe/3 min);
- Brandgase: s. Reizgase und Blausäure.

Schlafmittelvergiftungen

Unter den Medikamentenintoxikationen dominieren die Hypnotika, gefolgt von den Psychopharmaka.

Schlafmittelgruppen

Monoureide,	Bromcarbamide,
Diureide,	Barbiturate,
Piperidindione,	Gluthethimid,
Chinazolone,	Methaqualon,
Promethazin,	Diphenhydramin.

Symptome

Die Symptome sind abhängig von der Menge der eingenommenen Substanzen und von der Latenz zwischen Ingestion und Therapiebeginn. Die Bewußtseinsstörung bis Bewußtlosigkeit ist das führende Symptom aller Substanzen. Eine frühestmögliche Beurteilung ist wichtig, da eine Abschätzung des Schweregrades möglich ist und mit einer raschen Änderung zu rechnen ist. Klinisch hat sich die Stadieneinteilung nach Proudfoot bewährt (Tabelle 1).

Das Koma nichttraumatischer Genese ist am häufigsten die Folge von Intoxikationen. Störungen der Atmung und des Kreislaufs sind nicht selten auf eine direkte toxische Organwirkung zurückzuführen. Einen Überblick über die klinischen Leitsymptome gibt Tabelle 2.

Die Diphenhydraminvergiftungen nehmen in letzter Zeit an Häufigkeit zu. Typisch für diese Substanz ist das *anticholinerge Syndrom* (s. Antidepressiva).

Therapie

Bei Schlafmittelintoxikationen, insbesondere bei schweren Barbituratvergiftungen, ist eine intensive und anhaltende Reanimation erforderlich, da sich Patienten

Intoxikationen

Tabelle 2. Klinische Leitsymptome

	Barbiturate	Brom-carbamide	Diphen-hydramin	Gluthethimid	Metha-qualon
Atemlähmung	+	+	+	+	(+)
Bewußtseinsstörung	+	+	+	+	+
Rhythmusstörung		+	+		
Tachykardie			+		
Hyperreflexie			+		
Hyperthermie			+		
Hypo-Areflexie	+				
Krämpfe			+	+	+
Mydriasis			+	+	
Lungenödem		+			
Hautblasen	+	+			+
Sehstörungen			+		

mit Areflexie, Atemstillstand, nichtmeßbarem Blutdruck, reaktionslosen Pupillen und Nullinien-EEG unter intensivmedizinischen Maßnahmen bis zur Restitutio ad integrum erholen können.

- Stabilisierung der Atmung, ggf. Intubation;
- Stabilisierung des Kreislaufs, ggf. Reanimation;
- Dopamin in aufsteigender Dosierung, bis der Blutdruck stabilisiert wird;
- Vorsicht mit Volumen bei Bromcarbamiden, Gefahr des Lungenödems;
- bei anticholinergem Syndrom mit kardialen Komplikationen: Physostigminsalicylat 1–2–4 mg über 5–10 min (kurze HWZ von 45 min, nach Klinik nachdosieren);
- provoziertes Erbrechen nur bei verzögerter Krankenhauseinlieferung sinnvoll.

Psychopharmaka

Neuroleptika

Wichtige Vertreter sind:
- Phenothiazine: Chlorpromazin, Promethazin, Thioridazin;
- Thioxanthene: Chlorprothixen;
- Butyrophenone: Haloperidol.

Symptome

Die Intoxikationen sind insgesamt gutartig.
- Zentrale Dämpfung und Sedierung,
- extrapyramidale Erscheinungen wie beim Parkinson-Syndrom,

- anticholinerges Syndrom,
- Koma und Kreislaufdepression.

Therapie

- Stabilisierung der Atmung und des Kreislaufs,
- bei anticholinergem Syndrom mit Rhythmusstörungen: Physostigminsalicylat (s. oben).

Antidepressiva

Diese Substanzen haben eine geringe therapeutische Breite. Bereits handelsübliche Packungen enthalten eine potentiell letale Dosis.

Klinische Symptome

Für diese Substanzklasse ist das anticholinerge Syndrom typisch. Gefürchtet sind die ventrikulären Rhythmusstörungen.
  Die wichtigsten anticholinergen Symptome sind in Tabelle 3 kursiv gedruckt.

Therapie

Überwachung des Kreislaufs und der Atmung. Bei Rhythmusstörungen und bei zerebralen Krampfanfällen:

- Physostigminsalicylat 1–2–4 mg über ca. 10 min, kurze HWZ, nach Klinik nachdosieren, ggf. Perfusor 1–2 mg/h.
  Vorsicht bei Patienten mit KHK;
- bei Verdacht auf Azidose frühzeitig Natriumbikarbonat;
- forcierte Diurese sinnlos (außer bei Lithium).

Tabelle 3. Symptome

Parasympathikus	ZNS	Kardiovaskulär	Atmung
Trockene Haut	*Erregung*	*Sinustachykardie*	Atemdepression
Sehstörungen	Zuckungen	*ventrikuläre Tachykardie*	Aspiration
Mydriasis	Krämpfe	Bradykardie	Apnoe
Harnretention	Ataxie	AV-Block	ARDS
Fieber	Lähmung	Asystolie	
Koma			

Intoxikationen

Tabelle 4. Symptome

Muskarinartige Wirkung	Nikotinartige Wirkung	Toxische Organschäden
Bronchialsekretion	Muskelfibrilation	Hypokaliämie
Speichelfluß	Depolarisation der	Rhythmusstörungen
Schweißsekretion	motorischen Endplatten	Hypoxie
Abdominalkrämpfe	Atemlähmung	Azidose
Durchfälle	Muskelparesen	
Miosis	Tachykardie	
Bradykardie		
Koma		

Insektizide

Substanzen: Nitrostigmin (E 605; Parathion), Demeton-S-Dimethylsulfoxid (Metasystox), Dimetoat (Roxion).

Alkylphosphate sind irreversible Cholinesterasehemmer und führen zu einer endogenen Acetylcholinintoxikation.

Ursache

Ingestion in suizidaler Absicht oder akzidentell. Patienten werden häufig in Schrebergärten, auf dem Feld oder in Hobbykellern gefunden.

Therapie

- Verhinderung von Aspiration,
- frühe Intubation,
- O_2-Gabe,
- $NaHCO_3$ 8,4% 100 ml innerhalb 30 min,
- Atropin 2–5–10 mg/15 min, ggf. 0,5–3 mg/h i.v.

Herbizide

Substanzen: Paraquat, Diquat.
Paraquat besitzt eine hohe Toxizität. 10 ml 20%ige Lösung kann letal sein. Wirkt zytotoxisch durch Bildung von freien O_2-Radikalen.

Symptome

Lokal: Verätzungen der Haut und Schleimhäute, toxische Gastritis.
Systemisch: metabolische Azidose, Nierenschädigung, Lungenfibrose, Multiorganversagen.

Therapie

- provoziertes Erbrechen,
- Azidoseausgleich.
- p_aO_2 normal halten (70–100 mm Hg) Monitoring! Oxymetrie!

Gasvergiftungen

Erstickende Gase sind Kohlenmonoxid (CO), Kohlendioxid (CO_2), Blausäure (HCN; Gewebehypoxie), Brandgase, Edelgase, Stickstoff (N_2).

Kohlenmonoxidvergiftungen

Ursache

Defekte Heizungsanlagen in Keller und Bad, Autoabgase (suizidal, akzidentell), Schwelbrände.

Klinik

Die Gefahr geht vom ZNS aus mit Bildung eines hypoxischen Hirnödems.
- hellrote Hautfarbe, Übelkeit, Erbrechen;
- typisch delirante Zustandsbilder („spinnen");
- Adynamie, Bewußtseinstrübung, Krämpfe, Mittelhirnsyndrom, Koma;
- metabolische Azidose, Schock, Atemstillstand.

Therapie

- Entfernung aus der kontaminierten Atmosphäre;
- reine O_2-Atmung, ggf. Beatmung;
- Azidoseausgleich ($NaHCO_2$) erst klinisch;
- Schockbehandlung (Dopamin);
- Dexamethason 100 mg.

Intoxikationen

Blausäure-(Zyanid)-vergiftung

Ursache

Akzidentell (chemische Industrie), Brandgase, Bittermandeln (50 Mandeln für Kinder tödlich), tödliche Dosis für Zyanide 1 mg/kg KG.

Symptome

Blausäure wirkt sehr schnell. Der Tod kann innerhalb von 2 min eintreten.
- Geruch nach Bittermandeln;
- Leitsymptom: rosige Haut und Atemnot;
- Übelkeit, Erbrechen;
- Atemnot, Krämpfe, Atemstillstand.

Therapie

Soforttherapie erforderlich:
- 4-DMAP 3 mg/kg KG (1 Amp.),
- Natriumthiosulfat 100 ml 10%ige Lösung (10 Amp.),
- provoziertes Erbrechen, falls keine Bewußtseinsstörung,
- O_2-Gabe,
- bei Reanimation keine Mund-zu-Mund-Beatmung,
- Azidoseausgleich.

Reizgase

Reizgase wirken primär toxisch auf die Schleimhäute des Nasopharynx und des Respirationstraktes in Abhängigkeit von ihrer Wasserlöslichkeit. Je geringer die Wasserlöslichkeit ist, je tiefer dringen sie in den Respirationstrakt ein und um so gefährlicher sind sie.

Tabelle 5. Wichtige Reizgase

	Wasserlöslichkeit
Ammoniak	
Chlorwasserstoff	
Formaldehyd	
Isocyanate	
Chlorgas	
Schwefeloxide	
Nitrose Gase	
Ozon	
Phosgen	

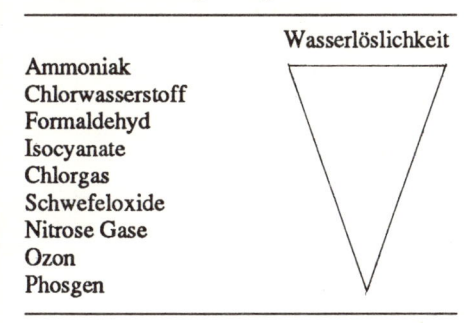

Ursache

Akzidentell, Brandgase, Smog.

Symptome

- Reizung der Augen und der Schleimhäute;
- Laryngospasmus, Atemstillstand;
- toxisches Lungenödem nach einer Latenzphase, insbesondere bei den wenig wasserlöslichen Gasen;
- Zyanose, Tachypnoe, Ateminsuffizienz.

Therapie

- Entfernung aus der Gefahrenzone,
- Sedierung,
- O_2-Gabe, ggf. Beatmung,
- Bei Lungenödem Kortikoidspray (z. B. Auxiloson), 2 Hübe alle 3 min, bis die erste Dose leer ist,
- Kortikoide i.v., z. B. 250–500 mg Prednisolon.

Alkohole: Äthanol, Methylalkohol

Ursache

Akzidentell, mit Methanol verunreinigte Spirituosen, Abbeizmittel.

Symptome

Äthanol ist für Kinder besonders gefährlich. Ein Koma kann bei 1 g/kg KG auftreten.
- Exzitationstadium,
- hypnotisches Stadium,
- narkotisches Stadium,
- asphyktisches Stadium,
- Methanol:
- leichter Rausch, Schwindel,
- kolikartige Bauchschmerzen,
- symptomfreies Intervall,
- toxische Optikusschädigung,
- metabolische Azidose,
- Tachypnoe,
- Apathie, Koma, Atemlähmung.

Intoxikationen

Therapie

Äthanol:
- Glukoselösung i.v. bei Hypoglykämie,
- provoziertes Erbrechen (Apomorphin), nur ohne Bewußtseinsstörung,
- bei Exzitation, Bewußtlosigkeit und Atemstörung mögliche Gabe von: Naloxon, 1 Amp., ggf. wiederholen, Physostigminsalicylat 1 Amp. unter Beachtung der Kontraindikationen.

Methanol:
- provoziertes Erbrechen,
- Azidoseausgleich wichtig (Tachypnoe ist ein Hinweis),
- 1 Glas (100 ml) Cognac oder Schnaps.

Säuren, Laugen

Ursache

Einnahme von Natronlauge (Rohrreiniger), Entkalker, Bleichlauge, anorganischen (HCl) und organischen Säuren akzidentell oder in suizidaler Absicht.

Symptome

Würgen, Erbrechen, retrosternaler oder epigastischer Schmerz, Ätzspuren, metabolische Azidose, Schock.

Therapie

- Erbrechen kontraindiziert,
- ausreichend Verdünnen bis 2 l Flüssigkeit; Laugen: verdünnte Essigsäure oder Zitronensäure; Säuren: Antazida, Milch als Magenspülung,
- Intubation und Beatmung ($F_iO_2 = 1,0$).

Drogennotfälle

Ursache

Drogennotfälle entstehen durch Überdosierung oder Verfälschung von Canabisderivaten, Haluzinogenen, Amphetaminderivaten, Kokain und Opiaten. Das „Bodypacker-Syndrom" ist eine schwere Vergiftung, die nach Zerreißen von verschluckten drogenhaltigen Plastiktüten oder Kondomen auftritt.

Tabelle 6. Symptomkomplex

Psychische Störungen	Körperliche Symptome	
Akute Symptomatik	– vegetative Symptome	
– Affektstörungen	parasympathomimetisch	sympathomimetisch
– Denkstörungen	(Opiate)	(Haluzinogene, Weckamine,
– Wahrnehmungsstörungen		Opiatentzug)
– Antriebsstörungen		
– Bewußtseinsstörungen	• Miosis	• Mydriasis
	• Hypotonie	• Hypertonie
Intervall	• Bradykardie	• Tachykardie
	• Magen-Darm-Atonie	• Hyperhidrosis
– Entzugssymptomatik		
– Nachhallpsychosen		
	– Herz-Kreislauf-Störungen	
	– Atemstörungen	
	– neurologische Störungen	

Allgemeine Therapierichtlinien

– Sicherung der vitalen Funktionen,
– provoziertes Erbrechen bei oraler Aufnahme (Kokain, Opiate),
– Pharmakotherapie.

Bei Erregungszuständen und psychotischen Zuständen:
- Diazepam (Valium) 10–20 mg, i.v.,
- Haloperidol (Haldol) 10–50 mg, i.v. pro Tag,
- Promethazin (Atosil) 50–100 mg, i.v.

Bei starker Sympatikusstimulation oder Entzugssymptomatik:
- Propranolol (Dociton) i.v.,
- Clonidin (Catapresan) 1–3 Amp. i.v.,
- Clomethiazol (Distraneurin) 1–2 g bei Bedarf, bis max. 8 g (sichere Entzugssymptome) (Kliniktherapie!).

Bei Opiaten:
- Naloxon (Narcanti) 0,2–1 mg i.v. Wiederholung nach Atmung u. Blutdruck. **Cave!** Entzug!!
- Kortikoidspray und -parenteral bei Heroinlungenödem (Dosierung s. Reizgase), Diuretika.

Bei Kokainschock:
- Adrenalin 1 Amp. 1/10 verdünnt i.v.,
- Plasmaexpander,

- 500 mg z. B. Prednisolon i.v.,
- ggf. Beatmung.

Kontraindikationen:
- Barbiturate, Reserpinderivate, Antidepressiva, niederpotente Neuroleptika (Chlorpromazin, Levopromazin).

Psychiatrische Notfälle

J. Schröder und H. Sauer

Jeder Notarzt sieht sich regelmäßig mit psychiatrischen Notfällen konfrontiert, v. a. mit akuten Psychosen oder Rausch- und Erregungszuständen. Für die Beherrschung eines derartigen Notfalles ist die Kenntnis der häufigsten psychiatrischen Syndrome und der wichtigsten Medikamente erforderlich.

Grundsätzlich werden symptomatische, also körperliche begründbare, und endogene Psychosen von nichtpsychotischen Störungen wie Persönlichkeitsstörungen, Neurosen oder akuten Belastungsreaktionen unterschieden (Abb. 1).

Der psychische Befund

Um die genannten Störungen vorläufig zu differenzieren, wird anhand folgender Punkte der psychische Kurzbefund erhoben:

- Bewußtsein, Wachheit, Orientierung und Erinnerungsvermögen! Bei Bewußtseinsstörungen ist die Helligkeit und/oder die Weite des Bewußtseinsfeldes beeinträchtigt. Meist sind auch Wachheit und Orientierung betroffen.
- Affekt und Antrieb: Wirkt der Patient manisch oder depressiv verstimmt? Hinterläßt er einen ratlos-gespannten Eindruck? Ist er im Antrieb gehemmt, verlangsamt oder gesteigert sind: Beobachtungs-, Verfolgungs-, Beeinträchtigungs-, Schuld-, Verarmungs- und hypochondrischer Wahn.
- Sinnestäuschungen: Bestehen Hinweise (Äußerungen und Verhalten bewerten) auf Verkennungen und Halluzinationen (meist akustisch und optisch)?

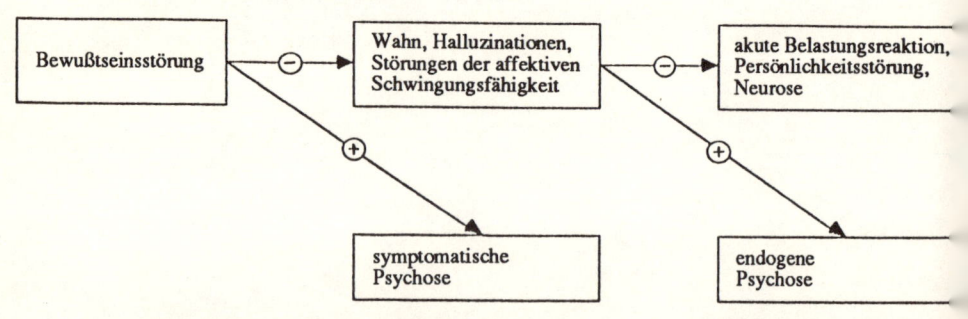

Abb. 1. Flußdiagramm der psychiatrischen Störungen. Sofern keine Bewußtseinsstörung besteht, deuten formale Denkstörungen, Wahn, Halluzinationen und/oder eine fehlende affektive Schwingungsfähigkeit auf eine endogene Psychose. ⊖ nicht vorhanden; ⊕ vorhanden

Die Exploration sollte im Rahmen eines verständnisvollen Gespräches, sozusagen mit Fingerspitzengefühl, erfolgen. Da viele Patienten beim Erstkontakt eine verständliche Scheu haben, Einzelheiten ihres Innenlebens mitzuteilen, berichten sie oft nicht alles, teilweise dissimulieren sie auch. Zur Vervollständigung des Bildes sollte deshalb noch vor Ort versucht werden, fremdanamnestische Angaben zu erhalten.

Akute und chronische symptomatische Psychosen

Klinik

Bewußtseins- und Gedächtnisstörungen, Verstimmungen, evtl. auch Sinnestäuschungen (häufiger optische als akustische Halluzinationen) stehen je nach Akuität der Erkrankung im Vordergrund. Da die psychische Symptomatik ätiologisch unspezifisch ist, kann der Notarzt nur das Vorliegen des Syndroms feststellen, jedoch aufgrund der psychischen Symptomatik allein keine verläßlichen Rückschlüsse auf die zugrundeliegende Erkrankung ziehen (z.B. internistische und neurologische Erkrankungen, Mißbrauch psychotroper Substanzen).

Die wichtigsten Prägnanztypen der akuten symptomatischen Psychosen (akuten exogenen Reaktionstypen) sind:

- Delir: mit besonders starker vegetativer Symptomatik, Fahrigkeit, Bewußtseinstrübung, optischen Halluzinationen (kleine Figuren bzw. szenenhafte Abläufe). **Cave:** Ätiologie nicht nur alkoholisch (s. oben); z.B. Benzodiazepinentzug.
- Verwirrtheitszustand: mit besonders starker Ausprägung der Denkstörungen. Weitere Symptome: Inkohärenz, Bewußtseinsstörung, Desorientiertheit, Erregung, Ratlosigkeit und Ängstlichkeit.
- Dämmerzustand: Das Bewußtsein ist „verschoben", eingeengt, nicht klar; traumwandlerischer Zustand bei Desorientiertheit. Gelegentlich Erregung; meist besteht Amnesie für den Dämmerzustand; Vorkommen oft im Gefolge epileptischer Anfälle.

Die Klinik chronisch-symptomatischer Psychosen (hirnorganische Psychosyndrome) ist einheitlicher. Störungen des Erinnerungsvermögens stehen im Vordergrund, es kann jedoch jeder Bereich der Persönlichkeit betroffen sein (auch Persönlichkeitsveränderungen). Zugrundeliegende Erkrankungen sind häufig Demenz vom Alzheimer-Typ oder Multiinfarktdemenz.

Therapie

Bei unklarer Diagnose Einweisung; bei bereits gesicherter Diagnose, wenn erforderlich, Sedierung mit Haloperidol (Haldol), ca. 5–20 mg, bei Verdacht auf epileptischen Dämmerzustand Diazepam (Valium) 10 mg. Clomethiazol (Distraneurin)[1] nur bei akuter Alkoholentzugssymptomatik verordnen; keine Dauermedikation (Suchtgefahr)!

Affektive Störungen

Manische Syndrome

Klinik

Gehobene Stimmung, teilweise fröhlich, mitreißend und ansteckend, teilweise gereizt mit aggressiver Note. Gesteigerter Antrieb mit geringem Schlafbedürfnis. Häufig Ideenflucht bis zur Verworrenheit. Kritikminderung mit Selbstüberschätzung. Bei Männern häufig ruinöses finanzielles Gebaren, das als Eigengefährdung anerkannt wird. Meist keine Krankheitseinsicht.

Therapie

Krankenhauseinweisung in der Regel erforderlicher, bei Eigen- oder Fremdgefährdung notfalls auch gegen den Willen des Patienten. Zur Sedierung 10 mg Haloperidol (Haldol).

Depressive Syndrome

Klinik der endogenen Depression

Stimmung eher leer und versteinert als traurig; psychomotorische Hemmung. Schlafstörungen mit Früherwachen, Tagesschwankungen, häufig Druckgefühl in der Brust, Grübeln; depressiver Wahn mit Schuld-, Verarmungs- oder hypochondrischer Thematik; häufig keine Krankheitseinsicht, aber deutliches Krankheitsgefühl. Die Patienten sind deshalb auch leichter zu führen als Maniker.

Kasuistik: Die 50jährige verheiratete Hausfrau habe sich stets „ordentlich und gewissenhaft" um die Familie gekümmert. Nachdem die Kinder das Haus verließen, habe sie nun weniger Pflichten. Seit 2 Monate bemerke sie eine langsam einsetzende Veränderung, keine Traurigkeit, sondern eher Gleichgültigkeit – zudem deutlicher Energieverlust. So könne sie nur noch mühsam ihre Hausarbeiten erledigen. Nachts wache sie häufig auf, grübele, eine frühere „Verfehlung" (voreheliche Freundschaft mit einem anderen Mann) erscheine ihr als außerordentliche Schuld, mit der sie ihre Familie ins Unglück stürze. Spricht davon, deshalb „ins Wasser zu gehen". – Nach stationärer Einweisung Remission der Symptomatik unter Antidepressivabehandlung mit vollständiger Distanzierung von der Schuldthematik und Suizidalität.

---

[1] Falls Clomethiazol nicht in Notarztausstattung enthalten, ist die Behandlung auch mit Diazepam durchführbar.

Psychiatrische Notfälle

Die Differentialdiagnose eines depressiven Syndroms ist umfangreich. So können Depressionen beispielsweise auch bei endokrinologischen oder neurologischen Erkrankungen bzw. als Nebenwirkung verschiedener Pharmakotherapien auftreten. Der Übergang von den endogenen zu den neurotischen Depressionen bzw. zu Depressionen bei Persönlichkeitsstörungen ist fließend. Bei nichtendogenen Depressionen sind die Verstimmungen der normalpsychologischen Verstimmung ähnlich, nur intensiver und von längerer Dauer. Meist liegt eine akute oder chronische Konfliktkonstellation vor. Appellatives oder demonstratives Verhalten ist häufiger als bei endogenen Depressionen.

Für das Prozedere bei depressiven Zuständen ist die Beurteilung der *Suizidalität* wichtig. Nach Suizidideen sollte regelmäßig gefragt werden; dies nimmt kein Patient übel! Für erhöhte Suizidgefahr sprechen: frühere Suizidversuche, Suizidankündigungen, konkrete Vorstellung über Durchführung des Suizids, Verlust jeglicher Zukunftsplanung, primär geringer mitmenschlicher Kontakt oder Verlust von Kontakten, keine völlige Offenheit im Gespräch. Die Verneinung von Suizidalität ist besonders dann glaubwürdig, wenn der Patient konkrete Gründe nennen kann, die gegen einen Suizidversuch sprechen.

Cave: „Bündnisse" mit psychotischen Patienten („Rückruf bei drängenden Suizidideen") sind nicht immer tragfähig, insbesondere dann nicht, wenn der Wahn Denken und Handeln der Patienten bestimmt.

Therapie

Klinikeinweisung bei Suizidalität, schwerer Depression, wahnhafte Symptomatik, höherem Lebensalter, unzureichender Nahrungs- und Flüssigkeitszufuhr. Gefährdung auch durch Verschlechterung insbesondere internistischer Begleiterkrankungen. – Ambulante Behandlung mit 3mal 25 mg/Tag Amitriptylin (Saroten) beginnen, nach 3 Tagen auf ca. 150 mg/Tag (ältere Patienten: ca. 100 mg/Tag steigern[2].

Schizophrene Störungen

Akute Psychose

Klinik

Am häufigsten Verfolgungs- und Beeinträchtigungswahn, „Stimmen" (kommentierend, dialogisierend, imperativ), „Ich-Störungen" (Gedankenausbreitung, Gedankeneingebung, Fremdbeeinflußungserlebnisse), meist auch Störungen des Affektes. In der Regel ängstlich-gespannte Verfassungen.

---

[2] Falls kein Antidepressivum in der Notarztausstattung enthalten ist, erfolgt Sedierung mit Diazepam und rasche Überweisung zum Nervenarzt.

Tabelle 1. Febrile Katatonie *(FK)* und neuroleptisches malignes Syndrom *(NMS)* im Vergleich

	FK	NMS
Klinik	Stuporöses Bild, Muskeltonus- und Temperaturerhöhung, vitale Gefährdung	
Vorkommen	Bei endogenen und symptomatischen Psychosen	Nach Neuroleptikagabe meist bei endogenen Psychosen
Verlauf nach Neuroleptikaauslaß	Verschlechterung	(Langsame) Besserung
Therapie	Intensive Neuroleptikatherapie, ggf. elektrokonvulsive Therapie	*Keine* Neuroleptika. Behandlung mit Diazepam oder Dantrolen, in schweren Fällen kombiniert mit Bromocryptin oder Lisurid

Eigengefährdung durch Suizidalität. Zur Fremdgefährdung kann es beispielsweise kommen, wenn der Patient sich gegen seine vermeintlichen Verfolger wehrt.

Wichtige Unterform: katatone Schizophrenie entweder mit hochgradiger Erregung oder mit Hemmung bis hin zum Stupor. Bei hohem Schweregrad im Stupor keine Reaktion auf Außenreize, ohne daß eine Bewußtseinsstörung vorliegt, Tonuserhöhung der Muskulatur. Bei Fieber Lebensgefahr! DD. neuroleptisches malignes Syndrom (Tabelle 1).

Kasuistik: Der 21jährige Landwirt wird von seinen Eltern als „zu lieb und brav" bezeichnet, als Tagträumer und Einzelgänger. Nach Trennung von einer Freundin habe er sich stärker zurückgezogen und den Kontakt auch zu den Eltern kaum noch gesucht. Zunehmende Unruhe, Schlafstörungen, er äußerte immer wieder, „es ist alles so merkwürdig", grübelt ununterbrochen. Erklärt eine Woche später, er habe jetzt den „Durchblick", habe verstanden, wie die Welt funktioniere. Spricht von einer „Weltformel", deretwegen er verfolgt würde: Um das Haus herum ständen verkleidete Männer, die sich über ihn unterhielten. Verschanzt sich in seinem Zimmer, bedroht jeden Eindringling, auch die Eltern. – Der Notarzt sieht einen leicht verwahrlosten, ängstlich gespannten Patienten, der völlig zerfahren nur von seinen Verfolgern spricht. Nach einigem Zureden („zur Abschirmung") erklärt sich der Patient mit einer stationären Behandlung einverstanden. Dort unter Neuroleptikatherapie deutliche Besserung, schließlich Wiederaufnahme der beruflichen Tätigkeit.

Therapie

Ruhiges, aber bestimmtes Auftreten des Arztes. Den Wahn nicht in Frage stellen; dies hätte nur ein gesteigertes Mißtrauen zur Folge. Ersterkrankte und stuporöse Patienten sind aus diagnostischen und therapeutischen Gründen stets stationär zu behandeln. Ansonsten Klinikeinweisung je nach Schweregrad der Symptomatik und ambulanten Versorgungsmöglichkeiten. Pharmakotherapie: 5–10 mg Haloperidol (Haldol) mit hoher neuroleptischer Potenz. Gegebenenfalls Sedierung mit 10 mg i.v. Diazepam (Valium). Zur Prophylaxe extrapyramidaler Nebenwirkungen 2–4 mg Biperiden (Akineton). Bei Verdacht auf neuroleptisches malignes Syndrom keine Neuroleptika, sondern Sedierung mit 10–20 mg Diazepam.

Schizophrenes Residualsyndrom

Klinik

Antriebsmangel mit Initiativelosigkeit, affektive Verflachung mit Indifferenz sich selbst und der Umgebung gegenüber, Ambivalenz, beschränkter Sprachumfang, verminderte Belastbarkeit, Reizoffenheit; autistischer Rückzug, auch zur Vermeidung einer Reizüberflutung. Persönlichkeitsveränderungen. Subjektiv: erhebliche Konzentrationsstörungen (beispielsweise wird Gelesenes rasch wieder vergessen), Überforderung durch alltägliche Aufgaben, Leiden unter der Gefühllosigkeit, Empfinden, durch die Erkrankung dauerhaft verändert zu sein. Hohe Suizidgefahr, insbesondere in Form eines Bilanzsuizides, aber auch erhöhte Suizidalität bei Konflikten im persönlichen Bereich oder beruflichem Versagen.

Kasuistik: 29jähriger ehemaliger Mathematikstudent, der sein Studium wegen der Residualsymptomatik mit erheblichen Konzentrationsstörungen abbrechen mußte. Umschulung zum Industriekaufmann. Arbeitslos, kaum Kontakte, erklärte dem Nervenarzt immer wieder, das Leben habe keinen Sinn, er könne nicht mehr denken, er sei eben schizophren. Wenn der Zustand sich nicht bessere, werde er sich das Leben nehmen. Ausgesprochene Skepsis gegenüber therapeutischen Bemühungen. Nimmt seine Medikamente nur unregelmäßig ein. Aufnahme nach einem Suizidversuch mit E 605. Nach stationärer Behandlung therapeutische Wohngemeinschaft und Arbeitsversuch.

Therapie

Beschwerden des Patienten nicht bagatellisieren! Der Patient würde sich sonst zu Recht unverstanden fühlen. Stationäre Einweisung bei Suizidalität. Sedierung in der Notfallsituation mit ca. 10 mg Diazepam (Valium) i.v. Versuch, den oft unterbrochenen Kontakt zum Nervenarzt und ggf. sozialpsychiatrischen Dienst wieder herzustellen.

Akute Belastungsreaktionen

Klinik

Variables Bild, meist mit Affekt- und Antriebsstörungen. Wahn oder Halluzinationen treten nicht auf.

Therapie

Belastendes Ereignis eruieren; verständnisvolles Gespräch; Versuch, Einengung auf den Konflikt aufzulösen. Verhaltensalternativen aufzeigen; Sedierung mit

2,5–5 mg Dormium oder 5–10 mg Diazepam (Valium) möglich. Wert einer längerfristigen Pharmakotherapie bei dieser Indikation jedoch fraglich.

Psychopharmaka

Ausstattung des Notarztes

Es ist nicht erforderlich, daß der Notarzt sämtliche Psychopharmaka kennt. Er sollte sich hingegen mit einigen verbreiteten Substanzen vertraut machen, z.B. einem hochpotenten, stark antipsychotisch wirksamen Neuroleptikum (Levomepromazin), einem Antidepressivum (Amitriptylin), einem Benzodiazepin (Diazepam), dem Benzodiazepinantagonisten Flumazenil (Anexate), dem Anticholinergikum Biperiden (Akineton) sowie Clomethiazol (Distraneurin). Möglicherweise können nicht in jeder Notarztausstattung alle 7 Pharmaka enthalten sein. Unverzichtbar sind: Haloperidol, Levomepromazin, Diazepam sowie Biperiden.

Notfälle unter Psychopharmaka

Nur die wichtigsten können hier genannt werden.
  Unter *Neuroleptikatherapie* fallen:
- Frühdyskinesien: plötzliche Krämpfe der Schlund-, Rachen-, Stamm- und mimischen Muskulatur, besonders bei Behandlungsbeginn und rascher Dosissteigerung.
- Parkinson-Syndrom: Rigor, Tremor, Akinese (kleinschrittiger, langsamer Gang).
- Akathisie: unbeherrschbare Unruhe, meist in den Beinen, mit der Unmöglichkeit, sitzen zu bleiben. Oft mit Tasikinesie (ständiger Bewegungsdrang) kombiniert. Manifestationen meist nach längerer Behandlungsdauer. DD: psychotische Unruhe.

Therapie

Bei Frühdyskinesien und Parkinson-Syndrom Biperiden 1 Amp. i.v. oder 2 mg p.o., bei Akathisie Biperiden meist nicht wirksam; in der Notfallsituation 5–10 mg Diazepam; Überweisung zum Nervenarzt zur Revision der Pharmakotherapie.
Unter *Lithium-Therapie* fallen:
Intoxikation
Ab einem Lithiumblutspiegel von 1,5 mmol/l ist mit Nebenwirkungen zu rechnen, ab 2 mmol/l bestehen Zeichen einer Lithiumintoxikation, ab 3 mmol/l droht Lebensgefahr.

Symptomatik
Denk- und Bewußtseinsstörungen, zerebelläre und extrapyramidale, häufig auch gastrointestinale Symptome.

Therapie
Lithium sofort absetzen. Stationäre Einweisung in interne Klinik.

Krankenhauseinweisung

Die meisten akut in eine psychiatrische Klinik aufgenommenen Patienten sind mit der Behandlung einverstanden, da ein Krankheitsgefühl bei vielen Patienten erhalten bleibt, selbst wenn die Krankheitseinsicht weitgehend fehlt. Dementsprechend lassen sich Patienten besonders gut mit Hinweisen für eine stationäre Behandlung motivieren, daß sie „einmal zur Ruhe kommen" oder „ganz abschalten" sollten.

Welche rechtlichen Aspekte sind bei der Krankenhauseinweisung zu beachten (ausführlichere Darstellung s. Lauter 1980)? Das entscheidende Kriterium ist die Willensfähigkeit. Befindet sich der Patient im Stupor oder im Koma, ist er nicht willensfähig. Die Einweisung durch den Notarzt erfolgt gemäß § 677 BGB, der die „Geschäftsführung ohne Auftrag" regelt. Wenn der Patient an einer endogenen Psychose erkrankt ist, muß nach Auffassung der meisten Gerichte von einer erhaltenen Willensfähigkeit ausgegangen werden. Ist der Patient mit der stationären Behandlung einverstanden, ergeben sich keine Schwierigkeiten. Widersetzt der Patient sich jedoch der Aufnahme, hat der Notarzt zu prüfen, ob aufgrund einer Geistesschwäche oder Geisteskrankheit, wie es in den meisten Unterbringungsgesetzen formuliert ist, eine Eigen- oder Fremdgefährdung gegeben ist. Wenn dies zu bejahen ist, muß der gefährdete Patient auch gegen seinen Willen entsprechend den Unterbringungsgesetzen der jeweiligen Bundesländer eingewiesen werden. Die Einweisung wird durch die Verwaltungsbehörde oder in Vertretung der Verwaltungsbehörde durch die Polizei vorgenommen. Spätestens 24–72 h nach Einweisung befindet ein Richter endgültig über die Maßnahme. Der Notarzt hat der Verwaltungsbehörde bzw. der Polizei gegenüber eine Stellungnahme abzugeben, aus der die Diagnose und die Art der Eigen- und Fremdgefährdung hervorgeht. In gleicher Weise ist das Krankenhaus, in das die Einweisung erfolgen soll, zu verständigen. – Weniger eingreifend als die Zwangseinweisung ist die Pflegschaft gemäß § 1910 BGB, deren Einrichtung allerdings meist eine gewisse Zeit beansprucht, so daß dieser Schritt für den Notarzt nur in wenigen Fällen in Betracht kommt.

Um einen psychiatrischen Notfall zu beherrschen und die erforderliche Behandlung sicherzustellen, sind keine speziellen psychotherapeutischen Techniken, jedoch Geduld und Einfühlungsvermögen erforderlich. Von besonderer Bedeutung ist auch, daß der Notarzt den Patienten mit freundlicher Bestimmtheit führt, ohne konfrontativ zu sein. Je besser dies gelingt, um so eher lassen sich Zwangseinweisungen vermeiden.

Literatur

Benkert O, Hippius H (1986) Psychiatrische Pharmakotherapie, 4. Aufl. Springer, Berlin Heidelberg New York Tokyo
Lauter H (1980) Akute psychiatrische Notfälle. Internist 21:40–49
Mühlbauer HD (1986) Die Lithiumintoxikation. In: Müller-Oerlinghausen B, Greil W (Hrsg) Die Lithiumtherapie. Nutzen, Risiken, Alternativen. Springer, Berlin Heidelberg New York Tokyo, S 329–336

Druck: COLOR-DRUCK DORFI GmbH, Berlin
Verarbeitung: Buchbinderei Helm, Berlin